U0069646

根除身病、心苦與死亡的無上醫學

癌症的最終解答

張金鐘／著

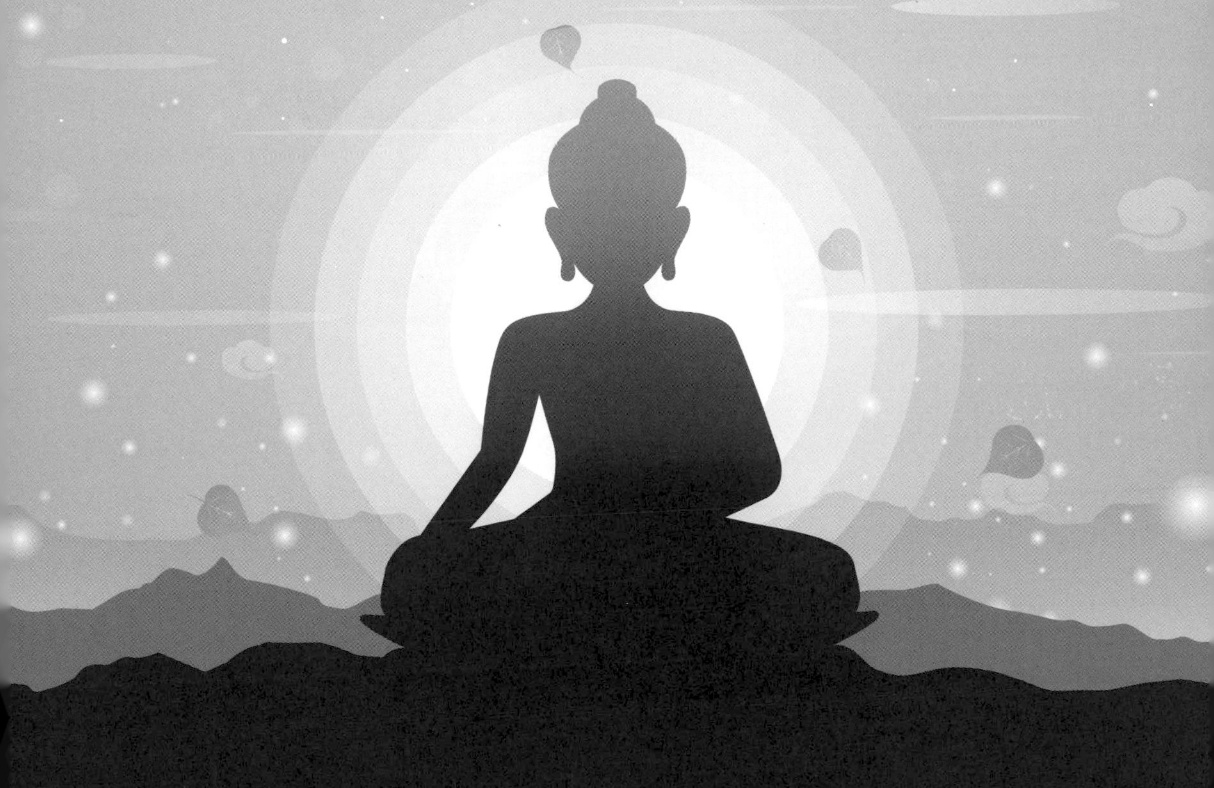

〔自序一〕

隱沒 2500 多年的「佛教醫學」，終於重現人間

我 16 歲遭遇一場劫難，藥石罔效。從此大量的閱讀各宗教書籍，拜訪大師、高人、隱士。17 歲跪在佛前發誓：如果我的病可以好起來的話，我今生要弘揚佛法。

2001 年踏入癌症領域，寫下人生目標：「我要爲癌症病人，找到世界第一的癌症療法與產品。」2002 年我們在台北成立癌症協會。因緣俱足的情況下，展開「世界第一的癌症療法」的探索。歷盡無數挫敗，在萬念俱灰時，靜心瀏覽佛經，赫然發現，原來佛說的法，就是一門醫學。

佛說，我說的法，是一門根除生老病死苦的無上醫學

釋迦牟尼佛說，我說的法，是一門根除生老病死苦的無上醫學。佛說，世間良醫能治「身病」，佛法能治「心病」①。佛教醫學②就是，佛法與世間醫學，互攝互補的醫學。佛以法藥③治療眾生心病。法藥透過聞思修④過程，修集福德⑤、智慧⑥，逐步改善、改造「身、心、世界」達到治癒身心、解脫生死輪迴、根除心病而成佛的目的。

〔註解〕①如佛在《醫喻經》說：「汝等當知，如世良醫，知病識藥……如來……亦復如是……爲眾生說，而令斷除生法、苦本。生法斷故，而老病死憂悲苦惱，諸苦永滅。」在《奈女耆婆經》說：「佛告耆婆，汝宿命時，與我約誓，俱當救護天下人病。我治內

病，汝治外病。」②佛教醫學：定義爲，佛法與世間醫學，互攝互補，以大小乘佛經（佛意）作爲指導及依歸的醫學。③法藥：佛經。指佛及大菩薩的經法。如佛在《大乘菩薩藏正法經》說：「以佛正法積集和合，爲大良藥，治諸有情此貪瞋癡諸熱惱病……唯是如來及大菩薩，爲大醫王施大法藥，於諸有情三毒熱惱，皆能息除。」④聞思修：聞，聽聞佛法。思，思惟佛理。修，依法修行。⑤福德：善行所得之福利。⑥智慧：智慧，能滅心病。如佛在《大方便佛報恩經》說：「成就智慧，破壞無明。」

衆生本來成佛，因爲心病，導致生死輪迴

佛說，眾生本來成佛①，因爲「心病」，導致生老病死苦的輪迴。「心病」以無明②、我執③、貪瞋癡④三項爲代表。只要解除心病封印⑤，心的原力就會覺醒，眾生便成佛，就跟釋迦牟尼佛一樣具有無上的智慧、神通、辯才、快樂⑥。

〔註解〕①如佛在《圓覺經》說：「眾生本來成佛……如銷金鑛，金非銷有……不應說言本非成就，如來圓覺亦復如是。」②無明：無知。無明是一切惡的根本。如佛在《雜阿含經》說：「諸惡不善法……一切皆以無明爲根本」③我執：對我、人、眾生、壽命四相的執著。如佛在《金剛經》說：「著我、人、眾生、壽者」④貪瞋癡：一切苦的起因。如佛在《過去現在因果經》說：「貪欲、瞋恚，及以愚癡……是諸苦因；猶如種子能生於芽，眾生以是輪迴三有。」⑤心病封印：如佛在《別譯雜阿含經》說：「一切眾生皆爲無明之所覆蓋……生死長途流轉無窮。」占⑥如佛在《梵摩渝經》說：「心垢已除……無所不知……三毒已滅，心如天金，謂之清淨……得一切智，尊號爲佛也。」

佛醫目的：一治癒身病。二所求如願。三根除生死輪迴。四圓滿成佛

佛醫廣大無邊，本書把它簡化成四大目標與目的：一治癒身病。二所求如願，如求財、求子、求姻緣、求病癒、求長壽、求金榜題名、求事業成功、改造命運……等一切所求如願。三根除生老病死苦的輪迴，得到永恆快樂，這是修行的首要目的。四圓滿成佛，這是修行的終極目的。一切眾生只要聽聞佛法，早晚都會成佛。如佛在《妙法蓮華經》說：「若有聞法者，無一不成佛，諸佛本誓願。」

以癌症爲例，及其他說明

◎佛教，佛陀的教育。佛教醫學，簡稱佛醫。《》說：「」內文字，就是佛經原文。

◎本書，以癌症爲例，然而一切疾苦本質一樣，故本書適用所有人。

◎本書的完成，首先感謝三寶護佑，還有我的師長、員工、客戶、網路作者、修潤者、意見提供者、推薦者、金錢捐助者、買本書者……等眾多因緣，這一切佛悉知悉見。這些人都是成就本書的功德主。願以此功德，迴向法界一切眾生，平等施一切，同發菩提心，往生佛國淨土。

◎佛醫，是世上最重要的學問。即使世界充滿大火，你也要越過大火，前往研習。因爲只要了解佛醫，依法修持，就能根除生死輪迴，乃至成佛廣度眾生。如佛在《無量壽經》說：「設滿世界火，必過要聞法，會當成佛道，廣濟生死流。」

〔自序二〕

在金錢、權力、淫欲的誘導下，世界越來越黑暗

在金錢、權力、淫欲的誘導下，舉世共造十惡業。佛說，今生造惡業，來世受果報。淨空法師說：現世報只是一種花報，就好像結成果實之前會先開花一樣，正式的果報還在來世，果報的程度比花報更重。如佛在《雜阿含經》說：「若殺生①人，多習多行②，生地獄中；若生人中，必得短壽。不與取③多習多行，生地獄中；若生人中，錢財多難。邪淫④多習多行，生地獄中；若生人中，所有妻室為人所圖。妄語⑤多習多行，生地獄中；若生人中，多被譏論。兩舌⑥多習多行，生地獄中；若生人中，親友乖離⑦。惡口⑧多習多行，生地獄中；若生人中，常聞醜聲。綺語⑨多習多行，生地獄中；若生人中，言無信用。貪欲⑩多習多行，生地獄中；若生人中，增其貪欲。瞋恚⑪多習多行，生地獄中；若生人中，增其瞋恚。邪見⑫多習多行，生地獄中；若生人中，增其愚痴。」

〔註解〕①殺生：殺人或動物。②多習多行：時常從事某種行爲。③不與取：偷竊、搶奪、霸占等行爲。④邪淫：不正當的性行爲。⑤妄語：謊言。⑥兩舌：挑撥離間，破壞人與人之間的感情。⑦乖離：諍訟分離。⑧惡口：辱罵、惡毒語。⑨綺語：花言巧語、引人邪念、無意義之語。⑩貪欲：貪心不知足。⑪瞋恚：生氣、怨恨。⑫邪見：歪曲事理的見解。

佛醫是「救世之光」，能引導人類，獲得健康、和平與永恆安樂

佛醫是「救世之光」，因爲佛法，能打開視野、開啓智慧，從思想深處改造人心，把不好的欲望、行爲統統割捨，讓人走在良善的道路上，因而促進身心健康、家庭和樂、世界太平，及來世往生淨土。故說佛醫是「救世之光」。如佛在《雜阿含經》說：「世尊為大師，無上救世間……慧光照一切……度生死彼岸。」

佛醫的重要性：1.佛醫是生活化的佛法，因爲每個人都用得到。2.人往往遭遇疾苦，求助無門之時，才想到學佛修行。所以佛醫是接引眾生最好的佛法。

編寫一本「高品質的佛教醫書」讓佛法光明，照亮世界

我期許出版一本「高品質的佛教醫書」，目前還有許多需要改進之處。請大家協助我，持續改版進化，達到「高品質的佛教醫書」水準。

1.若發現本書有錯誤，需改善之處，請提出建議，供我作參考。

2.這是一本「難信的書」，所以請法師、醫師、善心人士，給予推薦和宣傳。

有了「高品質的佛教醫書」，加上眾人護持、推薦。若再翻譯成多國語言，這樣佛法光明，就能照亮世界。感謝您的法布施，佛陀悉知悉見。我的 LINE ID：m9.a789。

佛醫救世界，護持佛法，功德最大

護持佛醫，就是護持佛法。讓佛醫站上世界舞台，就能讓現在、未來的無量眾生得度。故佛說，護持佛法的功德最大。如佛在

《大寶積經》說：「如來……能救一切諸世間，生老病死眾苦惱……救世之法王。」在《大乘大集地藏十輪經》說：「七寶滿贍部，奉施佛及僧，彼所獲福聚，不如護佛法①。為佛僧造寺，量等十四洲，彼所獲福聚，不如護佛法②……解阿羅漢縛，種種修供養，不障我正法，其福勝於彼③。千俱胝劫中，智者勤修定，所生勝覺慧，不如護我法④。……護持說法者。不損三寶物，不障著袈裟，常敬器⑤非器⑥，福勝無倫匹。」

〔註解〕①若人以大量七寶供養佛及僧，這種功德非常大，但還不如護持佛法的功德大。②爲佛及僧，建造大量寺廟，所獲福報，也不如護持佛法。③解救被綁的阿羅漢，並且供養他，這種福報也不如護持佛法的福報大。④千劫勤修禪定，獲得殊勝的覺悟和智慧，也不如護持佛法的功德大。⑤器：守戒清淨的比丘。⑥非器：破戒的比丘。

目錄

〔自序一〕......3
〔自序二〕......6

第 1 章　引言......17

一、癌症統計：病人被「三支毒箭」射中......17
二、癌症的成因，至今仍是個謎！......18
三、世間醫學（生物醫學模式）的局限與無奈......19
四、佛醫（身、心、世界醫學模式）才是完整的醫學......19
（一）癌症的相貌（癌症的表現）及對治......20
（二）癌症生起的因緣（癌症的成因）及斷除......20
五、佛醫四大目標與目的......21
第一個目標：治癒癌症......21
第二個目標：所求如願......21
第三個目標（首要目的）：根除生死輪迴......21
第四個目標（終極目的）：圓滿成佛......21

第 2 章　佛教醫學之實證......23

一、念佛、菩薩聖號，癌症奇蹟痊癒案例......23
二、「活著」，往生淨土之案例......26

三、我親見的兩位聖僧 27
（一）廣欽老和尚 27
（二）救世師父 28
四、解脫者的傳奇事蹟 33
五、古代眾多名醫是佛弟子 34
六、世界著名學者對佛教之評論 35
七、宗教信仰對癌症病人健康影響之初探 36

第3章　癌症的相貌（癌症的表現）及對治 38

一、癌症的相貌（癌症的表現） 38
（一）癌症是基因疾病 38
（二）癌症是免疫疾病 39
（三）癌症是新陳代謝病 41
（四）癌症造成陰陽失衡 42
（五）癌症常見的症狀 43
（六）治癌造成眾多副作用 43
（七）癌患有無盡的憂苦 43
二、對治，癌症的相貌（癌症的表現） 45
（一）佛說，治癌的四種醫術 45
（二）四大醫學領域「精華」聯手治癌 47

第4章　癌症生起的因緣（癌症的成因） 51

一、眾生爲了五欲、六塵而造業 51
二、病起於業 52

（一）共業......53
1.身體污染之共業，是得癌助緣......54
2.污染心靈之共業，是得癌助緣......56
（二）自業......57
1.沒做好，自我健康管理，是得癌助緣......57
2.接觸致癌物質，是得癌助緣......59
3.造十種業，是得癌助緣......61
4.非人作祟，是得癌助緣......62
（三）前世業......65
1.得癌是「前世因，今生緣」......65
2.命運是「前世因，今生緣」......66
三、業起於心......68
（一）心，爲業主，心爲法本！......68
（二）一切眾生，都有「心病」......69
（三）心病「貪瞋癡」，是癌症的病因......70
（四）「貪瞋癡」產生的後果......73
1.心被染著，難以自拔......73
2.盲目、愚痴、心行顛倒......73
3.毒害「身、心、世界」......73
4.增長三障，處處是障礙......75
5.加足馬力，奔向輪迴......77
（五）「貪瞋癡」的根源，是「我執」和「無明」......78
四、生在「穢土」必有濁惡之「身、心、世界」......79
（一）「身」爲苦本......79
（二）「心」是病因......80
（三）「世界」濁惡......80

五、科學和醫學，證實「癌由心生」......82
（一）科學發現，癌症是「人造」疾病......82
（二）一萬名癌症病例，說明癌症是心病......83
（三）醫師見證，病由心生......83
（四）醫典見證，病由心生......84

第5章　生老病死苦，生起的因緣（生命的本源）......85

一、《長阿含經》闡述，生命的本源（十二因緣）......86
二、《華嚴經》闡述，生命的本源（十二因緣）......88
三、十二因緣，解釋名詞......92
四、十二因緣與三世因果表解......96
五、波斯匿王，請佛證明「人死後，此心不滅」......98
六、死亡到投胎的中間站－中陰身......103
七、從中陰身，到投胎的過程......105
八、在「穢土」世界，誕生......112
九、心，有大力「世界」生......115
十、三千大千世界（銀河系）如何產生的？......117
十一、心，是一切存在的終極基礎......117
（一）綜觀「身、心、世界」......117
（二）心，的本質相貌......118
十二、科學和醫學調查，證實「心靈不滅」......119
（一）大腦死亡，覺知能力，反比生前更敏銳......119
（二）六道輪迴的證明......123
十三、科學家、證道者，解釋「一切唯心造」......125

第 6 章　根除生死輪迴（成佛之道），概論 128

一、眾生本來成佛，因被心病封印，導致輪迴 129

二、佛及大菩薩的法藥，才能救療心病 132

三、解脫輪迴，乃至成佛的「安穩正路」 132

四、「四依止」是學佛、信仰的最高原則 134

五、修「福德」，積集修行的本錢 136

六、修「智慧」，滅除垢濁的心病 137

七、「福慧雙修」，能治病、改運、解脫、成佛 140

第 7 章　禪定法門 143

一、禪修須知 144

（一）禪定解脫的基本功 144

（二）禪修注意事項 148

二、成佛三種方法 150

（一）第一種成佛方法：奢摩他 151

1.眾生心，無法寂靜，導致輪迴 153

2.奢摩他，使心寂靜 155

3.奢摩他的修持方法 166

4.專注念佛、讀經、持咒就是奢摩他 170

5.醫師見證：亂心，導致疾病 171

（二）第二種成佛方法：三摩鉢提 173

1.眾生執著幻境、幻覺，導致輪迴 174

2.三摩鉢提，從幻境、幻覺中醒來 182

3.三摩鉢提的修持方法 184

問：人生如幻，修行還有什麼意義？......196
（三）第三種成佛方法：禪那......196
1.眾生不離五蘊，如狗繫柱而轉......198
2.照見五蘊皆空，度一切苦厄......202
3.禪那的修持方法......209
三、修禪定、小乘，應當往生淨土......220

第 8 章　淨土法門......222

一、淨土特色與修行重點......223
（一）淨土是「適合所有人」修行的法門......223
（二）淨土是「世上最難信」的法門......223
（三）「多聞法」就能「生起信心」而「具足往生功德」......223
二、往生淨土的因緣（含改運、所求如願）......226
（一）淨業三福－《佛說觀無量壽經》......227
（二）九品往生－《佛說觀無量壽經》......230
（三）攝生三願－《佛說無量壽經》五譯本對照......239
（四）三輩往生－《佛說無量壽經》五譯本對照......249
（五）持名念佛－《佛說阿彌陀經》二譯本對照......268
（六）一切佛菩薩法門，都能改運、所求如願、往生淨土......270
1.地藏法門......271
2.觀音法門......273
3.藥師法門......275
4.彌陀法門......277
5.修其他法門也能往生......278
6.勤念佛號，持之以恆，一切障礙終能化解......280
問：造五逆十惡，爲何能往生？......280

三、禪淨雙修，乃第一善根......280

第 9 章　「活著」往生，眞善美的淨土世界......287

一、「活著」往生淨土世界......287

二、眞善美到極點的「身、心、世界」......288

（一）身：身體強健、美貌、妙音、壽命無量......288

1.《無量壽經》......288

2.《阿彌陀三耶三佛薩樓佛檀過度人道經》......291

3.《阿彌陀經》......294

4.《稱讚淨土佛攝受經》......294

（二）心：心住禪定，有無比的智慧、神通、辯才、快樂......294

1.《無量壽經》......294

2.《阿彌陀三耶三佛薩樓佛檀過度人道經》......297

3.《阿彌陀經》......297

4.《稱讚淨土佛攝受經》......297

（三）世界：衣食自然、良師益友、六塵說法、療癒心病......298

1.《無量壽經》......298

2.《阿彌陀三耶三佛薩樓佛檀過度人道經》......320

3.《阿彌陀經》......322

4.《稱讚淨土佛攝受經》......323

第 10 章　應弘護，大小乘法，誹謗定墮地獄......325

一、佛隨眾生根器，說三乘，最終目的是成佛......326

二、大乘、小乘，都只是佛法的一部分......328

三、一不小心，就會誹謗佛法......329

四、誹謗大、小乘佛教，師徒皆定墮地獄 330

❖ 佛教醫學聯盟的宗旨、願景 333
❖ 佛醫簡表：四大醫學領域「精華」聯手治癌 334

第1章　引言

一、癌症統計：病人被「三支毒箭」射中

統計顯示，癌症病人連續中了 3 支毒箭：第 1 支毒箭「身病」，癌症病情複雜，治療不易。第 2 支毒箭「心苦」，病人心中有無限的痛苦、恐懼、忿恨與絕望。約 50%病人得了憂鬱症。第 3 支毒箭，接近「死亡」，約 50%病人活不過五年。衛福部統計，五年整體癌存活率 50.88%（追蹤至 2017 年）。因此癌患希望找到一個能夠同時解決「身病、心苦與死亡」的整體醫學。不僅癌患，這也是全人類夢寐以求的理想。

世界衛生組織（WHO）發佈：癌症已成爲全人類最大的致死原因。隨著環境污染及生活型態不斷惡化，癌症將不斷增加，防治癌症已是每個人必修的功課。依據台灣衛福部統計：①台灣幾乎每三個人就有一人死於癌症（近 8 年平均癌症死亡人數，占總死亡人數的 28%）。②依據新發生癌症人數，推估台灣人平均一生的得癌機率超過 50%。

台灣癌症統計表　來源-衛生福利部

台灣	新發生癌症	癌症死亡人數	總死亡人數	癌症占總死亡人數百分比
2010年	90,649人（5分48秒）	41,046人	144,709人	28.4%
2011年	92,682人（5分40秒）	42,559人	152,030人	28.0%
2012年	96,800人（5分26秒）	43,665人	153,823人	28.4%
2013年	99,143人（5分18秒）	44,791人	154,374人	29.0%
2014年	103,174人（5分6秒）	46,094人	162,911人	28.3%
2015年	105,156人（5分0秒）	46,829人	163,574人	28.6%
2016年	105,832人（4分58秒）	44,760人	172,418人	27.7%
2017年	111,684人（4分42秒）	48,037人	171,857人	27.9%
2018年	116,131人（4分31秒）	48,784人	172,859人	28.2%
2019年	121,254人（4分20秒）	50,232人	175,424人	28.6%

二、癌症的成因，至今仍是個謎！

癌症的成因，至今仍是個謎！因此「癌症只能治標，不能治本」，治標的結果就是，病輕的有救；病重的只能暫時控制。例如，新光醫院腫瘤科主任季匡華醫師表示：致癌眞正的原因目前還不清楚，但普遍認爲和環境、個人習慣比較有關係。病理醫師紀小龍說：癌症之所以成爲世界醫學界久攻不下的頑疾，原因之一是因爲現代醫學界至今對癌症的病因還沒有眞正了解。現代醫學界認爲癌症的罪魁禍首是癌細胞，但其實癌細胞不是癌症發生的病因，只是癌症發生的表現。所有以殺滅癌細胞爲目的的治療手段都只能是「治標」，並不能從「根本」上治癒癌症。

三、世間醫學（生物醫學模式）的局限與無奈

1977 年美國恩格爾醫師（Engel）發表：「人是生理的、心理的、社會的三種屬性的統一體。」並主張，治療疾病必須採用「生理、心理、社會醫學模式」，這主張提出之後，立刻獲得全球醫界廣泛認同。「醫學模式」指醫學觀、醫學的基本思想和目的。

然而時至今日，無論現代醫學、傳統醫學、自然醫學……雖各有不同風格理念，卻仍停留在「生物醫學模式」的範疇。也就是說，世間醫學的理念、目的，只專注在處理「身病」，對於引發「身病」的「心理」、「社會」問題，則無法有效處理和治療。例如：

1.恐懼和憂鬱是癌症惡化的主因，但醫師無法使病人不恐懼、不憂鬱。

2.醫學只講生理、解剖上的「看得見」的原因，對於看不見的病態心理、行爲，乃至於鬼神作祟導致的疾病也無法醫治。

3.診斷錯誤、醫療疏失，任何醫療行爲，不可能做到零風險。當傷害造成時，想挽回已經來不及。

4.無論醫術多麼高超，總有治不好的病，病人終究難逃一死，死亡是醫學無法跨越的界限。

四、佛醫（身、心、世界醫學模式）才是完整的醫學

佛教醫學，就是全球醫界夢寐以求的「生理、心理、社會醫學模式」。佛教稱之爲「身、心、世界醫學模式」又稱「身、心、世界整體醫學」。這種醫學模式，能夠解釋「身、心、世界」與「生老病

死苦」的本源、眞相，以及提供圓滿的解決之道。因此佛又稱爲大醫王。如佛在《雜阿含經》說：「世間良醫，於生根本對治不如實知，老病死憂悲惱苦根本對治，不如實知……如來應等正覺為大醫王，於生根本知對治如實知，於老病死憂悲惱苦根本對治如實知，是故如來應等正覺，名大醫王。」

（一）癌症的相貌（癌症的表現）及對治

癌症的相貌，佛教用語；癌症的表現，醫學用語。佛說，要治癒癌症，首先要了解，癌症的相貌。相貌包括癌症的腫瘤、症狀、機轉與病理特徵。知道癌症的相貌及對治，才能把病情控制下來，這是治癌第一優先。如佛在《菩薩善戒經》說：「一者為知病相貌故。」「癌症的相貌，及對治」。請看，第3章。

（二）癌症生起的因緣（癌症的成因）及斷除

癌症生起的因緣①，佛教用語；癌症的成因，醫學用語。佛說，要治癒癌症，必須了解癌症生起的因緣，並加以斷除，這是治癒癌症最好的療法。因爲找到「癌症的成因，及斷除」，就能標本兼治而治癒癌症。如佛在《華嚴經》說：「若欲治諸病者，先當審觀諸病因起。」在《別譯雜阿含經》說：「知其因緣①及以斷除……為無上良醫。」「癌症的成因」，請看，第4章。「斷除」方法，請看，第6章~第10章。

〔註解〕①因緣：因，產生結果之直接原因或主要條件；緣，外來相助之間接原因或次要條件。例如種子是「因」，種子在土壤裡需要陽光、水分、養分等助「緣」配合，才能生長結果。

五、佛醫四大目標與目的

第一個目標：治癒癌症

上述已說明。

第二個目標：所求如願

想要「所求如願」，必須努力聞思修佛法，修集福德與智慧，功德積集足夠，就能所求如願。如佛在《法華經・觀世音菩薩普門品》說：「若有眾生，聞是觀世音菩薩品自在之業，普門示現神通力者，當知是人功德不少。」請看，第 6 章~第 10 章。

第三個目標（首要目的）：根除生死輪迴

於今生根除生老病死苦的輪迴，得到永恆安樂。這是學佛修行的首要目的。第 4 章與第 5 章，解釋「身、心、世界」與「生老病死苦」的本源、真相。第 6 章至第 10 章提供「根除生死輪迴」的修行方法。

第四個目標（終極目的）：圓滿成佛

圓滿成佛，是修行的遠程目標。解脫輪迴後，還要像地藏王菩薩、普賢菩薩那樣度化眾生，福慧雙修，直到功德圓滿，根除心病才能成佛。如佛在《大乘理趣波羅蜜多經》說：「具一切智①，號之為佛，而於生死長夜闇中，為作燈明、為歸為救、為船為筏拯濟生靈，置於人天大涅槃②岸。」

〔註解〕①一切智：悉知過去、現在、未來，了知一切法。②大涅槃：無上快樂。也就是成佛。如《大般涅槃經》：「畢竟樂者，即是涅槃。」

第 2 章　佛教醫學之實證

眞理必須有大量證據確鑿的事實，以及一套可靠圓滿的理論作爲根據，才屬眞理。佛教醫學就是這種「事證、理證」圓滿的眞理。

一、念佛、菩薩聖號，癌症奇蹟痊癒案例

Google 搜尋〔 〕內關鍵字

佛菩薩是大醫王。努力聞思修佛法，就能得到佛菩薩護佑。若壽命未盡，則卻病延年；若壽命已盡，則「活著」往生佛國淨土。

〔邯鄲奇人韓仲英：雙腎爛掉，念佛長出兩顆新腎！〕
〔念佛癒胃癌多活十七年〕
〔不知不覺爸爸的直腸癌好了〕
〔患癌身心俱苦，念佛起死回生〕
〔賣漁具女子身患七八種癌症，每天拜佛一千次終得救〕
〔彌陀餵我吃藥夢中吐出癌瘤〕
〔仁煥法師：我的十年癌症〕仁煥法師本來是一位醫生。身上有九顆腫瘤念佛痊癒。

〔虔心念佛，腫瘤消失〕老中醫，肺長了個腫瘤，大約 4.5*4.9 大小。

〔一句「阿彌陀佛」念到底，腫瘤在短短的 6 天內消失了！〕

〔腫瘤腹部一半大！母親狂發願念經「癌末嬰1年奇蹟康復」〕
〔勸轉念佛癒食道癌〕
〔勤念彌陀能除病苦〕
〔佛本醫王能治絕症〕
〔念佛奇蹟治癌症-新加坡李木源居士〕
〔一位晚期骨癌患者在南山寺奇跡康復重生〕
〔孤獨高中生篤信佛法感得母親晚期癌症痊癒〕
〔震撼：念佛念大悲咒一個多月竟治癒癌症！〕
〔省長祕書晚期癌症，每天拜佛1800治癒〕
〔患骨癌的念佛老人摔一跤後癌症神奇痊癒！〕
〔骨癌晚期靠念佛痊癒的感悟：生死苦海，念佛第一〕
〔念佛三個月，骨癌痊癒〕
〔彌陀救度見聞紀實：念佛兩月，癌症痊癒〕
〔每天送藥的阿彌陀佛〕肺癌轉骨癌四期。
〔等待往生的骨癌晚期患者誦《地藏經》後神奇康復〕
〔我與「佛母大孔雀明王」的奧妙因緣〕第三期大腸癌，手術、化療+修持「佛母大孔雀明王咒」癌細胞完全消失。
〔彌陀「激光」治癒癌症〕子宮頸癌。
〔見證奇跡：72小時念佛重生〕

〔觀世音菩薩救晚期腸癌病人的眞人眞事〕
〔觀世音菩薩告訴我：37天後你的癌症就能痊癒！〕
〔初期癌症誦咒而癒文/徐味勤〕
〔虔誦觀世音菩薩聖號的感應事蹟——癌症病患求佛得救〕
〔觀世音菩薩讓身患癌症的媽媽脫胎換骨重獲新生〕
〔癌症患者重生的奇蹟〕葉敏。
〔肺部癌症指標恢復正常！腫瘤縮小了（觀世音菩薩救了我——一個肺癌患者）〕

〔觀世音菩薩夜夢中治癒癌症，並尋聲救難，百求百應！〕

〔蔡永銘（攝護腺癌）-實現對菩薩承諾的勇者〕（台灣癌症基金會第九屆抗癌鬥士代表故事）

〔菩薩化身爲白衣老人送藥，晚期癌症瞬間痊癒！〕

〔觀音救苦顯威靈：死而復生傳奇聞〕

〔觀世音菩薩心靈法門現身說法-骨癌/化療〕

〔癌症療癒奇跡〕作者簡介：錢蔭森，台大電機系畢業交大電子研究所碩士。

〔骨癌挫敗女強人—拜藥師經癌症消〕體證法師。

〔誦念藥師法門鼻癌得癒〕作者：淨觀法師。

〔肺癌患者：集千峰之翠綠〕作者歐芙伶。

〔80 歲老太太背《藥師經》除腫瘤〕

〔誦念藥師咒救回腦癌金孫〕

〔虔誦「藥師琉璃光佛」聖號，胃癌消失〕

〔藥師佛大威神．救治血癌健康〕

〔念藥師琉璃光佛癌症痊癒〕

〔靈妙大威神力醫我骨髓內無法可醫的毒瘤〕

〔虔誠祈求，懺悔業障，子宮癌不藥而癒〕

〔藥師法門袪腫瘤〕

〔勤持藥師如來名號，腦瘤消失〕

〔至心持佛號，癌症消失〕

〔念誦助印藥師經感應〕印覺海。

〔301 醫院專家驚呆，念地藏經打破賁門癌術後存活三年的記錄〕

〔一位癌症病人念《地藏經》治癒的親身經歷〕

〔地藏菩薩大威神力——治好了我父親的癌症！〕

〔我與地藏王菩薩神奇的感應（一個癌症患者的故事）〕

〔眞誠讀誦地藏經，創造醫療奇蹟〕

〔神奇的《地藏經》！疑似腫瘤一夜之間乾癟〕

〔感恩地藏菩薩神力加持，母親癌病康復了！我修《地藏經》的眞實感應〕

〔誦地藏經之感應〕比丘近上。

〔誦地藏經治好了我的癌症〕

〔親人居士齊誦地藏經~骨癌末期病患奇蹟康復的眞人眞事〕

〔癌症竟無恙緣誦地藏經〕

二、「活著」，往生淨土之案例

Google 搜尋〔〕內關鍵字

〔林看治老居士〕我的啓蒙老師林看治居士，預知時至，滿面笑容，安詳往生。

〔念佛往生是眞的，94 歲母親對我們說：「阿彌陀佛」來了，來接我了〕

〔姐姐活著往生了西方極樂世界〕

〔念佛人是活著往生的---佛祥往生紀〕

〔一位預知時至、活著往生的老居士〕

〔海賢老和尚生平修行事蹟〕112歲還能爬樹，身無病苦，預知時至，自在往生。

〔宜蘭有一位老菩薩，每天都念佛十萬聲，念佛念到經書自動翻頁〕

〔李慶和居士坐著往生安祥往生實錄〕

〔具行大師修行略傳〕跏趺端坐，面帶微笑，發三昧眞火，往生淨土。

〔身出三昧眞火自化的古月禪師〕

〔陳居士三昧眞火自己火化〕

〔女眾居士念佛半年，預知時至，異香滿室打坐往生〕

〔陳永成先生站蓮花往生示現記〕

〔小狗念佛兩週往生轉變金色身〕

〔伯父往生記〕伯父自在往生，使我最終心甘情願地成爲了一名僧侶。

〔八歲孩童念佛往生〕患白血病。

〔好一朵金蓮花我的菩薩媽媽往生紀實〕

〔姑婆往生記〕

〔懷念妙境長老〕完整牙舍利，以及各種七彩舍利子。

三、我親見的兩位聖僧

以下兩位進禪定成就的聖僧，就是佛法的見證人。

（一）廣欽老和尚

廣老 42 歲於泉州市清源山半山岩壁石洞中，坐禪念佛，吃完所帶米糧改以野果爲食，山中常有猴、虎出沒，後來便發生老虎皈依、猴子獻果的奇事。如佛在《大乘隨轉宣說諸法經》說：「入深山人所不到……精持結夏修習禪觀遵佛禁制。然於此中多諸走獸，虎狼師子野干飛禽皆來親近，銜華獻果種種供養。」廣老入定後全身不動，連鼻息都沒有了，入定持續四個月，上山砍柴的樵夫便以爲他往生了，便趕緊到寺廟通報，寺裡便準備柴火打算將他火化，住持爲愼重起見，聘請弘一大師前來鑑定生死。弘一大師在廣老旁觀

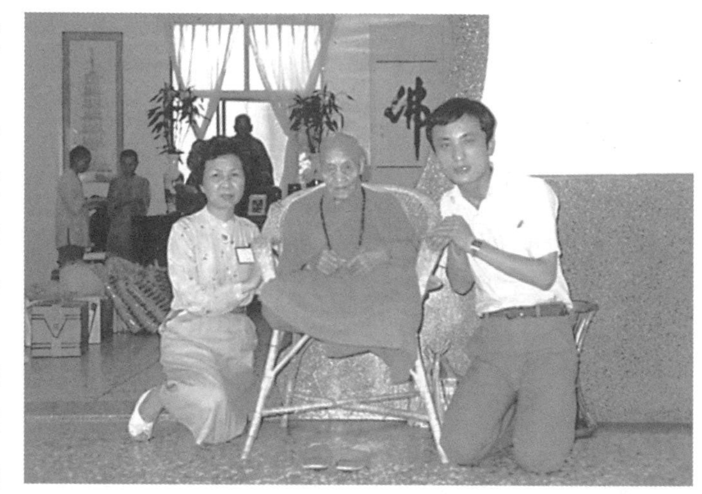

察一番，讚歎說：「此種定境，古來大德亦少有。」經弘一大師三彈指，廣老才從定境中出來。

廣老 7 歲素食，36 歲立志不倒單（靜坐不躺著睡覺）時間長達 60 年，50 歲後只吃水果，活到 94 歲沒有生病，臨走前生死自在的說（台語）：「無來，無去，無代誌！」。他老人家自己說，在佛法上得益的是念「阿彌陀佛」，他常告誡來訪者，要念阿彌陀佛。

有一個弟子請問老和尚說：「師父，聽說您有神通，沒有的話，爲什麼您會事先知道好多東西？到底您是否有神通？。」老和尚回答說：「我有吃，就有通（大便有通暢）。」

我年輕時幾次拜見廣欽老和尚，見他總是坐在藤椅上。1985.06.22 我到六龜妙通寺拜見廣欽老和尚（上圖）。

老和尚一生一生憑著持戒苦行，隨緣自在，圓滿戒定慧三無漏學，成爲台灣最知名的高僧。老和尚 1986.02.13（94 歲）圓寂。

（二）救世師父

◎禪定成就者，通常具有神通

我父親承攬苑裡農會的碾米機械工程，1978.09.29 我們來到苑裡農會安裝工程，農會旁邊就是大興善寺，寺裡住持人稱「救世師父」。我詢問幾位常來寺裡的阿婆得知，許多醫生治不好的疑難重症

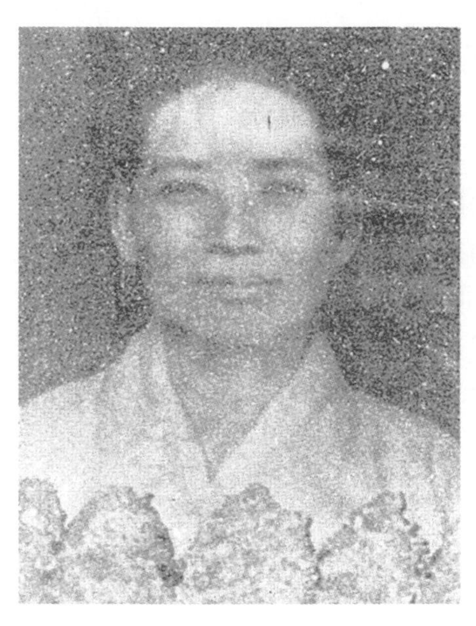

都讓師父給醫好了。我當時精氣被鬼魅奪走，晚上幾乎無法睡覺，每天宛如活在地獄裡，我四處尋找高人，今日遇見高僧自然滿心期待，爲此我每天早晨四點就在寺廟門口外面虔誠念佛，希望救世師父（如圖）能救我。

苑裡靠海，海風會突然變冷，每當我感到寒冷，便有女尼（師父弟子）出現說：「師父請你到客堂裡面念佛」45 天工程期間，我被請到客堂念佛共五次，第四次才驚覺原來師父有神通（師父弟子都是 20 多歲女尼，她們 3 點多做早課，此時寺門是關的），因爲我蹲坐在寺門外圍牆下念佛，寺裡看不到外面的我，很巧合每次都是在我感到寒冷時，師父弟子就馬上出現，請我到裡面念佛。

◎修行成就者，必有慈悲心

我們工程結束大夥打包完成，正準備回家，一位寺裡義工匆忙跑過來跟我說：「師父說，寺裡不缺錢，你生病比較需要用到錢，這是你捐的錢，師父請你帶回去。師父還交代，你要孝順父母，將來修行的路才會比較平順！」這番話讓我好感動！我之前兩次暗中捐款，一次丟入引罄、一次丟到牆角，總共新台幣 525 元。依照寺規，發現有人捐錢，師父弟子便會請你收回去。我捐款沒人看到，卻在 20 幾天後，師父將捐錢全數退還給我，師父的慈悲令人感動。師父的加持與佛茶雖然沒有讓我恢復健康，但「我的道心被師父的言行激勵而更加堅定」我發誓今生一定要修持佛法，要從事慈善、教育、文化工作，要在今生了脫生死。救世師父送我一串念珠，要

我念阿彌陀佛。而我就是那位當年常將興建農會工程剩餘木塊，送給寺廟的那位年輕人。

師父禁語爲患者治病祈福，全賴手勢、表情和眼神，再藉由弟子居中翻譯，師父以手比劃，用念力爲病患「加持」，再請病人服用加持過的佛茶。師父度眾的心行如同大悲觀世音菩薩。大悲心乃修佛道所必備，一個修行人沒有大悲心，就不可能成就佛道。如佛在《華嚴經・普賢行願品》說：「菩薩因於眾生而起大悲，因於大悲生菩提心，因菩提心成等正覺。」

◎不是苦行，是樂行

救世師父禁語、禁足、不倒單、不食人間煙火……修諸苦行，如果你認爲她日子過得很辛苦，那你就錯了。其實禪定到某個層次身心便安然愉悅，這份愉悅還超過人間五欲之樂。如佛在《月燈三昧經》說：「禪定相應十種利益：滅除諸苦惱……身心恒清涼……獲得過人喜。」「獲得過人喜」即獲得超越凡人的喜樂。我常觀察師父的神情與笑容，常被她的安詳、自在所感動，我確信救世師父時時刻刻都是安詳快樂的。

◎入正定者，捨離五欲

佛經上常說：「財、色、名、食、睡，地獄五條根」證道聖人都是捨離五欲，自奉儉約的人。祖源禪師在「萬法歸心錄」說：「財色名食睡，地獄五條根，五欲不空，生死不息。」如佛在《月燈三昧經》說：「禪定相應十種利益：遠離渴愛欲……心不雜欲染。」在《雜阿含經》說：「於色生厭、離欲、滅盡，不起諸漏，心正解脫，是名比丘見法涅槃；如是受、想、行、識，於識生厭、離欲、滅盡，不起諸漏，心正解脫，是名比丘見法涅槃。」

1.財：師父不接受供養，寺裡也沒有功德箱。信眾會趁沒人看到，偷偷把錢放在某個角落，寺裡就靠這些錢過日子，這種布施叫「不住相布施」。如佛在《金剛經》說：「應無所住行於布施……若菩薩不住相布施，其福德不可思量。」大興善寺常年布施吃平安麵、吃湯圓；常普度鬼神，不僅結人緣也結鬼神緣。寺裡有多餘金錢，並沒有拿來改善寺廟設施，而是以隱名氏方式捐出去。

2.色：「色」是指一切物質、色相。師父不論寒暑，身穿縫縫補補百衲衣。大興善寺陳舊、簡樸到極點，全寺十多名女尼，沒有自己房間，入夜之後就在白天信眾往來的穿堂，以木板或榻榻米鋪地爲床。

3.名：如果您問師父「法名」師父便微笑以手勢（小指）說自己非常渺小，實在沒有能供人留傳知曉之處。因爲人們不知其名，所以就直接稱呼爲「救世師父」。師父拒絕拍照、錄音，假使您偷拍、偷錄，師父有他心通，一定會在人叢中找到你，並拿一捲全新底片或錄音帶，懇求和你交換回來（如果不這麼做，經媒體宣傳，寺方就無法修行，也會讓不信者毀謗）。無論是大小人物，師父都平等對待，她常以微笑、手勢稱讚您是最尊貴的；倘若你禮拜她，她馬上反過來禮拜你，並向佛菩薩禮拜懺悔，指所有功德都來自佛菩薩。

4.食：救世師父，每星期僅食少量水果，1971 年後每天只喝自己加持的大悲水維生。問：不吃食物怎能存活？答：少數修道人能夠做到，例如①蜜勒日巴尊者在《密勒日巴尊者傳」說：「人聲犬吠渺寂處，靜居必得智慧見；非物自身三昧食，定樂必能除飢渴。」得到三昧行者，能夠長期無飲食，以定力維持生命。②2015 年尚存活人間的印度 83 歲瑜珈大師雅尼（Prahlad Jani）過去 70 年來都不曾

進食甚至飲水。③請看此書《不吃的人們》。

5.睡：20 餘年「不倒單」以打坐代替睡眠。佛說，比丘們，睡眠是愚癡地過活、是虛度生命，沒有利益、沒有福報的表現。如佛在《雜阿含經》：說「諸比丘！睡眠者是愚癡活、是癡命，無利、無福。」另外，禪定成就者，氣脈通暢，身上有「拙火」即使寒冬師父也是坐在冰冷地板上。密勒日巴尊者也是一樣，靠拙火禪定在雪山修行，衣衫襤褸卻不畏寒冷。

◎入正定者，降伏瞋心

「涅槃」是佛教修行目的，涅槃原意爲火熄了，意思指貪、瞋、癡的火熄滅了。熄滅貪瞋癡火而後能入正定，故即使再碰到逆緣也不會起瞋火。例如師父的神奇醫療，口耳相傳，樹大招風，當時有某位道場住持，對於她造成縣內其他寺院香火大減，氣得前往當眾斥喝。當時救世師父立刻跪倒在地，向這位住持表達懺悔、尋求原諒，這名憤怒的住持，當場無言以對，因此救世師父往後行事更加低調。

◎禪定成就者，生死自在

我 1978 年認識救世師父，便聽師父弟子說：「師父說，她在別的世界另有因緣，必須盡快離開這個世界」是否因爲這樣，師父才不吃食物，希望早日結束生命？佛說，證悟眞理的聖人，即使面臨極苦、重病或死亡，也是安住禪定不起煩惱；但凡人面臨極苦、重病或死亡，必然會向外求醫、求神、問吉凶、求脫苦、求福、求壽。如佛在《中阿含經》說：「若見諦人，捨離此內，從外求尊、求福田者，終無是處；若凡夫人，捨離此內，從外求尊、求福田者，必有是處。若見諦人，生極苦甚重苦……乃至斷命，捨離此內，更從外求……終無是處。若凡夫人……從外求……令脫我苦……必有是處。」

◎戒定慧成就，會有舍利子

1985 年 2 月 22 日師父入定，到 3 月 3 日當天向寺中弟子表示即將入滅，終於在下午七時圓寂，世壽 56 歲。師父遺體火化後留下五彩舍利子，大者近兩千顆，小者無數。舍利，就是戒定慧薰修而成，這是佛門證道的證物。如佛在《金光明經》說：「汝等今可禮是舍利，此舍利者是戒定慧之所熏修，甚難可得最上福田。」

另外對舍利子恭敬禮拜，它會自行增生，一粒生兩粒，兩粒生四粒，還會長大，如同有生命的物質。例如台中市北屯區的「佛祖舍利世界博物館」，那兒有佛及十大弟子的增生舍利數量極多。

◎結語

佛教追求的永世安樂，便是建立在無上的智慧、神通、慈悲、快樂之上，如果修道終點不是這樣，那又何必修道？兩位聖僧都是近代眞人眞事，歡迎讀者前往聖僧道場了解，那裡有許多認識聖僧的人，可爲您現身說法。雖然一般人無法像聖僧那樣苦行成就，但是我們可以修持淨土法門，同樣可以脫離輪迴，得到無比的智慧、神通、快樂、辯才。

四、解脫者的傳奇事蹟

Google 搜尋〔〕內關鍵字

〔預知死期、還能延壽 8 年廣欽法師夜不倒單 50 年！〕
〔因海老和尚〕老和尚足踏水上渡江懸空行進鞋不著地
〔台灣肉身菩薩報導〕

〔六祖慧能大師肉身千年不化〕

〔虛雲老和尚的神奇故事〕清末高僧 120 歲

〔西藏高僧寺內神祕虹化震撼世界〕

〔憨山德清大師圓寂 400 年肉身不壞〕

〔放生十年的神奇鯉魚，只要念佛，它就會游過來、任你摸~〕

〔蒂帕嬷（DipaMa）女居士〕能分身　能穿牆　能預知！

〔地藏菩薩讓我時來運轉，驚喜不斷〕

〔您迴向對了嗎？六歲小孩從極樂世界回來告訴大家要這樣迴向！〕

〔高僧圓寂！百天後開棺信徒目睹神跡〕

〔比丘尼專持大悲咒、往生咒的奇異傳奇〕

五、古代衆多名醫是佛弟子

古代眾多名醫身為佛弟子，顯示佛法是值得信賴的醫學。例如：(1)東方醫聖耆婆，為佛陀時代名醫。(2)中國神醫華陀。(3)藥王孫思邈（宣化上人說華陀、孫思邈均為佛弟子）。(4)佛圖澄大師，被後趙皇帝尊為國師，善神咒、巧醫術。(5)竺法調法師，印度東來比丘，精通醫術頗負盛名。(6)單道開法師，秦公石韜患眼疾，因其治療而痊癒。(7)竺法曠法師，東晉中葉疫病流行，竺法曠遊行各村落為患者療疾。(8)訶羅揭法師，晉武帝大康九年，洛陽城瘟疫流行，患者不斷死亡，病人經訶羅揭醫治，十之八九均得痊癒。(9)法喜法師，唐朝雍州津梁寺僧，親自處理汙穢不堪病人，並以佛法安慰病人，甚獲時人敬重。

六、世界著名學者對佛教之評論

（節錄）來源網路、世界新聞社

✽孫中山先生說：佛教乃救世之仁，佛學是哲學之母，研究佛學可補科學之偏；佛教是造成民族和維持民族一種最雄大之自然力！

✽英國羅素博士（Dr. Bertrand Russell）說：各宗教中，我所贊成的是佛教。

✽英國鮑樂登博士（Dr. Bernard L. Broughton）說：佛教爲今日人類之救星！現今研究佛學者漸多，實因佛學高出一切宗教。雖科學哲學長足進步，然其發明之最如理處，要亦和佛法可通。況佛法有最甚深處，最廣大處，最眞實合用處，決非現世之一切學術宗教所可企及！

✽美國女佛徒會創立者薩拉乃夫人（Mrs. Miriam M. Salanave）說：佛教在今日，正與科學同樣地嶄新而適用。何以故，因爲佛法是以顚撲不破的眞如之理爲基礎故。

✽美國喬治萬雷氏（George S. Varey）說：現在世界是亟需救濟，但祇有從佛的光明和佛的聖法，人們才可以得到眞的救濟。

✽英國大菩提會長包樂登氏牛津大學法學士（Mr. Beqnard L. Broughton）說：佛教所說業因果報，理最圓滿，由此起信。……但直心信佛所說，依教奉行，不受一切異說惑亂，必能自己找著出路。……現在祇有佛法可以救世界。

✽英國瑙曼裴乃斯教授（Prof. Norman Baynes）說：佛教是醫治摩登病的聖藥。在我們這個苦痛疲憊的歐洲，我們斷然需要佛教的教訓。

✽紐約市美國佛徒會會長喬治萬雷氏（George S. Varey）說：現在世界是亟需救濟，但只有從佛的光明和佛的聖法，人們才可以得到眞正的救濟。

✽德國哲學家尼采說：「佛教是歷史上唯一眞正實證的宗教。」

✽愛因斯坦（Albert Einstein）說：如果有一個能夠應付現代科學需求，又能與科學相依共存的宗教，那必定是佛教。人生最後的領域，最後只能在佛教中找到答案，我不是一名宗教徒，但如果是的話，我願成爲一名佛教徒。

七、宗教信仰對癌症病人健康影響之初探

（一）國外研究摘要

1.大量醫學研究證明，宗教信仰可以促進身心健康、戰勝疾病、減少慢性病、憂鬱焦慮症的風險。

2.癌症病人在治療期間 91%伴隨疲憊、47%合併憂鬱與焦慮症、50%失眠，這些症狀持續會影響治療成效，且可能引發併發症，還會讓病人失去信心，甚至產生輕生念頭。

3.參與宗教活動，可使病人身心放鬆，從病苦中找到生命的意義。參與頻率越高的人（虔誠度），越能獲得人際關係、情感支持、

健康資訊，甚至得到生活上的照顧。獲得社會支持比無宗教信仰患者高出14倍。

4.越接近死亡，病人的恐懼越加深，宗教信仰可幫助病人降低死亡恐懼，並有尊嚴的面對死亡。

以上可知宗教信仰對維護健康是多麼的重大與深遠。

（二）國內研究摘要

國立臺北護理健康大學中西醫結合護理研究所《宗教信仰對癌症病人健康影響之初探》蔡岱蓉碩士論文，本研究收集 202 位癌症病人資料，研究結果顯示，宗教信仰對癌症病人健康的影響，摘要如下：

1.宗教信仰給癌症病人帶來希望、讓病人更有信心恢復健康、以正向的態度面對疾病相關的壓力、有勇氣面對癌症發展的不確定性，並願意積極接受治療。

2.曾經有過神蹟體驗者，對健康的影響大於未曾有神蹟體驗者，造成此結果的原因，可能是因爲有過神蹟的親身體驗，讓他對自己的信仰更具信心及堅定不疑，因而有更大的影響。

3.病人提到醫護人員應該關心與尊重他的宗教信仰，並應多與病人互相討論分享其宗教信仰議題。

4.佛教及西方宗教者對健康的影響高於道教、民間信仰及一貫道等。

第3章　癌症的相貌（癌症的表現）及對治

佛說，治療癌症首先要了解癌症的相貌，才能從中找到對治的方法與藥物。癌症的相貌，包括癌腫瘤、癌症狀、致病機轉與病理特徵。如果不了解癌症的相貌，胡亂出手反而加速病情惡化。如佛在《菩薩善戒經》說：「一者為知病相貌故。」

科學研究證實，癌症不是只有腫瘤而已，它還有一堆的「共犯結構」，包含免疫失常、新陳代謝異常、長期發炎、陰陽失衡、負面心理情緒……等等，都會支援腫瘤成長與轉移。因此，治療癌症，不只是對付癌細胞本身，也要將所有「共犯結構」一併納入治療範圍，說明如下：

一、癌症的相貌（癌症的表現）

（一）癌症是基因疾病

癌症（cancer）又名惡性腫瘤，是正常細胞長期浸潤在身心污染環境下，導致基因（DNA）突變、免疫失靈、代謝失常，最後才形成癌細胞。榮總毒物科蔡維禎醫師說：「細胞受到生存環境之化學、物理或生物等因素的傷害，基因發生改變，導致細胞生長調節失去控制，細胞進一步變性或癌細胞形成、分裂增生、轉移。」

癌細胞會繼續生長成爲一個腫塊，並壓迫旁邊的組織造成症狀。腫塊被診斷出來的時候，最小的大約 1 公分，癌細胞數約 10 億個，大概分裂了 30 代。分裂到 40 代（約 10 公分）的時候，就會造成病人死亡。又癌細胞在長至 10 千萬個，大小約 0.2 公分，大概分裂至 22 代時，會誘導新生血管，長入腫瘤組織內，此時癌細胞就會藉新生血管，轉移到全身，只是我們在診斷的時候，尚未發現而已，這種轉移我們稱之爲「微小轉移」，它是日後癌症復發及遠處轉移的種子。

一般腫瘤必需長到 1 公分，才有辦法檢測出來，因此癌症被診斷出來時已經很晚了。癌症的特性除了不斷的成長及壓迫周遭組織外，它還會轉移，因此難以根治。同時快速成長的癌細胞，會吞噬大量營養物質，導致人體消瘦、無力、貧血、食欲不振、發熱及嚴重的臟器功能受損，最後導致病人衰竭而亡。資料來源-台灣癌症基金會。

（二）癌症是免疫疾病

西醫將人體的抗病和修復能力統稱爲「免疫力」，中醫稱爲「正氣」，中醫的免疫功能是以臟腑爲核心，聯繫組織、器官、經絡、氣血、津液等，共同形成的一個整體功能，具體表現稱爲「正氣」。在正常情況下，人體的免疫系統，例如樹突細胞、T 細胞、B 細胞、巨噬細胞、自然殺手細胞等負責維護身體健康，有些負責巡邏與啓動免疫警報、有些負責清除癌細胞。但免疫機能低下或異常時，便無法偵測到癌細胞並加以清除，因此癌症也是免疫疾病。

癌症是正邪相爭的結果

中醫認爲一切疾病都是「正邪相爭」的結果。如黃帝內經曰：「正氣存內，邪不可干；邪之所湊，其氣必虛」。癌症是因爲人體正氣（免疫機能）出了問題，邪氣（致癌因素）才有機可乘。當正氣（免疫力）充沛時，癌細胞就會被抑制，不發生癌症或病情緩解，甚至痊癒；反之，邪氣（致癌因素）聚集旺盛，正氣（免疫力）就會被削弱，癌症會發生或惡化，甚至危及生命。

免疫系統健全穩定時，便能偵測到癌細胞並加以清除；相反的，致癌因素強大時，癌細胞就會變得非常狡猾，它能發展出各種機制來抑制免疫細胞，躲過免疫系統的偵測，例如某些癌細胞會製造大量的 PD-L1 促使 T 細胞未戰先亡。

免疫力太低或太高，癌症容易惡化

臨床觀察經手術、放療、化療之後，免疫力低下的病人比較容易發生轉移、復發。愛滋（AIDS）病毒會破壞人體免疫系統，使免疫力大幅下降，因此愛滋病人，罹癌機率比正常人高出數十倍。另外長期服用類固醇，免疫力會被抑制，罹癌機率也比正常人高出 10 倍以上。但是免疫力太高，會出動太多白血球來攻擊病原，會引起過多的發炎反應，而導致癌症惡化，因此免疫力過高，與不及都不好。

癌症病理紀小龍醫師說：「每個人在這個世界上能夠活下來，一定身體裡面有自己的免疫力。免疫力是和環境，保持著一個動態的平衡，高了也不行，低了也不行。免疫力高了會出現什麼樣呢？那我們自己的抗體，就會抗你自己的眼睛視網膜炎、腎臟腎炎、肺臟間質性肺炎……。免疫力低了怎麼樣呢？就一會兒得病，一會兒難受了，一會兒總是感冒好不了，這是低了。所以只有低了，我們去提高一點是合適的！高了我們還是要把它壓下來，所以大家千萬不要一個勁地去增加免疫力，那只能把自己給害了。」

問 1.每個人身上都有癌細胞？

答：約翰霍普金斯大學（Johns Hopkins）癌症中心說：每個人身上有幾億個細胞，免不了有幾個不正常或是具有某些類似癌細胞特色的細胞，但這些細胞大都會被代謝掉，而且從來不會造成癌症，因此不能說每個人身上都有癌細胞！

問 2.一個強大的免疫系統可以摧毀癌症？

答：約翰霍普金斯大學（Johns Hopkins）癌症中心說：人生如果那麼美好就好了，可惜沒有。糟糕的是，癌細胞會偽裝，免疫系統只會把癌細胞當成健康的細胞繼續保護他。來源-美國約翰霍普金斯大學網站 http://goo.gl/43G9O2。

（三）癌症是新陳代謝病

國家衛生研究院和清華大學，印證了「癌症是新陳代謝疾病」，並指出減少甜食攝取，維持新陳代謝正常、均衡飲食、培養運動習慣，可有效防癌。來源-國家衛生研究院第 555 期電子報。中研院院士李文華研究團隊發現，糖代謝異常是導致胰腺癌的關鍵原因，因此要降低罹癌風險，只要避免攝取「高糖」就可以。來源-TVBS 新聞。

缺氧，刺激癌細胞成長

血液是運送營養、氧氣、垃圾、免疫細胞之載體，血液供應不良的地方細胞就會缺氧，新陳代謝就會出問題。諾貝爾獎得主，沃伯格（Otto Heinrich Warburg）博士發現，人體細胞中的氧含量低於

正常值的 65%時，會阻礙正常細胞的新陳代謝，缺氧的組織細胞容易癌變，並成爲癌細胞繁殖的溫床。

台灣中央研究院發佈《首度找到腫瘤細胞缺氧反應關鍵蛋白KLHL20》新聞稿指出：「腫瘤（癌）細胞經常處於缺氧環境中，在此惡劣環境下，反而會刺激癌細胞快速生長。」

氣血循環障礙，形成癌症

中醫認爲癌症形成的病理機制爲「氣滯血瘀」、「痰溼積聚」而導致臟腑、經絡、氣血循環出現障礙，人體小宇宙失去平衡，長期下來便形成癌症。

（四）癌症造成陰陽失衡

身體是完整的系統，系統之間互助互制，緊密相連，健康代表體內陰陽平衡、氣血調和，各系統均能相互調節。反之，疾病之形成，乃人體接觸致病因素，導致陰陽失衡、氣血失和、臟腑失調，逐漸發展成定型的疾病，乃至於形成癌症。因此全球各地區的傳統醫學都一致認爲，癌症和其他疾病一樣，都是身體失衡、失調、失和所引起，例如：

1.中醫認爲癌症，乃因內外、病邪（致病因素），引起人體陰陽失衡，臟腑、經絡機能失調所導致。

2.古埃及和古希臘醫學，最早定義癌症的古希臘醫生希普科倫特，與西醫之父希波克拉底，也認爲疾病是體內元素、氣質、體液、冷熱「失衡」所造成。

3.佛教醫學與印度醫學，認爲人體的地水火風「四大不調」就會產生疾病，如佛在《佛本行集經》說：「四大不調故病生」，四大變化無常，四大調和身體便安康，四大不調則百病生。

（五）癌症常見的症狀

癌症起始於一個細胞突變，隨著癌細胞的增殖、轉移並破壞正常的細胞組織，而產生百種症狀。癌症常見的症狀：如出血、疼痛、潰瘍、腫塊、黃疸、慢性咳嗽、咳血、骨頭疼痛、體重減輕、食欲不振、惡病體質、出汗、貧血、失眠……。

（六）治癌造成衆多副作用

1.化療常見的副作用：例如口腔及喉嚨潰瘍、嘔心嘔吐、毛髮脫落、腹瀉、便祕、破壞造血功能、神經及肌肉系統的傷害、皮膚變紅乾癢、指甲脆弱易斷、影響性器官功能、其它器官的影響。

2.放療常見的副作用：一、全身反應：白血球減少、疲倦、厭食、食慾不振、噁心、嘔吐、心情鬱悶、毛髮脫落等現象。二局部功能障礙：依照射部位的不同而有不同的副作用。

（七）癌患有無盡的憂苦

2015 年經濟學人雜誌報導，台灣癌患自殺率世界第一。一個人被診斷爲癌症，馬上聯想到死亡及痛苦的治療，因此身心靈遭受多重打擊：

1.死亡威脅：對常人而言罹癌，就像宣判死刑一樣沉重。通常這種情緒會在 7 至 10 天內逐漸減少，但有些人的焦慮和憂鬱會持續下去。

2.肉體的痛：馬偕醫院精神科主任方俊凱研究顯示，台灣癌患自殺前 3 名分別是肺癌、口腔癌及乳癌。這些疾病的共同特性就是，患者必須忍受較高的身心痛苦，且生活品質明顯下降，這也是病患自我放棄的主因。支修益教授說：腫瘤骨轉移後帶來的後果比較嚴重，包括骨痛、骨折等，不僅給生存帶來威脅，更重要的是嚴重影響病人的生活質量，而隨著骨痛的越來越嚴重，病人的抑鬱程度也會加大，對癌症的恐懼就會越來越嚴重。

3.抗癌之路漫長：癌症不像一般疾病，來得快去得快，通常需要反覆治療。指數升高、復發的壞消息可能隨時出現，期望治癒卻希望落空。治療時間拉長了，便覺得人生無助無望。

4.擔心拖累家人：癌患不但生產力減少，還可能要仰賴他人照顧。若經濟狀況不佳，內心的苦痛令人無法承受。台北榮總一項臨床研究調查發現，200 位住院癌症病人，患有嚴重憂鬱症狀者約占 20%……有些人認爲罹癌是一種「上天對自己的懲罰」、「擔心拖累家人」或「自怨自艾」甚至出現「不想活、一死百了」的念頭，嚴重的話會出現自殺行爲。

5.醫療知識：治癌必須配合許多醫療知識，西醫、中醫、另類醫療，各說各話。正反意見不同，讓病人與家屬，情緒起伏不知所措。

6.自我形象改變：癌症治療可能使外表改變、瘦弱、掉髮、惡臭分泌物、乳房切除、截肢……等使人失去以往魅力，給人帶來很大的心理創傷。

7.其他：癌患不知明天會怎樣？死亡會痛苦嗎？死後到那裡去？交代遺言、遺產等問題。方俊凱醫師指出，台灣有高達 23%的癌症病人罹患「失志症候群」，陷入長期絕望，覺得生命不再有意義，甚至期盼死亡。

二、對治，癌症的相貌（癌症的表現）

（一）佛說，治癌的四種醫術

第一種醫術，如佛在《菩薩善戒經》說：「一者為知病相貌故。」在《醫喻經》說：「識知某病應用某藥，謂先識知如是病相，以如是藥。」知道什麼病，用什麼藥。這是對症治療，又稱支持性治療，僅能舒緩症狀卻不能消除病因的治療，也稱「治標」。

（1）癌症的表現，複雜多樣。科學証實，癌症由「多個成員」組成的疾病，包括：①癌症是基因疾病。②癌症是免疫疾病。③癌症是新陳代謝病。④癌症緣自體內陰陽失衡、失和。⑤隨著腫瘤成長，身體將出現一堆身心疾病。癌症複雜多樣，無法靠單一手段治癒。

（2）西醫手術、電療、化療能快速殺死癌細胞。單用西醫治療，對早期癌症、病情較輕微的癌症有效。對中晚期癌症病人，僅能收到暫時效果，必須再加上其他醫術才能治癒。

（3）手術、電療、化療會引發全身副作用，破壞免疫功能：如噁心、嘔吐、口腔潰爛、掉髮、骨髓抑制、白血球下降……等症狀。若合併使用優良的中藥，即可降低副作用、增強療效，保護正常組織器官，降低癌症復發機率。因此合併使用優良的中藥抗癌效果較佳。

第二種醫術，如佛在《菩薩善戒經》說：「二者為知病因①緣故。」在《醫喻經》說：「知病所起，隨起用藥。」知道疾病生起的原因，針對病因下手。這是對因治療，治療目的是消除病因，也稱「治本」。

（1）例如癌患知道自己，因爲常熬夜，吃油炸、燒烤食物，愛抽菸、酗酒才導致得癌。因此要改善生活作息，回歸自然的飲食、生活方式。當然這只是癌症的病因表象，佛法稱爲「方便病因」。癌症的成因（癌症產生的眞實病因）：請看，第 4 章癌症生起的因緣。

〔註解〕①病因：醫學所指的病因，通常指表面原因或外在因素造成的病因，這些病因，佛法稱爲「方便病因」。「方便病因」指方便了解的病因，非眞實病因。例如死亡證明書上記載此人因某病死亡，其實此人不生病，遲早也會死亡。佛醫認爲生病只是死亡的助「緣」，出生才是死亡的眞正起「因」，因爲有生必有死。

第三種醫術，如《菩薩善戒經》說：「三者為知病除癒故。」在《醫喻經》說：「已生諸病治令病出……或吐瀉出，或於遍身攻汗而出……知如是等病可出處。」把已經形成的病原體（癌細胞）排出體外的療法。

（1）西醫以手術、放、化療，將癌腫瘤切除、燒死、毒死，將癌細胞排除體外。

（2）某些中藥特定成分，能抑制癌細胞增生、誘導癌細胞凋亡方式，將「微小」癌細胞，加以改造清除。從事癌症臨床治療的湯釗猷院士說：一旦發現癌症之後，首先以消滅癌細胞爲主，而不是等其壯大，讓身體被癌細胞所改造。但對付惡性腫瘤光靠消滅不夠，還要考慮改造，使之改邪歸正，消滅和改造兩者必須並舉，不能偏廢。

第四種醫術，如佛在《菩薩善戒經》說：「四者為知病癒之後更不起故。」在《醫喻經》說：「斷除病源令後不生。謂識知病源，如是相狀，應如是除，當勤勇力現前作事，而善除斷。即使其病後永不生。」阻斷病源，令疾病永不復發的方法。

（1）癌症之所以難治癒是因爲它很容易復發。多數癌患免疫力低下，再經手術、放療、化療後，免疫系統又遭破壞，免疫低下便提供癌細胞成長的環境，原來流竄血液、淋巴中的癌細胞伺機坐大，這是癌症難治的因素之一。因此合併使用優良中藥，保護「脆弱的免疫功能」，修護受損的組織器官，清除體內毒素，改變體內環境，斷除病源，讓癌細胞無法生存！

（2）癌症是自己造成的，解鈴還須繫鈴人，最好的醫生是自己，治癌不能全靠醫生。如果生活方式不改善，思想上沒有大徹大悟，即使是癌細胞被消滅了，也可能再度得癌。因此學佛修道，淨化身心世界，從源頭阻斷病因（癌症的源頭是心病），這樣最能避免癌症復發。

（二）四大醫學領域「精華」聯手治癌

佛說，治癌的四種醫術，實際運用就是，四大醫學領域：科學（西醫）、傳統（中醫藥）、自然（自我健康管理）、信仰（佛教）之「精華」聯手治療癌症。說明如下：

（1）科學領域「西醫」爲代表：手術、放療、化療，雖能迅速殺滅癌細胞。但：①會對人體造成創傷，並爲癌症復發創造有利的條件。②最高只能殺死 99.99%的癌細胞，殘存的癌細胞須仰賴其他方法來根除。③副作用大，患者必須承受很大痛苦，許多病人最後逃避治療。④化療、標靶實施一段時間後癌細胞容易產生抗藥性，所有藥物難以發揮療效。⑤免疫機能被破壞，殘存的癌細胞伺機坐大，復發機率高。

（2）傳統領域「中醫藥」爲代表：優良癌症中藥具有廣泛功能，能彌補西醫的缺點和不足，包括：①降低化療、放療副作用，減輕治療痛苦。②降低癌細胞抗藥性，提升化療、標靶的療效。③抑制癌細胞的成長與血管增生，降低轉移復發機率。④促進新陳代

謝，排除毒素，疏通經絡，暢通氣血，祛除癌體質。⑤改善虛弱體質，幫助病人活得更久，活得更好。⑥恢復免疫機能，讓免疫力清除癌細胞，防止癌症復發。

優良癌症中藥有二種：一中醫師中藥。二癌症保健食品（生技中藥）。10 多年來我們進行大量市場調查，比較各種癌症保健食品的功效，目前已知「新一代稀有人蔘皂苷複方」口碑最佳，因此它可作爲中西醫整合治療的優先考慮。詳情請看，我的第一 本 書《癌症的最終解答・首部曲：18 年探索找到最佳的保健食品》

（3）自然領域「自我健康管理」爲代表：「自我健康管理」就是靠自己與家人，運用自然的物質、方法來恢復健康。身體本身即具自我修護、康復能力；回歸自然的生活方式，就能找回身體的自癒力。西醫之父希波克拉底曾說：疾病的療癒，是透過自身的自癒力，醫師只是從旁協助而已。自我健康管理就是做好「健康的五大因素」：❶飲食，多吃蔬菜和穀類，少外食，避免油炸、燒烤、甜食、醃漬品、菸酒。❷生活作息，病人須充分休息和睡眠。晚上十點之前就寢，才能讓荷爾蒙分泌正常、免疫系統充分充電。❸運動，運動使人心情開朗，免疫增加，代謝循環食慾都變好。每天至少運動半小時，走路、爬山、慢跑、單車、游泳、泡澡任何形式的運動都好，運動到出汗程度。❹環境，親近無染的生命四要素：①「地」腳踩大地，接收大地能量，但小心赤腳易受傷②「水」喝乾淨的水，過濾、煮沸再飲用。③「火」每天曬太陽 15 分鐘補充陽氣及維他命 D。④「風」室內保持通風，到鄉野呼吸新鮮空氣。❺心理健康：好的信仰，好的心情，親人的關懷支持都是最好的心藥。另外，閱讀、旅行、交新朋友，換個新環境，到鄉下或山上從事農作、園藝也是走出人生低谷的良方。

岡本裕醫師在《90%的醫生都誤解癌症》說：「罹癌之後首要克服的就是恐懼……醫生只是協助病人治療癌症的專家，癌症是全身性的疾病，唯有病人大徹大悟改變自己的生活習慣、思考方式，改善身體內在環境，讓癌細胞無法生存，才有辦法治癒癌症」如何才能克服恐懼、大徹大悟？歷史證明「聞思修」佛法乃最佳選擇。

（4）信仰「佛教」爲代表：心靈主導生理健康，信仰是心靈安定的力量。宗教能保障我們來生繼續存在，並且過著無限的快樂。病人應當探索宇宙人生眞理，找到生命的出路與歸宿，佛教是最好的選擇。

【學佛的利益】

①心靈得到滿足，降低暴飲暴食、縱慾等肉體上需求。②心中有愛，增進人際互動，促進身心健康。③心開意解，化危機爲轉機。④心中有依靠，抵抗壓力能力自然提升。安詳、平和的心靈，更有助於身心健康。⑤確立自我，求生意志更爲堅強。⑥回歸自然的生活方式，淨化身心靈，找回身體的自癒力。提升免疫機能、防止癌症復發及延長存活期。⑦了解宇宙人生眞理，做自己生命的主人。⑧佛力加持，疾病痊癒，眾苦解脫，身心安樂。⑨佛力加持，生活富足，無有匱乏，諸根聰利，智慧增長。⑩臨命終時，佛菩薩現前，迎接往生佛國淨土，獲得無上的智慧、神通、永恆的幸福快樂。

【醫師意見】

①美國癌症醫生大衛．阿格斯說：癌症跟身體系統出問題有關，在全身的功能異常狀況下，不太能光靠手術或毒物就能解決。②放射腫瘤科楊友華醫師說：西醫其實只有扮演「緊急煞車」的動作，如何能根治癌症及避免復發轉移，我一直寄望中草藥及個人調理能有所突破。③罹癌的陳衛華醫師說：有些癌症患者不幸治療失敗，多半是因爲在進行治療的過程中，會帶來身體的不適、免疫力

降低等副作用，以致體力不支，無法完成治療。有一些人則是因爲在治療過程中免疫力下降，遭到細菌感染而死亡，眞正死於癌症的並不多。④陳榮洲醫師表示：癌患五年生存率低，主因是化、放療毒副作用，引起病人無法對抗殘餘癌細胞的自衛能力，及化療引起癌細胞的抗藥性。

第4章　癌症生起的因緣（癌症的成因）

癌症生起的因緣，佛教用語；癌症的成因，醫學用語。癌症生起的「因緣」，「因」是指事物生成的主要條件；「緣」是指事物生成的次要條件。人爲什麼會得癌症？佛說，眾生爲了貪愛五欲六塵而造業。因此「病（癌）起於業，業起於心」。癌症生起的因緣，也可以套用在其他疾病上面。詳細說明如下：

一、眾生為了五欲、六塵而造業

人類爲了追求「五欲」、「六塵」的滿足而造業。「五欲」有兩種：第一種是粗重的五欲財、色、名、食、睡，也就是對於金錢、男女色、名聲、飲食、睡眠等欲望的貪欲。第二種是廣泛的五欲色、聲、香、味、觸。色欲，眼睛喜歡看漂亮的東西。聲欲，耳朵喜歡聽悅耳的聲音。香欲，鼻子喜歡聞美妙的香氣。味欲，舌頭喜歡品嘗可口的味道。觸欲，肢體喜歡接觸舒適的東西。「六塵」色塵、聲塵、香塵、味塵、觸塵、法塵。眼貪好色、耳貪妙聲、鼻貪香氣、舌貪珍味、身貪細滑、意貪一切快樂。

三界六道眾生的一切快樂都是建築在五欲、六塵的追求與滿足之上。人類爲了追求五欲、六塵而從事身語意業（行爲），因爲這些行爲而招來身心疾苦，如佛在《雜阿含經》說：「欲者，謂：眼所識色，可愛、樂、念，染著色，耳聲、鼻香、舌味，身所識觸，可愛、樂、念，染著觸。……調伏愛欲心，是則黠慧者。」在《心地觀經》說：「一切眾生以愚癡故，貪五欲樂……自業①所因，受大苦惱。」在《諸法集要經》說：「貪欲無厭足……常為六塵坌②、五欲之所牽③……昔耽於欲境，則為後過患。」在《巨力長者所問大乘經》說：「一切眾生，盛年壯色，身相充滿，貪著世間，縱五欲樂，筋血衰耗，病苦所侵。」

〔註解〕①業：業，就是行爲、造作。業，有三種：「身業」身所造的行爲；「語業」言語表達的行爲；「意業」貪瞋痴之思想。也就是指人的一切思想、言語、行爲。②六塵坌：六塵把心給污染了。③五欲之所牽：心被五欲牽引而造業。

二、病起於業

佛說，一切疾病，及生老病死苦，全都是身語意「業」造成的。「業」是因，也是種子，種什麼業因，就會產生什麼果報。「業」又分三種：一共業，大家共同造成的，如空污。二自業，自己所造，如熬夜。三前世業，前生造的業。癌症由「共業、自業、前世業」三業交互作用下產生。換言之，一個人是否罹癌？短命或長壽？都是「共業、自業、前世業」三業交織作用下的結果，如佛在《正法念處經》說：「一切眾生，共業①而行，隨所作業②，隨業受報。」在《大寶積經》說：「宿業③緣，今受此果報。」在《中阿含經》說：「彼眾生者，因自行業④，因業得報……何因、何緣男子、女人壽命極短？……壽命極長？……多有疾病？……無有疾病？」

〔註解〕①共業：環境汙染、心靈汙染就是大家共同造作的行爲。②隨所作業：隨著自己行爲。如熬夜、愛吃燒烤、油炸食物，就是自己造的業。③宿業：前世造的業。④自行業：同自業。

癌症就是「共業、自業、前世業」三業交織作用下的疾病，說明如下：

（一）共業

「共業」就是大家一起造業，一起承受業報。人類爲了追求五欲六塵，共造十惡業：殺生、偷盜、邪淫、妄語、兩舌、惡語、綺語、貪、瞋、邪見」這些惡業，造成生態浩劫、心靈浩劫，形成污染身心的大環境，就是全球癌症發病率急遽上升的主因。如《2012年中國腫瘤登記年報》顯示：環境因素、生活方式是患癌人數日益增多的主要原因。如佛在《正法念處經》說：「一切眾生，共業而行。」在《長阿含經》：「身殺①、盜②、婬③。口兩舌④、惡罵⑤、妄言⑥、綺語⑦。意貪取⑧、嫉妬⑨、邪見⑩。」

〔註解〕①殺：殺人、殺動物。②盜：用不正當的手段謀取。③淫：不正當的性行爲。④兩舌：挑撥離間、破壞人與人的感情。⑤惡罵：用不好聽語言，指責或侮辱別人。⑥妄語：說謊、騙人。⑦綺語：令人產生邪念、淫念、惡念，及沒有意義的言語。⑧意貪取：想要非分占有或貪得無厭。⑨嫉妬：他人勝過我心生妒恨。⑩邪見：歪曲事理，不正確的思想、見解。

人類製造哪些污染身心的大環境，幫助癌症發生？說明如下：

1.身體污染之共業，是得癌助緣

（1）生命四要素，充滿致癌物質

世界人口快速增加2019年5月達到77億人。人類排放大量的廢水、廢氣、垃圾與熱氣，導致有毒的空氣、水和食物，充斥於天地之間，並造成全球暖化。導致孕育生命的「四大」地水火風，含有無數的致癌因素。因為人體由「四大」構成，如佛在《長阿含經》說：「此身是四大合成。」人體長期吸收有毒物質，毒素累積夠了就會形成癌細胞。以下針對「四大」含致癌毒素的說明：

①地的污染

2019年5月7日（BBC中文網）聯合國全球環境報告：人類每年向世界水域傾倒3億至4億噸的重金屬、溶劑、有毒污泥和其他廢物，而污染土壤。張尊國教授指出，台灣大約有7萬9千家工廠，其中為數眾多的工廠仍可能以暗管方式排放廢水進入農田……不肖的電鍍、金屬表面處理業，沒處理好廢水，直接排入水道長期累積而污染土地。

②水的污染

工業廢水、生活污水、農業汙水、醫療廢棄物、海洋廢棄物、船舶漏油等，排入河川海洋，長期飲用污染的水容易誘發癌症。綠色和平發布「海鮮中的塑膠」報告，每年約有800萬噸塑膠流入海洋，碎裂成塑膠微粒，成為魚、蝦、貝類的食物，再經由食物鏈，通通被人類吃下肚，造成食安危機。

③火的污染

火的概念，包括全球暖化、極端氣候、電磁波、核輻射。全球暖化讓海平面上升、降雨量及降雪量改變，這些變化促使極端氣候更強、更頻繁，如洪水、旱災、颶風和龍捲風。中醫黃帝內經說「夫百病之生也，皆生於風寒暑濕燥火，以之化之變也。」人類習慣某種溫度，突然改變，死亡率就升高。中原大學研究指出，當氣候溫度小於攝氏 15 度或大於 32 度時，人類的死亡率最高。

電磁波：世界衛生組織（WHO）歷時 10 年訪問 13 國 12800 名腦瘤患者，分析結果發現，使用手機長達 10 年以上，罹患腦瘤的風險大為增加。

核輻射：國際原子能總署指出 1986 年蘇聯車諾比核電廠發生爆炸，造成 4,000 人將死於癌症。福島核電廠事故 6 年以來共有 152 青少年確診罹癌。台北民生別墅輻射鋼筋事件，陸續有居民傳出罹患白血病、甲狀腺癌、乳癌等病。

④風的污染

室內或戶外空氣中普遍存在大量有害化學物質，會增加得癌機率。世界衛生組織（WHO）公告，細懸浮微粒 PM2.5 是一級致癌物。空污已經成為肺癌超級殺手，2014 年「全球癌症報告」指出，肺癌是中國與全球癌症死因之首。以上資料：摘錄自公共電視、維基百科、環境資訊中心、台灣環境資訊協會

（2）違反自然的生活方式

全球化競爭，導致生活緊張，人們普遍久坐、久站、熬夜、睡眠不足。人類由農業時代的體力活動，轉為工商社會的腦力活動。鄉野生活變成都市生活。生活空間狹小，室內室外空汙嚴重，往日的健康生活環境，已不復得。大家講究方便、省錢、精緻、漂亮，外食、缺乏運動、常接近電磁波。為了紓解壓力，放鬆心情，便追求美食、聲色刺激、抽菸、喝酒，填補空虛心靈，結果又墮入暴飲

暴食，縱欲的陷阱。諸多不健康的生活型態，於是產生「生活方式癌」。《英國癌症雜誌》稱：英國癌症病例中 34%與抽煙，飲食，酒精及肥胖有關。據 1993 年到 2007 年的統計數據分析和預測。這意味著，近半數癌症因不良生活方式導致。

蔬菜水果在污染的土壤、水、空氣中生長，加上農藥、除草劑、化肥的大量使用。更嚴重的是食物經油炸、燒烤、醃製等料理過程，又產生大量致癌物質。爲了保存、美味與利潤，使用大量人工添加物。因此美國國家癌症研究院的癌症原因研究指出，飲食習慣爲得癌主因，比率高達 35%。

2.污染心靈之共業，是得癌助緣

（1）媒體，散播思想毒素，助長貪瞋癡烈火。許多媒體爲了金錢和權力，淪爲政黨宣傳工具。散播假訊息、偏頗報導、放大仇恨言論，洗腦全民，導致國家動盪不安。

（2）政治亂象，帶來情緒風暴。爲什麼惡口、兩舌、不忠不義、結黨營私的候選人一再當選？選民與惡人、惡黨同謀。讓惡人惡黨把持權力，結果是竊取國家資源，個人的生命、財產受到威脅。

（3）色情誘惑、陷阱遍布各地，使人沉迷，受殃無量。

（4）信仰亂象，邪師說法橫行，盲目崇拜速效神通，招來無窮後患。

（5）司法腐敗，助惡人逍遙法外，給好人帶來身心打擊。

（6）物欲成癮，帶來煩惱與墮落。

（7）人類一直活在戰爭的恐懼當中。

（二）自業

「自業」又稱別業，就是自己的行爲。爲什麼生活在相同的環境下，有人得癌，有人卻沒得癌？有人長壽、有人短命，因爲每一個人造的業不同。業的規則是「種什麼因，得什麼果」譬如得癌者，常熬夜、抽菸喝酒。所以得癌是自己的行爲造成的，不是上天安排的，如佛在《正法念處經》說：「作種種病，飢渴苦身，無量苦逼，皆是自業，非他所作。」在《文殊師利問經》說：「眾生長壽、短壽、無病、有病、多病、少病。可憎、可愛。有下中上貧富貴賤……有生地獄、餓鬼、畜生、阿修羅等。自業為財①，自業為分②，業為生處③。唯業所造非餘物造。」

〔註解〕①自業爲財：行爲是爲了賺錢。②自業爲分：因爲行爲不同，而產生不同的結果。③業爲生處：會轉生在哪一個業道，由業決定。

自己哪些行爲，會幫助得到癌症？說明如下：

1.沒做好，自我健康管理，是得癌助緣

（1）不健康飲食

常吃燒烤油炸食物、加工食品、肉類攝取過量、蔬果攝取過少、重口味、醃漬食品、高糖、肥胖……等，都會增加癌症發生率。美國國家癌症研究院的研究指出，飲食習慣爲罹癌「主因」，比率高達 35%。台灣癌症協會統計，常吃外食族群，被驗出大腸瘜肉的機率高達了 5 成 7，其中有四成的人是罹患大腸癌的高危險群，如佛在《楞嚴經》說：「一切眾生食甘故生，食毒故死」〔實例〕〈天天吃香腸 14 歲國中生大腸癌逝〉來源-民視新聞。

（2）不良生活習慣

常熬夜、沉迷網路、常抽菸、喝酒、嚼檳榔（世界衛生組織把菸、酒、檳榔列為最危險等級的致癌物質）性濫交、吸毒、身心過度損耗。美國華盛頓大學免疫學教授羅伯特・史萊伯發現，如果不良生活習慣維持 10 年，那你就會成為「癌症候選人」，因為在這 10 年中癌細胞不僅產生，而且會發展壯大，最終攻城掠地侵犯身體其他器官，如佛在《中阿含經》說：「然雜以毒……服時好色香味……彼痴者……受法現樂，當來受苦報。」〔實例 1〕英國科學癌症研究中心研究了世界各地 1000 餘名 30~50 歲的癌症患者，發現 99.3%的人常年熬夜，淩晨之後才會休息。〔實例 2〕32 歲女博士于娟罹癌的最後日記上說：為何我會癌？我基本上沒有 12 點之前睡過覺……。

（3）污染的環境

癌症是受環境的影響最大的病。空氣污染、飲水污染、土壤污染、電磁波、核能污染，戶外或室內污染，環境污染是造成癌症率逐年飆升的主因。美國紐約州立大學石溪分校癌症研究中心（Stony Brook Cancer Centre）研究顯示，70%～90%的罹癌風險源於環境因素。如佛在《大般涅槃經》說：「地水火風，如四毒蛇，見毒、觸毒、氣毒、齧毒。一切眾生遇是四毒故喪其命。」〔實例 1〕台西鄉民泣訴，我的家鄉是「癌症村」，對面、隔壁都因癌症過世。〔實例 2〕中國「癌症村」多達 459 個，每年 270 萬人死於癌症。從各種研究看來，大多數的癌症是來自環境污染。癌細胞是正常細胞長期浸潤在惡劣環境下，導致基因突變而形成的。

曾在世界衛生組織（WHO）做過十年研究的陳美霞指出造成癌症的原因非常複雜，菸、酒、檳榔等，固然是造成癌症的重要成因，但是環境中越來越多的「毒物」也是致癌的重要因素。

（4）缺乏運動

現代人將時間花在手機、電腦、電視，缺少運動休閒活動，導致新陳代謝不良，毒素累積，終於引發癌症。美國研究發現，多坐 1 小時，減壽 22 分鐘。文獻指出：適當的運動可以增強自然殺手細胞的活性，進而增強抑制癌細胞的能力。

（5）負面情緒

人生在世有責任要把經濟、婚姻、家庭照顧好，然而人生不如意十常八九。如低薪、工時長、物價高、房價高等社會問題，逼得民眾喘不過氣來，連帶影響婚姻、家庭關係。在錢不夠用的惡性循環下，壓力超過生理負荷，就會引發自律神經失調，出現失眠、焦慮、情緒低落、注意力降低、胸悶等不適症狀。臨床資料顯示，90%以上的腫瘤患者與心理、情緒有直接或間接的關係。精神創傷、負面情緒都可能成為罹患癌症的前兆。〔實例 1〕yes123 求職網 2017.05 公布「職場媽咪甘苦與人生規劃調查」統計：54.7%的受訪職場媽媽表示，一整年中沒有一天能真正休息，在家庭、事業雙重壓力下，2 成 2 職場媽媽坦言快崩潰。〔實例 2〕據統計中國城市每 6 個市民中就有一個患有精神疾病，其中最常見的 3 種，1 心境障礙：憂鬱症、躁鬱症。2 物質使用障礙：沉迷網路、酗酒、毒品等。3 焦慮障礙：焦慮症、精神官能症等，這些都是一種「心」病。〔實例 3〕最近美國霍普金斯醫學院歷經 13 年的研究也揭示：在 2017 名婦女中，重症抑鬱症患者更容易生乳腺癌，而且生癌後預後更差。

2.接觸致癌物質，是得癌助緣

致癌物質是指可能會導致癌症的物質。致癌物質會引起 DNA 突變，間接引發癌症。因為很多東西都能引發 DNA 突變，所以誘發癌症的原因也非常的多。略舉如下：

①世界衛生組織將致癌物質分為四類（舉出二類）：

一類：對人體有明確致癌性的物質，如黃麴毒素、砒霜、石棉、六價鉻、二噁英、甲醛、酒精飲料、煙草、檳榔以及加工肉類。

二類 A：對人體致癌的可能性較高的物質。如丙烯酰胺、無機鉛化合物、氯黴素等。

二類 B：對人體致癌的可能性較低的物質。如氯仿、DDT、敵敵畏、萘衛生球、鎳金屬、硝基苯、柴油燃料、汽油等。

②細菌與病毒感染：肝癌，約有 70%是 B 型肝炎造成的，約有 1、2 成則是 C 型肝炎造成的。胃癌：感染幽門螺旋桿菌得胃癌的機率提高 3 倍。子宮頸癌：幾乎有 50%是由感染人乳頭瘤病毒（HPV）造成的。鼻咽癌：EB 病毒的 DNA 幾乎 100%存在鼻咽癌的原發腫瘤與轉移的病灶內。埃及血吸蟲能導致膀胱癌。華支睪吸蟲和泰國肝吸血蟲能感染膽管，導致膽管癌和肝癌。

③美國《消費者報告》指出電腦斷層攝影（CT）釋放的輻射，每年可能導致 2.9 萬美國人罹患癌症。江守山醫師指出：胸部 X 光不僅無法有效篩檢出肺癌，甚至還可能是引發肺癌的幫凶。現今先進國家對於肺結核的檢查規定，已改成「咳嗽超過兩週以上」才要進行 X 光檢查，而不是每一年常規使用胸部 X 光來篩檢。澳大利亞醫學研究人員表示，每年，有超過 400 例新增癌症病例是由於頻繁使用 CT 掃描所引發的，因此，建議：不要過分依賴 CT 掃描；但在確實需要使用時也不必心存顧慮。

④其他：在實驗和流行病學上，慢性炎症都是腫瘤發展的一個重要因素。慢性炎症可由病毒或細菌感染導致、自身免疫系統疾病和未知起源的炎性病症引起。

3.造十種業，是得癌助緣

佛法認爲善惡行爲，更關乎健康、疾病、長壽與短命。因爲造惡業，會助長貪瞋癡三毒火，繁衍出無盡的有害思想、行爲、悲劇，例如造惡業者通常喜歡大吃大喝、菸酒檳榔、性濫交、吸毒、作息不正常，最後導致健康受損而得癌短命。以下是，佛說，十種容易多病得癌、短命的業：

《業報差別經》說：「佛告首迦！一切眾生繫屬於業，依止於業，隨自業轉。以是因緣，有上中下差別不同；或有業能令眾生得短命報……或有業能令眾生得多病報……有十種業能令眾生得短命報：一者，自行殺生；二者，勸他令殺；三者，讚歎殺法；四者，見殺隨喜；五者，於惡憎所，欲令喪滅；六者，見怨滅已，心生歡喜；七者，壞他胎藏；八者，教人毀壞；九者，建立天寺，屠殺眾生；十者，教人戰鬥，互相殘害。以是十業得短命報。……復有十業能令眾生得多病報：一者，好喜打拍一切眾生；二者，勸他令打；三者，讚歎打法；四者，見打歡喜；五者，惱亂父母，令心憂惱；六者，惱亂賢聖；七者，見怨病苦，心大歡喜；八者，見怨病愈，心生不樂；九者，於怨病所，與非治藥；十者，宿食不消，而復更食。以是十業得多病報。

〔大意〕佛陀向首迦長者說：一切眾生，都被業綑綁，依存住在業力之中，隨著自己所造的善惡業，產生命運吉凶變化。由於這種原因，業報有上、中、下不同等級的差別；或有業能讓人得到「短命報」……或有業能讓人得到「多病報」。……

有十種業能使人得到「短命報」：第一自己親手殺害生命。第二勸人殺害生命。第三讚歎殺生方法。第四見人殺生，隨順歡喜。第五自己討厭的，便要令其滅亡。第六見怨敵死亡，心生歡喜。第七

自己殺死胎兒生命。第八教人墮胎。第九殺生祭拜，鬼神祈福。第十鼓吹戰爭，使人互相殘殺。造了以上十種業，所以得到短命的果報。……

又有十種業能使人得「多病報」：第一喜歡拍打眾生，如看見蚊蟲、螞蟻就打死牠。第二叫別人拍打眾生。第三讚歎拍打眾生，打得好，打得妙。第四見人拍打眾生心生歡喜。第五忤逆不孝父母，使父母憂愁苦惱。第六惱亂賢人聖者。第七見怨家病苦，心生歡喜。第八見怨家病癒，就不開心。第九冤家生病，送給他不對症的藥，害他病情加重。第十吃飽尚未消化，又吃更多食物。由這十種業，而招感多病苦的果報。

4.非人作祟，是得癌助緣

外靈干擾，又稱爲卡陰、沖煞、附身或著魔。天主教會 2014 年報告，美國這幾年「驅魔」的需求量倍增。台灣處理卡陰的宮廟、神壇眾多並且業務興隆，這也證明非人作祟的案例確實很多。

爲什麼科技愈發達，外靈干擾現象愈普遍？佛說，因爲人們沉迷欲樂、心行不正、道德敗壞，所以容易被卡陰、附身、奪走精魂，導致怪病、橫死的案例激增。由於鬼魂喜愛酒肉、淫慾與娛樂，當人涉足夜店、酒吧、聲色場所，慾念浮動、體力耗盡之時，便容易吸引鬼魂跟隨、附身，如佛在《起世經》說：「他方世界無量非人①，來為此間一切人民作諸疫病。何以故，以其放逸行非法②故，彼諸非人奪其精魂③，與其惡觸④。令心悶亂，其中多有薄福之人，因病命終。」在《藥師經》說：「畋獵嬉戲，耽淫嗜酒，放逸無度，橫為非人奪其精氣。」在《大集經》：說「娑婆世界。彼土眾生壽命短促，多諸惡病。智慧善根福德善行，皆悉薄少……貪著財物心不清淨。多懷嫉妬，無有慚愧，樂行十惡。是諸眾生或有雜行。捨是身已，即於其國作大惡鬼。……是諸惡鬼常伺眾生，初生長大能斷其命。是故其土眾生短壽。」

〔註解〕①非人：夜叉、羅刹、惡鬼、精怪，魑魅等害人的鬼怪。②放逸行非法：放縱自己，不守規矩。③精魂：精氣、魂魄乃生命精華，如佛在《長阿含經》：說「一切男子女人初始生時，皆有鬼神隨逐擁護，若其死時，彼守護鬼攝其精氣，其人則死。」④惡觸：鬼魂惡意衝撞人體。

Ⓐ外靈干擾的原因很多，以下因素也是：

◎靠近鬼魂出沒處：陰魂到處都有，山林、河邊、醫院、墳墓、陰暗處，都是鬼魂聚集較多之處。下午三點以後鬼神出沒更多，如佛在《大樓炭經》說：「街巷市里，一切屠殺處塚間，皆有非人，無空缺處。」

◎體弱生病：身體虛弱者，生病之時，身體防禦力弱，所以容易卡陰。

◎祖先騷擾：過世尚未投胎的祖先或親人，對在世的親人不滿或有所求，就會跟隨身邊騷擾引起注意，如佛在《地藏經》說：「命終人未得受生……念念之間望諸骨肉眷屬與造福力救拔。」

◎嬰靈跟隨：墮胎或流產，未出生的嬰靈，跟隨或騷擾父母或親人。

◎嚮往靈通，迷信鬼神：嚮往神通、靈通，就會產生一種招攝力，招引外靈入侵，這跟玩碟仙的情況一樣。若大小事情都向鬼神請教，就會讓鬼神有機可乘。自由時報報導：據推估，國內逾二萬三千人擁有通靈能力……醫師及專家提醒……過度嚮往神通，小心在開啓第三眼之後，被鬼利用……被騙財騙色、惹禍上身。

◎符咒邪靈：符咒法術能役使鬼魂、邪靈去做某些事。例如色情歡場，使用淫符，使客人流連歡場，無法自拔。如嘉興大藏經，東國僧尼錄說：「無垢光比丘持缽，遇婬女咒術，因共行欲。」

Ⓑ非人作祟，症狀多樣，輕重程度差異大

1.不明原因的慵懶、倦怠、頭暈、發眩、精神無法集中、類似感冒症狀！睡眠品質不佳、容易做惡夢、被壓床、情緒低落！嚴重者晚上無法睡覺。檢查不出病因，吃藥無法改善。例如，我曾經被卡陰，發高燒 40 度，打針吃藥一星期都無法退燒！如佛在《玉耶經》說：「令現在身不得安寧，數為惡鬼眾毒所病，臥起不安惡夢驚怖。」

2.惡鬼附身，意識被鬼魂控制，產生幻聽、幻覺。甚至肢體、語言具攻擊性，如佛在《添品妙法蓮華經》說：「濁劫惡世中，多有諸恐怖，惡鬼入其身，罵詈毀辱我。」

3.鬼神干擾意識，令人進入幻境跳樓自殺或殺人。媒體報導 42 天連 3 起「被魔神仔牽走」案件，如「阿嬤倒草叢，失控狂笑：祂帶我來玩，員警全嚇傻」，如佛在《法句譬喻經》說：「經歷深山為惡鬼所迷不能得出，糧食乏盡窮頓困厄遂皆餓死。」

4.嚴重的卡陰，常會形成精神官能症狀，如憂鬱症、燥鬱症、恐懼症、被害妄想症、精神分裂症、幻想症等。

5.外靈干擾會導致失眠、氣血循環不良、毒素積累，免疫力下降、百病叢生，時間拖久最終會演變成癌症。

【醫師意見】

1.耕莘精神科醫師楊聰財指出，臨床上因幻聽或幻覺來求助者，十位有八位都說自己被「煞」到，其中有人沉迷於鬼怪事物，弄到走火入魔。2013-08-24 自由時報。

2.謝麗貞醫師在《第三類醫療》書中說：這類的病症通常包含

有兩部分：（1）精神及情緒上的視聽幻覺、驚恐不安、心神渙散、自殘傷害、甚至是肢體或語言上的暴力；（2）身體實質上組織器官功能作用的損害或病痛，最常見的是食慾減退、消瘦無力、頭痛失眠、胸悶浮躁、或呼吸困難等等。

3.日本專門給醫療人員交流的網站「m3.com」進行「在醫院是否看過幽靈？」的調查，結果有半數醫護人員承認看過「阿飄」。

（三）前世業

「前世業」又稱宿業、先世業。前世業就是前世身口意所做的行爲。佛說，包括得癌在內的人生命運，都是「前世因，今生緣」所導致。因此宿業，在得癌的因緣中，占據重要地位，如佛說在《大寶積經》說：「知是宿業……今受此果報。」在《出曜經》說：「知病之所因……人出胞胎由前世因緣，多病、少病、形貌好醜。」前世業與癌症及人生命運，說明如下：

1.得癌是「前世因，今生緣」

佛說，得癌是「前世因，今生緣」。「前世因」指前世所造的善惡諸業，「今生緣」指「共業和自業」如前面所說。換句話說，癌症生起的因緣由「共業、自業、前世業」共構而成。人爲什麼會得癌？因爲，前世造惡業，尤其是殺生業爲因，加上今生的共業（環境污染）與自業（接觸致癌物質）作助緣，導致得癌結果，如佛在《持世經》說：「從先世業因①起，今世緣②故。」在《中阿含經》說：「何因何緣男子女人多有疾病？若有男子女人觸嬈眾生。彼或以手拳，或以木石，或以刀杖觸嬈眾生③，彼受此業。作具足已，身壞命終，必至惡處，生地獄中。來生人間，多有疾病。」

〔註解〕①先世業因：同前世因。②今世緣：今生的自業（自己身語意活動）與共業（環境因素），即是今生緣。③以刀杖觸嬈眾生：用刀棍傷害或騷擾眾生。

綜合以上所說，癌症是「共業、自業、前世業」交織作用下的疾病。也就是說，前世造殺業（前世業），業產生巨大的作用力，促使我們投胎在這濁惡世界，並生活在污染的身心環境中（共業），被迫過著不良生活方式，而長期接觸致癌因子（自業），導致體內累積大量毒素，最後才形成癌症，如佛在《起世經》說：「然於其中①，更有別業②，受極重苦。痛惱逼迫，楚毒難堪。乃至先世③，或於人身④，或非人身⑤，所起所造。」在《根本說一切有部毘奈耶⑥》說：「假令經百劫⑦，所作業不亡，因緣會遇時，果報還自受……不思議業力，雖遠必相牽，果報成熟時，求避終難脫。」

〔註解〕①然於其中：指共業。②更有別業：指自業。③先世：指前世業。④人身：指人為問題。⑤非人身：指鬼魅作祟。⑥根本說一切有部毘奈耶：南傳大藏經，唐代高僧義淨譯。⑦劫：世界成住壞空的周期，代表極長的時間單位。

2.命運是「前世因，今生緣」

「命」是前世累積的善惡業因，好比之前種子種在土壤裡，現在時間到了就成長結果。「運」是今生幫助種子生長的助緣，好比陽光、水分、養分能幫助種子成長結果。如佛在《三世因果經》說：「欲知前世因，今生受者是；欲知來世果，今生作者是。」在《無量壽經》說：「善惡報應，禍福相承。身自當之，無誰代者。數之自然，應期所行①，殃咎追命，無得縱捨。」

〔註解〕①數之自然，應期所行：「數」爲定數。前世造的善惡業因有一定數量，今生受的果報也有一個定數，因此命運皆有定數。「數之自然，應期所行」世人稱爲「命運」。因凡夫以分別心造業，造業的時空環境、心態、猛利程度、持續時間，積集數量等成爲業因種子。業因種子，加上外緣配合，在特定時間裡自然產生一定程度的吉凶禍福。好像稻米生長，可以根據節氣，推算出採收的時間和數量，雖然氣候變化無常，但是離不開這個框框，這就是自然的規律，故稱爲「數之自然，應期所行」。

古人說「萬般皆是命，半點不由人」。但佛說，多數的命運都能改，只有少數的命運不能改。因爲如此，我們才有學佛修道的必要。因爲修道，一定會受大苦報的極重罪業可轉輕受。不一定受苦報的業，可以不受報，如佛在《大般涅槃經》說：「一切眾生不定業①多，決定業②少。以是義故有修習道③，修習道故決定重業可使輕受。不定之業，非生報受④。」

〔註解〕①不定業：不一定受報的業。②決定業：同定業。一定受報的業。③修習道：修行佛道。④非生報受：

一定受報的「定業」：例如今生我們會投生在那一道，那個世界、家庭、男或女、多病或少病、健全或殘障、美貌或醜陋、遺傳基因……等等，這些在胎兒時期果報就已經決定了。如佛在《胞胎經》說：「假使前世有惡罪行諸殃來現……如其本宿所種諸惡自然得之，或復為盲、聾、瘖瘂①、患癡，身生瘢瘡，生無眼目，口不能言，諸門隔閉②，跛蹇禿瘻③，本自所作，自然得之。」在《業報差別經》說：「或有業能令眾生得短命報；或有業能令眾生得長命報。或有業能令眾生得多病報；或有業能令眾生得少病報。或有業能令眾生得醜陋報；或有業能令眾生得端正報。」

〔註解〕①瘖瘂：口不能言。②諸門隔閉：如天生無陰道或無子宮的女人。③跛蹇禿瘻：跛蹇，指腿或腳殘疾、缺陷，走路一瘸一拐。禿瘻，頭長瘡無髮。

天生遺傳癌症基因：大約一成的癌症病患，屬於家族性癌症或遺傳性癌症。遺傳性癌症雖然是小族群，但具有高罹癌風險，若家族裡面有癌症史就要特別小心。例如，乳癌與遺傳基因的關聯性高，若母親有乳癌，所生女兒罹患乳癌的機率爲一般人的二至三倍。葉名焮醫師說，PALB2 基因變異與罹患乳癌、卵巢癌和胰臟癌風險提高有關。

學佛能改造命運：例如我的命運。我八字籤詩曰：「XXXX 根基弱……稚中貴人災厄多，初運凶險能得過……」。「根基弱」指我天生體弱多病。「初運凶險」指我 16 歲在大甲溪游泳被非人附身、奪走精氣。至於「凶險能得過？」如果當年我沒有學佛修道，肯定無法越過這災厄而死亡。

三、業起於心

（一）心，為業主，心為法本！

佛說，一切疾病、人生命運，全都是「身口意」三業造成的。由於「心」的主導身體和嘴巴才會造業，所以心是業的主人。例如一個人心念汙穢，破壞一處環境，眾人心念汙穢，破壞整個地球環境，心念汙穢才是破壞環境元兇。如佛在《正法念處經》說：「惡皆從作得，因心①故有作，由心故作惡，由心有果報，一切皆心作，一切皆因心……無始生死來，皆因緣而生。」在《華嚴經》說「諸業心為本」。

佛又說，心先起惡念，才有言語，付諸行動，從事殺盜淫惡業。因爲心是一切法的根本，心的地位最高，一切由心主使。假使心裡想幹壞事，便能馬上行動，苦果也隨之而來。如牛車跟隨拉車的牛走，牛比喻我們的心，牛車比喻我們的身體和嘴巴，如佛在《增壹阿含經》說：「先意念，然後口發，口已發，便身行殺、盜、淫。……心為法本①，心尊心使。心之念惡，即行即施，於彼受苦，輪轢于轍。」

〔註解〕①心：心又稱心王，爲阿賴耶識之別名。心就是覺識。心有積集、集起二義。心集諸法種子又生起諸法者，故名曰心。心有「自性」非因緣生，故不生滅。如佛在《大般涅槃經》說：「皆是自性不從因緣」。②心爲法本：萬物不離心，故說心爲法本。法，指宇宙萬有。

罹癌是因爲心生了貪瞋痴心病，才會迷惑造業，導致環境污染、社會亂象，身心被污染，最後才得癌。譬如槍擊案，一個人被子彈打死，殺人元凶不槍彈或人體，而是歹徒的惡心。癌症的元凶也一樣，不是致癌物質，而是創造致癌物質及接觸致癌物質的「惡心」。

（二）一切衆生，都有「心病」

佛說，一切凡夫眾生與生俱來，都有貪瞋痴慢的心病。心病爲因，身體才會生病，如佛在《大般涅槃經》說：「一切眾生有四毒箭②則為病因，何等為四：貪欲、瞋恚、愚癡、憍慢③。若有病因則有病生。」

〔註解〕①有情：眾生。一切有心識、感情之生命體。②四毒箭：貪瞋痴慢，比喻爲毒箭。③憍慢：傲慢。

「心」是心意識的總稱。心是萬法之王，心又稱心王。心王，統攝五十一心所，及八識：一眼識、二耳識、三鼻識、四舌識、五身識、六意識、七末那識、八阿賴耶識。五十一心所的煩惱心、隨煩惱心，統統稱爲心病。心病，一般以貪瞋癡作代表。五十一心所，說明如下：

1.遍行心所五：觸、作意、受、想、思。
2.別境心所五：欲、勝解、念、定、慧。
3.善心所十一：信、慚、愧、無貪、無瞋、無痴、勤、輕安、不放逸、行捨、不害。
4.煩惱心所六：貪、瞋、痴、慢、疑、邪見——此爲根本煩惱。
5.隨煩惱心所二十：
（1）小隨煩惱十種：忿、恨、覆、惱、嫉、慳、誑、諂、害、憍。
（2）中隨煩惱二種：無慚、無愧。
（3）大隨煩惱八種：掉舉、昏沉、不信、懈怠、放逸、失念、散亂、不正知。
6.不定心所四：悔、眠、尋、伺。

（三）心病「貪瞋癡」，是癌症的病因

佛說，癌症與一切疾病的眞實病因，是「心病」貪瞋痴。因爲人有貪瞋痴心病，才會迷惑，貪求五欲六塵造作諸惡（危害身體）

業，最後才會得癌症，如佛在《大乘菩薩藏正法經》：「有情①具三大病②：謂貪大病、瞋大病、痴大病。」在《大乘本生心地觀經》說：「貪③瞋④癡⑤三名為心病。」在《法句經》說：「惡生於心，還自壞形，如鐵生垢，反食其身。」在《大集會正法經》說：「貪為病最大，惱害於世間，由此病為因，而生諸過失。瞋病如大火，焚燒寂靜心……。癡病大可怖，覆沒智慧心……由此三種病，展轉諸病生。」

〔註解〕①有情：眾生的別名。一切有心識、感情之生命體。②三大病：貪瞋癡爲根本煩惱，危害身心最嚴重，故稱三大病。③貪：貪欲。看到喜歡的就想擁有、無休止地求取。④瞋：瞋恚。對不喜歡（違逆）的產生憤怒、毀滅、惡意、殺害等惡意情緒。⑤痴：愚痴。搞不清楚狀況、愚昧無知妄行。

佛法把導致癌症的一切外在因素，統稱爲「方便因」或「助緣」：例如接觸致癌物質、熬夜晚睡、缺乏運動、吃燒烤食物、抽菸、酗酒、嚼檳榔、電磁波……等都屬「方便因」。所謂「方便因」就是讓人方便了解的原因。譬如醫師開立死亡證明書，死因是某癌症。但是從本質上來說，人會死，是因爲「出生」，有生必死，即使不罹癌也會死，因此死亡證明書，僅是死亡的「方便因」非「眞實因」。

以下舉一段佛經，說明癌症的成因：

佛在《菩薩善戒經》說：「知病因①……求十二部經②，為知因果……復有二因，一者真實因③、二者方便因④。真實因者所謂種子⑤。方便因者如餘外緣⑥。方便因者有四種緣⑦。一者因緣⑧。二者次第緣⑨。三者緣緣⑩。四者增上緣⑪。」

〔大意〕了解佛經，才能了解疾病（生老病死憂悲惱苦）的因果關係。疾病的原因有兩種，第一種叫「眞實因」，第二種叫「方便因」又稱「助緣」。貪瞋癡三毒才是一切疾病的「眞實因」，接觸「致癌物質」和「不良環境因素」，稱爲「方便因」把這兩種因加在一起，人才會得癌。換個角度來看，一切凡夫，都會生病，至於生甚麼病，由接觸的助緣（方便因）所決定。

〔註解〕①病因：發生疾病的原因。②十二部經：一切佛經。佛經有十二種分類。③眞實因：眞正的病因。④方便因：讓人方便了解的病因，又稱助緣。⑤眞實因者所謂種子：「眞實病因」就像種子一樣會發育成一棵大樹，如佛在《過去現在因果經》說：「貪欲瞋恚，及以愚癡，皆悉緣我根本而生。又此三毒，是諸苦因；猶如種子能生於芽，眾生以是輪迴三有。」在《大寶積經》說：「貪結能爲諸有種子，生死蔓莚連持不絕。」⑥方便因者如餘外緣：「方便因」就像外在助緣：如陽光、空氣、水能幫助種子成長爲大樹。⑦四種緣：四種緣，爲諸法生起的外在助緣。⑧因緣：主要的緣。比如，愛吃燒烤油炸，是罹患大腸癌的主要助緣。⑨次第緣：前後關聯的緣。比如，吃燒烤油炸裡頭，含有多種致癌物質。⑩緣緣：主緣產生的間接緣。比如，愛吃燒烤油炸食物之人往往喜歡抽菸、喝酒、熬夜。⑪增上緣：增上的意思是幫助。再加上少吃蔬菜水果、缺乏運動於是年紀輕輕就罹患大腸癌。

以上簡單說，癌症起因於人類的欲望和無知（心，或心理因素）；從而創造污染環境與不良生活型態，作繭自縛，被致癌因素團團包圍（世界，或社會因素）；人體細胞接觸致癌因素，經多年、多次的變異與發展，逐漸演化爲眞正的癌細胞（身，或生理因素）。

（四）「貪瞋癡」產生的後果

1.心被染著，難以自拔

貪瞋癡生起時，身心便對欲望產生依賴性，身心好像被鉤子勾住，被繩索綑綁而難以自拔。不管是手機、電視、美食、菸酒人們就是停不下來，如同染上毒癮般，明明知道不好，卻仍然持續進行，導致帶來各種不良後果，如佛在《長阿含經》說：「心生染著，愛好不捨離，欲捨不能去，如象為鉤制。」在《長阿含經》說：「為五欲所染，愛著堅固，不見過失，不知出要，彼為五欲之所繫縛。」在《金光明經》說：「心常依止，六根境界，隨行色聲，香味觸法，心處六塵，如鳥投網。」〔實例 1〕23 歲壯男電玩打到死--蘋果日報。〔實例 2〕熬夜打電玩 22 歲男床上暴斃——自由時報。

2.盲目、愚痴、心行顛倒

因爲貪瞋癡而迷惑在欲望中。欲望如同污垢，能遮蔽眾生的心智，使人盲目、變壞、行爲顚倒，導致成爲一切恐怖與痛苦的原因。例如：愛情使人盲目。利慾薰心掩沒良心。貪愛美食病從口入。如佛在《四十二章經》說：「使人愚蔽者，愛與欲也。」在《方廣大莊嚴經》說：「染著五欲……五欲昏冥，能令失念，常為可怖，諸苦之因。」在《妙法蓮華經》說：「深著於五欲……以貪愛自蔽，盲瞑無所見。」

3.毒害「身、心、世界」

貪瞋癡是全宇宙中最致命的毒藥。它們不僅毒害自己，也毒害整個世界。現代人從早到晚不停的接觸欲望，就好像在貪嗔癡的火

種上，不斷的添加乾柴，引發猛烈的三毒火，火勢越大，造的惡業就越多，危害也就越大。這三毒火就是全宇宙最致命的毒藥，如佛在《菩薩本緣經》說：「譬如大火投之乾薪，其炎轉更倍常增多。」在《寶雲經》：「心如火種①，然三有薪②。」在《正法念處經》說：「愛火燒，五欲薪③。」在《雜阿含經》：「何等為三？謂貪欲火④、瞋恚火⑤、愚癡火⑥。所以者何？若貪火不斷不滅者，自害害他，自他俱害，現法得罪⑦，後世得罪，現法後世得罪，緣彼而生心法憂苦。恚火、癡火亦復如是。……貪欲瞋恚痴，世間之三毒。」在《大莊嚴經》：「假使以彼三千界⑧，其中盡成於猛毒……諸毒豈復過三毒⑨。」

〔註解〕①火種：引發貪瞋癡火的種子。②然三有薪：比喻乾柴燃燒產生能量，推動三界六道之生死輪迴。③五欲薪：財色名食睡與色聲香味觸統稱五欲。五欲被喻爲乾柴。④貪欲火：看到喜歡的，貪欲的火在心中燃燒。⑤瞋恚火：看到違逆的，瞋恨的火在心中燃燒。⑥愚癡火：盲目無知，愚痴的火在心中燃燒。⑦現法得罪：當下、今生受苦受難。⑧三千界：三千大千世界。一尊佛所教化的領域。有人說一個三千大千世界相當於一個銀河系，也有人說相當於十億個銀河系。⑨諸毒豈復過三毒：貪瞋癡是全宇宙最致命的毒藥。

貪瞋痴三毒火，焚燒身心

（1）貪欲的火：例如，迷戀愛人聲色，慾火中燒，坐立不安。〔實例 1〕一位癌友得意的對我說：「和信醫院的醫師告訴我，我的癌症是二期的可以活很久。我有 2 億現金，我要好好玩女人！」結果不到半年他便癌症惡化死亡。〔實例 2〕中國古代皇帝，好色淫亂，導致平均壽命僅 39 歲。

（2）瞋恨的火：常發脾氣的人，容易生病早死，因爲怒火會讓神經系統、內分泌系統、免疫系統發生紊亂而百病叢生。〔實例 1〕得癌後妻子跟他離婚，他滿懷怒火，結果很快就死了。

（3）愚痴的火：無知會奪命。〔實例 1〕抽菸、酗酒、吸毒每年在全球奪走千萬條生命。〔實例 2〕中國荊州的馬先生，陪朋友到醫院檢查，沒任何不適的馬先生也請醫生檢查，沒想到卻查出自己罹患肝癌，馬先生知道得癌後，驚慌過度三天即死亡！

◎醫師見證

✽許瑞云醫師說：「貪」念使人緊綳……當我們追逐的欲望愈大，想要抓緊的力道就愈強，身體也就跟著愈緊綳。「瞋」……瞋念就容易讓人「火大」，帶來身體的疼痛或發炎症狀。「痴」念……常處於懊惱、後悔或煩惱不安中，使身體能量卡住，造成種種疾病。

✽北京中醫藥大學郝萬山教授，50 年從醫經驗總結「不生氣，就不生病」只要把控好情緒，我們就可以，少得病，晚得病，不得大病。心靜則身安，身安則體健，心安體健則百病少生。

4.增長三障，處處是障礙

貪嗔癡造身語意業，會助長三障「煩惱障、業障、報障」。「煩惱障」不由自主的貪瞋癡煩惱，促使人們不斷的造作惡業的因種（好像癮發作），導致招來「業障」和「報障」的苦果。所謂「業障」即疾病、貧窮、人生困境、修行障礙都屬業障。所謂「報障」即投胎出生的業道、身體與居住環境都屬報障。

如佛在《地藏十輪經》說：「因貪欲故，造身語意諸惡業障①、諸煩惱障②。」在《佛名經》說：「三障者：一曰煩惱障。二名為業障。三是果報障③。此三種法更相由籍④。因煩惱故所以起惡業，惡業因緣故得苦果。」在《大般涅槃經》說：「**煩惱障者**：貪欲、瞋

恚、愚癡、忿怒、纏蓋⑤、焦惱⑥、嫉妬、慳悋⑦、奸詐、諛諂、無慚⑧、無愧⑨、慢慢慢⑩、不如慢⑪、增上慢⑫、我慢⑬、邪慢⑭、憍慢⑮。放逸⑯、貢高⑰、懟恨⑱、諍訟、邪命⑲、諂媚。詐現異相⑳、以利求利，惡求多求。無有恭敬，不隨教誨。親近惡友，貪利無厭，纏縛難解。欲於惡欲，貪於惡貪。身見㉑、有見㉒及以無見㉓。頻申憙睡欠呿不樂㉔。貪嗜飲食其心甍瞢㉕。心緣異想㉖，不善思惟。身口多惡，好憙多語。諸根闇鈍㉗，發言多虛。常為欲覺、恚覺、害覺㉘之所覆蓋，是名煩惱障。**業障者**：五無間罪、重惡之病。**報障者**：生在地獄、畜生、餓鬼。誹謗正法㉙及一闡提㉚。是名報障。如是三障名為大病。而諸菩薩……給施一切疾病醫藥……令諸眾生永斷如是三障重病。」

〔註解〕①惡業障：同業障。造惡業導致的災殃，例如人生困境、得癌、生重病、做事不順遂。②煩惱障：過去的貪嗔癡煩惱惑，產生現在及未來的煩惱惑，心不由己的煩惱惑，造下無盡惡業。③果報障：同報障。例如出生在濁惡環境、形象醜陋或身體多病。④更相由籍：互相影響，互爲因果。⑤纏蓋：被煩惱圍繞、覆蓋。⑥焦惱：著急煩躁。⑦慳悋：吝嗇小氣。⑧無慚：做壞事不感羞恥。⑨無愧：爲惡無所顧忌，亦不覺愧對他人。⑩慢慢慢：「心對自己的執取」稱慢。勝人而驕傲，稱「慢過慢」。⑪不如慢：比別人強卻自認爲比別人差，稱不如慢。⑫增上慢：未證道，卻自以爲證道。⑬我慢：於五蘊身心，執著我、我所，恃我而起慢。內執有我，則一切人皆不如我；外執我所，我所有的皆比他人所有的高上。⑭邪慢：自己無德卻自認爲有德。⑮憍慢：對他人心存高傲與自滿。自視爲高強，謂他人爲低劣。⑯放逸：放縱自己欲望。於諸善法心不樂修，於諸惡法心無防護。⑰貢高：自以爲高人一等。⑱懟恨：怨恨。⑲邪命：用不正當方法賺錢養活自己。⑳詐現異相：譬如爲博取利養，以鬼神的法術來誘惑無知。㉑身見：執著於身體。用一生心力爭奪財富維護這身體。㉒有見：執著於有的邪見。妄執世間萬物皆有恆常不變的實體。㉓無見：執著於空之邪見。或撥無因果，無所畏懼、不守規矩，恣情縱欲。㉔頻申憙睡欠呿不樂：昏沉嗜睡、打哈欠、不快樂。㉕其心瞢瞢：心裡糊里糊塗，不明事理。㉖心緣異想：胡思亂想。㉗諸根闇鈍：感官愚昧遲鈍。㉘欲覺、恚覺、害覺：三種障礙禪定之惡覺。欲覺，對世間可貪之事思量而起欲心。恚覺，對世間怨憎之事思量而起瞋心。害覺，生起惱害他人之念。㉙正法：佛陀所說之教法。㉚一闡提：指斷絕一切善根，極難成佛之眾生。

5.加足馬力，奔向輪迴

一切眾生，因爲貪瞋癡而造無量惡業。不僅使今生的生老病死憂悲惱苦，如火焚燒。而且還加足馬力的奔向來世的輪迴，遭受大苦無法解脫，如佛在《大集經》說：「三界所有一切眾生①，皆為貪欲、瞋恚、愚痴三毒猛火焚燒熾然，生老病死憂悲苦惱皆亦熾然，不得解脫。」在《大般涅槃經》說：「往昔已來輪轉生死，情色所醉②貪嗜五欲。」在《隨轉宣說諸法經》說：「一切眾生，從無始劫來妄想顛倒。貪瞋癡三為因，造殺盜婬業無量無邊。墮落諸趣輪迴生死，受大苦惱無有休息。」在《正法念處經》說：「愚癡凡夫為愛燒，猶如大火焚乾薪，是愛初染難覺知，得報如火自燒滅。若欲常樂心安隱，應捨愛結③離諸著，如魚吞鉤命不久，愛結縛人亦如是。」

〔註解〕①三界所有一切眾生：三界一切眾生，包括神仙、阿修羅、人、動物、鬼道、地獄等六道眾生。②情色所醉：被情愛、美色所迷惑，導致神智不清。③愛結：煩惱、心病之異名。

（五）「貪瞋癡」的根源，是「我執」和「無明」

人爲什麼有貪瞋痴心病呢？貪瞋痴產生的來源是「我執」。爲什麼有「我執」呢？因爲眾生天生「無明」導致有我執。「無明」就是無知、沒有智慧。「我執」就是對四相「我相、人相、眾生相、壽命相」的執著。「我相」對自我的執著，於是生起〈我愛、我見、我慢〉。〈我愛〉愛自己勝過一切，自私自利，不管他人死活。談戀愛時說我愛你，其實是基於愛自己。〈我見〉固執己見，覺得自己的見解是正確的，別人都是錯的。〈我慢〉自以爲高人一等，比別人優秀。二「人相」人與人之間，因國家、種族、黨派之不同而產生界限和對立，遇到切身利害時就起爭執、衝突、戰爭。三「眾生相」人自以爲是萬物之靈，認爲其他動物都是爲人類生存而存在，因而不懂得平等對待，甚至任意殺害。四「壽命相」對自己的生命非常珍愛執著，希望永遠活著，爲了活下去可以犧牲一切。以上就是眾生「我執」表現的四種形式。而「我執」來自於無明，所以說生老病死苦的根源是無明。

如佛在《過去現在因果經》說：「貪欲、瞋恚，及以愚癡，皆悉緣我根本而生①。又此三毒，是諸苦因；猶如種子能生於芽，眾生以是輪迴三有②。」在《圓覺經》說：「若此覺心本性清淨③，因何染污？……一切眾生從無始來妄想執有我、人、眾生及與壽命④。認四顛倒為實我體⑤由此便生憎愛二境，於虛妄體，重執虛妄。二妄相依，生妄業道。有妄業故妄見流轉⑥。厭流轉者妄見涅槃。由此不能入清淨覺。非覺違拒諸能入者。有諸能入非覺入故。是故。動念及與息念皆歸迷悶。何以故？由有無始本起無明⑦為己主宰。一切眾生生無慧目⑧，身心等性，皆是無明。」在《華嚴經》說：「凡夫無智，執著於我。」在《佛名經》說：「從無始已來至于今日，積聚無明障蔽心目，隨煩惱性造三世罪業。或耽染愛著起於貪欲煩惱，或瞋恚忿怒懷害煩惱。」

〔註解〕①我根本而生：貪瞋癡三毒產生的根本是我執。②輪迴三有：輪迴於三界欲界、色界、無色界。三有同三界。③覺心本性清淨：眾生的覺知心，其本性清淨無染。④妄想執有我、人、眾生及與壽命：指妄想執有「四相」我相、人相、眾生相、壽命相。這「四相」統稱我執。⑤認四顛倒為實我體：四顛倒，為四相。四相乃緣起之短暫現象，我們卻誤以為是真實、永恆存在。⑥妄見流轉：生死輪迴猶如作夢般虛妄。永嘉大師〈證道歌〉說：夢中明明有六趣，覺後空空無大千。⑦無明：無知、無智。不知身心世界之真相。⑧生無慧目：天生沒有智慧眼。

四、生在「穢土」必有濁惡之「身、心、世界」

我們凡夫所居的世界稱為「穢土」。「穢土」世界裡的眾生，「身、心、世界」非常糟糕，隱藏著難以克服的問題。說明如下：

（一）「身」為苦本

佛說，我們的身體，由固體、液體、氣體、能量等四大組成。這種身體變化無常，會產生各種傷病，最後一定會死亡。故身體是一切痛苦的根本，若不再投胎受身，眾苦悉除。如佛在《華嚴經》說：「一切眾生因四大種①和合為身，從四大身能生四病。所謂：身病、心病、客病及俱有病。言身病者，風黃、痰熱而為其主；言心病者，顛狂心亂而為其主；言客病者，刀杖所傷、動作過勞以為其主；俱有病者，飢渴、寒熱、苦樂、憂喜而為其主。其餘品類展轉相因，能令眾生受身心苦。」在《心地觀經》說：「身為苦本，餘苦為枝葉②，若能斷苦本，眾苦悉皆除。」在《維摩詰經》說：「是身不實，四大為家……是身無定，為要當死。」

〔註解〕①四大種：四大是地水火風，因能生一切物質，所以叫做種。②餘苦爲枝葉：其他的苦都從是身苦衍生出來。

（二）「心」是病因

凡夫的心，被無明覆蓋，生起虛妄心，虛妄心貪愛眼前快樂，不斷地驅使身體追逐欲樂，導致有害身心的物質累積足夠了，就會引起包括癌症在內的一切疾病，如佛在《在入楞伽經》說：「諸凡夫等，無明①所覆障；虛妄心②分別，而不能覺知③。」在《正法念處經》說：「唯貪現在樂，作惡初雖甜，後則如火毒……惡皆從作得，因心故有作，由心故作惡，由心有果報，一切皆心作，一切皆因心……無始生死來，皆因緣而生。」

〔註解〕①無明：無知、無智、黑暗。②虛妄心：被煩惱垢污的心，稱爲虛妄心或妄心。③不能覺知：無法覺察身心世界之眞相。

（三）「世界」濁惡

我們居住的世界稱爲五濁惡世。所謂五濁：

1.劫濁：這個時代，人心汙穢，世界充滿各種災難：如疾病、瘟疫、戰爭、飢荒、環境污染。如佛在《法華經》說：「劫濁亂時，眾生垢重①，慳貪嫉妬，成就諸不善根②故。」在《大寶積經》說：「觀劫濁眾生，惡法嬈魔使③。」在《文殊師利問經》說：「云何劫濁？三災④起時更相殺害，眾生飢饉種種疾病，此謂劫濁。」

〔註解〕①垢重：貪瞋癡的心垢，特別厚重。②不善根：慳貪嫉妬不善之心，猶如樹根不斷延伸擴展。③嬈魔使：魔有嫵媚及勾引人心的魅力，被吸後便受魔所控制使喚。④三災：饑饉災（饑餓大量死亡）、疾疫災（癌症、愛滋病、新冠肺炎等流行惡病）、刀兵災（戰爭）。如《菩薩地持經》說：「若飢饉劫起，疾病劫起，刀兵劫起是名劫濁。」

2.見濁：世間有五惡見，故稱見濁，（1）身見：執著身體是我，故盡一生力量維護這身體。（2）邊見：極端的偏見。二種邊見，一認爲人死如燈滅叫斷見；二認爲人死再投胎還是人叫常見。（3）邪見：認爲作惡沒有惡報，行善也沒有好處，這是大邪見。（4）見取見：把錯誤的見解當作眞理來信仰。（5）戒禁取見：遵守奇怪的戒律規矩，以爲能解脫生死。如佛在《菩薩地持經》說：「若於今世，法壞法沒，像法漸起邪法轉生，是名見濁。」在《文殊師利問經》說：「云何見濁？邪見、戒取見、取常見、斷見、有見、無見、我見、眾生見。此謂見濁。」

3.煩惱濁：人心充滿貪瞋痴煩惱。或以刀槍行搶、或以電話網路詐騙、或以鬥爭、訴訟奪取、或造假欺騙，或施邪術，目的都爲了得到財色。如佛在《文殊師利問經》說：「云何煩惱濁？多貪多瞋多癡。此謂煩惱濁。」在《菩薩地持經》說：「若此眾生增非法貪：刀劍布施、器仗布施、諍訟鬪亂、諂誑妄語，攝受邪法，及餘惡不善法生，是名煩惱濁。」

4.眾生濁：不孝父母，不敬僧人，不敬長輩、不講道理，作惡不怕報應、不求智慧、不布施修福、不積功德、不守戒律等各種污濁眾生聚集在這世界。如佛在《文殊師利問經》說：「云何眾生濁？惡眾生、善眾生。下、中、上眾生。勝劣眾生。第一眾生，不第一

眾生，此謂眾生濁」在《菩薩地持經》說：「若諸眾生不識父母，不識沙門、婆羅門及宗族尊長，不修義理，不作所作。不畏今世後世惡業果報，不修慧施，不作功德，不修齋法，不持禁戒，是名眾生濁。」

5.命濁：壽命短暫，難以學佛修道。因為智慧、福報與禪定不是短時間就能修成。如佛在《文殊師利問經》說：「云何命濁？十歲眾生。二十、三十、四十、五十、六十、七十、八十、九十歲、百歲……有長短故，此謂命濁。」在《菩薩地持經》說：「謂今世短壽，人極壽百歲，是名命濁。」

五、科學和醫學，證實「癌由心生」

（一）科學發現，癌症是「人造」疾病

摘自 2010 年英國每日郵報

英國生命科學家羅薩莉．大衛教授和邁克爾．齊默爾曼教授，為了追蹤癌症的起因證據，考察了 3 千年前數百具木乃伊和研究古代醫學文獻發現：古代癌症非常罕見，隨著工業發達造成環境污染及生活方式改變，才導致人類大量罹癌。大衛教授說：「在工業化國家，癌症和心血管疾病是造成死亡的兩大主因。幾千年前龐大而豐富的古埃及數據，給現代社會一個明確的信息，癌症是「人造」的疾病。

以上如同佛法所說，污染身體之「共業」是得癌助緣。也就是人類共同製造環境汙染，導致全球癌症發病率急遽上升。其實「人

造」就是「心造」疾病，因心是人之主宰。如佛在《正法念處經》說：「一切眾生，共業①而行。隨所作業，隨業受報②。」

〔註解〕①共業：大家共同造作汙染的大環境。②隨所作業，隨業受報：接觸汙染環境，果報就是得癌。

（二）一萬名癌症病例，說明癌症是心病

德國專攻癌症的 RykeGeerdHamer 醫師，1979 年他兒子遇害，夫婦兩人極度悲傷不久兩人同時得了癌症。這件事使得 RykeGeerdHamer 懷疑，癌症的發生是否和情緒有關？為了找出證據，他研究了一萬名癌症病例，發現病人在發病前的三到六個月都曾經歷過一些重大的人生變故，無論是親人過世，與摯愛的子女、伴侶交惡，或其它天災人禍等。於是，他推斷當人處於衝突、憤怒、哀傷等「負面情緒」，卻得不到適當抒發時，將會演變成癌細胞。

美國艾伯特・愛因斯坦醫學院進行過一項調查，他們研究了院內留醫的兒童血癌（白血病）患者的背景，發現 33 人之中，有 31 個被驗出患癌之前兩年之內，曾經遭遇過重大的情緒打擊（例如父母去世、被虐待等）。因此有人說癌症是因為人生受了打擊，心裡想不開，不想活，將負面情緒埋藏心底，導致心想成「癌」。

（三）醫師見證，病由心生

◎許瑞云醫師說：心念牽動人體的生理機制，影響免疫系統、自律神經、壓力荷爾蒙等，最終演變為不同形式的疾病。

◎李豐醫師說：會把身體裡的細胞折磨成癌細胞，往往是經年累月用錯誤觀念行事的結果。

◎中里巴人中醫師認爲：疾病都是由「心」產生，想要祛除疾病，必須先醫治「心」。

◎溫嬪容中醫師說：「當醫生越久，越發現到萬病由心生的道理。心裡先生病，才會反應到生理。」

◎上海中醫藥大學何裕民教授在《從心治癌》說：治病，需要從心開始。不正常的心理可能會導致癌症，患上癌症後會產生病態心理。

（四）醫典見證，病由心生

◎中醫典籍《勿藥須知》表示：病由心生，孽由人作。從心治癌，才是神聖之醫。佛說一切唯心造，果然不騙人。……藥之所治，只有一半，其一半則在心藥也。

◎中醫學認爲「心主神明」，如《素問・靈蘭祕典論》說：「心者君主之官也，神明出焉」。心是一身的君主，臟腑百骸均遵從其號令，人的聰明智慧也是從心而出。

◎韓國醫典《東醫寶鑑》表示：七情六慾由心所生，「心靜」則正氣充沛，百病不生；妄念一起，情緒起浮，氣血隨之紊亂，萬病可生。

第5章　生老病死苦，生起的因緣（生命的本源）

生老病死苦，生起的因緣，佛教用語；生命的本源，世俗用語。一般人認爲生命是直線的，有一個起點，有一個終點。但佛說，生命「過去無始，未來無終」死亡是新生命的開端。今日死，明日將以各種形體重返世間。因爲眞我（又稱眞心、佛性、如來藏、阿賴耶識）無生死。死亡就像脫掉破爛的衣服，換上一件新衣裳。生命也好像時鐘，從零點走到12點，沒有起點也沒有終點。佛用十二因緣說明，生老病死苦生起的因緣。也說明生從何處來，死往何處去。也說明前世、今世、來世三世的因果關係。佛說十二因緣非常深奧，一切修行人，一切神仙、天魔，難以知道或觀察到。如佛在《摩訶摩耶經》說：「一切生死源本。無明緣行……生緣老死憂悲苦惱。」在《大緣方便經》說：「此十二因緣難見難知，諸天、魔、梵、沙門、婆羅門、未見緣者，若欲思量觀察分別其義者，則皆荒迷，無能見者。」

佛說，生命是緣起而有。生命不會憑空產生，也不會憑空消失，生命的產生，必有前後因果關聯，這個關聯，稱爲「十二因緣」。科學用「能量守恆定律」來解釋，物質「成住壞空」的輪迴。「能量守恆定律」表述爲：「能量既不會憑空產生，也不會憑空消失，它只會從一種形式轉化爲另一種形式，或者從一個物體轉移到其它物體，而能量的總量保持不變。」佛教理論與科學理論，可說是互相輝映。「十二因緣」是自然界最基本的規律和眞理。

佛當年禪坐，回溯生命的起因（逆觀十二因緣），然後再順觀十二因緣。所以我們也追隨這個過程，先逆觀十二因緣，再順觀十二因緣。為了說明這個道理，以下舉出幾則佛經作說明：

一、《長阿含經》闡述，生命的本源（十二因緣）

《長阿含經・大緣方便經》：「阿難！我今語汝老死有緣，若有問言：何等是老死緣？應答彼言：生是老死緣！若復問言：誰是生緣？應答彼言：有是生緣。若復問言：誰是有緣？應答彼言：取是有緣。若復問言：誰是取緣？應答彼言：愛是取緣。若復問言：誰是愛緣？應答彼言：受是愛緣。若復問言：誰是受緣？應答彼言：觸是受緣。若復問言：誰為觸緣？應答彼言：六入是觸緣。若復問言：誰為六入緣？應答彼言：名色是六入緣。若復問言：誰為名色緣？應答彼言：識是名色緣。若復問言：誰為識緣？應答彼言：行是識緣。若復問言：誰為行緣？應答彼言：癡①是行緣。阿難！如是緣癡有行，緣行有識，緣識有名色，緣名色有六入，緣六入有觸，緣觸有受，緣受有愛，緣愛有取，緣取有有，緣有有生，緣生有老、死、憂、悲、苦惱，大患所集，是為此大苦陰緣。」

〔淺釋〕逆觀十二因緣

佛告訴阿難尊者：人為什麼會｛老死｝？｛生｝是老死的原因。因為有出生，所以會老死。什麼是｛生｝的原因？｛有｝三界生死輪迴，是出生的原因。有，指造業因得生死輪迴果報，故有生。什麼是｛有｝生死輪迴的原因？｛取｝是有的原因。因為執著五欲（財色名食睡、色聲香味觸）所以造業，招感生死輪迴。什麼是｛取｝的原因？｛愛｝是執取的原因。因為貪愛，所以想執取為己有。什麼是貪｛愛｝的原因？｛受｝是貪愛的原因。因爲對外境產生樂受，所以激發貪愛欲求。什麼是｛受｝的原因？｛觸｝是受的原因。因爲根（六入）、境（外境）、識（六識）三者和合，所以產生心理感受。什麼是｛觸｝的原因？｛六入｝是觸的原因。因爲外境（色聲香味觸法）靠六入（眼耳鼻舌身意）感官的媒介作用，才會產生觸覺（見聞嗅味覺思）。什麼是｛六入｝的原因？｛名色｝是六入的原因。名色指母胎內之胚胎。因爲有胚胎，所以會長出六入（眼耳鼻舌身意）。什麼是｛名色｝的原因？｛識｝是名色的原因。因爲識與受精卵結合，所以產生胚胎生命。什麼是｛識｝的原因？｛行｝是識的原因。因爲身行（身體的造作）、語行（言語的造作）、意行（意念的造作），所以身體死後，識就會去投胎。什麼是｛行｝的原因？｛無明｝是行的原因。因爲無智迷惑，才會造作身語意行。

順觀十二因緣：如上所述，眾生因爲｛無明｝無智，而造作各種｛行｝爲。行爲記憶在｛識｝中，身體毀壞，｛識｝帶著過去的無明、行的種子，進入母胎受孕成爲｛名色｝胚胎。胚胎長出｛六入｝眼耳鼻舌身意，出生後六入接｛觸｝外境，產生種種感｛受｝，因感受而生起憎恨與｛愛｝欲，愛欲增長，便想要執著｛取｝爲已用，因此造作身口意行爲，造業便｛有｝三界生死輪迴，生命結束，再度投胎，誕｛生｝爲新生命。有肉體生命就有｛老死｝憂、悲、惱、苦等大苦聚集。十二因緣就在說明生老病死憂悲惱苦，永不止息的原因與條件。

〔註解〕①癡：癡與無明同義，多數經典翻譯爲「無明」。

二、《華嚴經》闡述，生命的本源（十二因緣）

《華嚴經》:「此菩薩摩訶薩……觀世間生滅，作是念：世間受生，皆由著我，若離此著，則無生處。復作是念：凡夫無智，執著於我，常求有無，不正思惟，起於妄行，行於邪道。罪行、福行、不動行，積集增長。於諸行中，植心種子，有漏有取。復起後有，生及老死。

〔淺釋〕正在修學第六地的這位大菩薩……觀察世間眾生的生滅現象，他這樣想：世界上的生物爲什麼會有生死輪迴呢？因爲他們執著「我」的緣故，假如能夠破除「我執」就能脫離生死輪迴。菩薩又這樣想：因爲凡夫沒有智慧｛無明｝，不了解生命的眞相，執著這個身體是「我」，凡事以自「我」爲中心，因爲「我執」而向外追求。因爲思想不正，行爲不正，常走在偏差的道路上，有時造惡｛行｝，有時造善｛行｝，有時造非惡非善｛行｝。如此持續造業，累積成長。由於眾多善惡｛行｝爲，在自己的心田（阿賴耶識）成爲種子，及對世間產生甚深的渴愛與執著，生命結束後，又再投胎爲下一世的生命體，而有生老病死憂悲惱苦。（參考宣化上人講記）

所謂業為田，識為種，無明闇覆，愛水為潤，我慢溉灌。見網增長，生名色芽。名色增長生五根。諸根相對生觸。觸對生受。受後希求生愛。愛增長生取。取增長生有。有生已，於諸趣①中起五蘊身名②生。生已，衰變為老。終歿為死。於老死時，生諸熱惱。因熱惱故，憂愁悲歎眾苦皆集。

所以說，善惡｛行｝爲，好比一塊田地，阿賴耶｛識｝好比是種子，｛無明｝覆蓋在種子上面，用貪愛的水滋潤種子，用我慢灌溉田地，邪見的網罩著，以幫助它生長，種子終於長出了｛名色｝的幼苗。｛名色｝指具備身心機能的胚胎。胚胎發育，長出眼、耳、鼻、舌、身五根（加意根爲六根）又稱｛六入｝。胎兒出生後與外境接｛觸｝。也就是，根（眼耳鼻舌身意六根）、境（色聲香味觸法六境）、識（眼識耳識鼻識舌識身識意識六識）三者和合生｛觸｝。因爲觸覺而產生樂｛受｝，因樂｛受｝而產生希望欲求就是｛愛｝，｛愛｝的增長產生執著求｛取｝的心。執｛取｝心增強便付諸行動。一旦行動就招感後｛有｝也就是來世的輪迴。來世又在六道中轉世投胎出｛生｝具備五蘊身心的生命。出｛生｝後就會生病、衰老、最後又歸於｛老死｝。當｛老死｝降臨，就會產生強烈的煩惱。導致恐懼、憂鬱、愁苦、悲哀、歎息……說不盡的痛苦全都聚集在一起！

〔註解〕①諸趣：天、阿修羅、人、動物、鬼道、地獄等六道。②五蘊身名：五蘊身心。由五蘊色、受、想、行、識構成的身心，即不停的貪愛、妄想、抓取、積聚的生命體。

此因緣故集③，無有集者。任運而滅，亦無滅者。菩薩如是隨順觀察緣起之相。佛子！此菩薩摩訶薩復作是念：於第一義諦不了，故名無明。所作業果是行。行依止初心是識。與識共生四取蘊為名色。名色增長為六處。根境識三事和合是觸。觸共生有受。於受染著是愛。愛增長是取。取所起有漏業④為有。從業起蘊為生。蘊熟為老。蘊壞為死。死時離別，愚迷貪戀，心胸煩悶為愁。涕泗咨嗟為歎。在五根為苦。在意地為憂。憂苦轉多為惱。如是但有苦樹增長。無我無我所，無作無受者。復作是念：若有作者，則有作事。若無作者，亦無作事。第一義中俱不可得。

以上的所說就是導致生老病死憂悲惱苦的根本原因。事實上，這裡面沒有人去操控它，一切只是因緣聚合而生，因緣消散而滅。佛弟子們！這位大菩薩又這樣思惟：凡夫不了解宇宙人生的眞理，

所以成爲｛無明｝狀態。因爲｛無明｝迷惑而造身語意｛行｝爲。善惡｛行｝爲，儲存在阿賴耶｛識｝中，成爲投胎的種子。與阿賴耶｛識｝同時共生的四取蘊：色蘊、受蘊、想蘊、行蘊叫｛名色｝。｛名色｝由心識與物質組成的肧胎。｛名色｝長出眼、耳、鼻、舌、身、意｛六入｝又稱六根或六處。根境識三者合起來發生的作用，就是｛觸｝，有｛觸｝覺，就有感｛受｝，好的感受就在心中生起｛愛｝欲，｛愛｝欲增長，就生起執著｛取｝爲己有的心，由於執｛取｝心，而造下善惡諸業（行爲），一造業便會產生後｛有｝也就是招感來世的投胎。投胎後便出｛生｝爲下一世的五蘊身心。身體成熟以後就會慢慢衰老，生病治不好就會死｛老死｝。面對死亡的離別、無知、迷惑、貪戀、煩悶就是憂愁，眼淚鼻涕齊流，唉聲歎氣叫做歎。老病死讓五根（眼耳鼻舌身）遭受痛苦，心感受憂苦，憂苦過多便引發各種身心疾病，於是發生大苦聚集。這樣的生命現象，就像「一株苦樹，長出苦果，日日增長」，其中沒有不變的我，或我所擁有而不消失的東西。菩薩又這樣想：這裡面沒有外力去操作它，或幕後控制者，因此從最高眞理的角度來看，這一切都是虛假的、錯誤的。

〔註解〕③集：苦的原因。因迷惑而造業，因業而招「集」苦報。④有漏業：「漏」是漏失。無論善業、惡業，果報受完就沒了。一切都會漏失掉的。

佛子！此菩薩摩訶薩復作是念：三界所有，唯是一心。如來於此分別演說十二有支，皆依一心，如是而立。何以故？隨事貪欲，與心共生。心是識。事是行。於行迷惑是無明。與無明及心共生是名色。名色增長是六處。六處三分合為觸。觸共生是受。受無厭足是愛。愛攝不捨是取。彼諸有支生是有。有所起名生。生熟為老。老壞為死。

這位大菩薩，又這樣想：欲界、色界、無色界三界裡所有的一切，都是自己的這一念「心（造業）」所創造出來的。佛說十二因緣，也是依著這一念「心」而說。因爲眾生所認知的世界，也是建立在一念「心」之上。這是什麼緣故呢？因爲眾生的所作所爲，都是隨著貪欲而進行，貪欲又與「心」共生。「心」念一動就收藏在阿賴耶｛識｝中，所作所爲（造業）叫｛行｝，在｛行｝動上迷惑，行事顛倒就是｛無明｝。｛無明｝煩惱又與｛識｝共生，投胎後成爲｛名色｝也就是胚胎。胚胎發育長出六處，又稱六根、｛六入｝。六根、六境、六識三者結合就生｛觸｝。因爲｛觸｝覺，而生出感｛受｝，對於樂｛受｝貪求不滿足，就生｛愛｝欲。｛愛｝欲無法割捨，就想盡辦法把它攫｛取｝過來爲己享用。於是造作各種身語意業，有了業因，就有來世輪迴的果報，稱爲｛有｝。憑著輪迴的業｛有｝，招感來世受｛生｝，出｛生｝之後，一天一天的長大，成熟變老，老了變壞，身壞命終，稱爲｛老死｝。

佛子！此中無明有二種業⑤：一令眾生迷於所緣。二與行作生起因。行亦有二種業：一能生未來報。二與識作生起因。識亦有二種業：一令諸有相續。二與名色作生起因。名色亦有二種業：一互相助成。二與六處作生起因。六處亦有二種業：一各取自境界。二與觸作生起因。觸亦有二種業：一能觸所緣。二與受作生起因。受亦有二種業：一能領受愛憎等事。二與愛作生起因。愛亦有二種業：一染著可愛事。二與取作生起因。取亦有二種業：一令諸煩惱相續。二與有作生起因。有亦有二種業：一能令於餘趣中生。二與生作生起因。生亦有二種業。一能起諸蘊。二與老作生起因。老亦有二種業：一令諸根變異。二與死作生起因。死亦有二種業：一能壞諸行。二不覺知，故相續不絕。

佛弟子們！在十二因緣中｛無明｝有兩種作用：一使眾生心智迷惑於外境。二盲目追求外境，成爲｛行｝生起的原因。｛行｝也有兩種作用：一行（業）能生出未來世之果報。二行（業）會收藏在｛識｝中，成爲｛識｝投生的原因。｛識｝也有兩種作用：一識能進入母胎受生，令諸有（三界）輪迴不斷。二識爲｛名色｝胚胎生命的起因，因識與受精卵結合才會產生｛名色｝。｛名色｝也有兩種作用：一名（心理現象）與色（生理現象）兩者相輔相成。二名色（胚胎）爲｛六入｝（眼耳鼻舌身意）生起的因。｛六入｝也有兩種作用：一眼見色、耳聞聲、鼻嗅香、舌嘗味、身接觸，意對法。二眼耳鼻舌身意，是｛觸｝覺生起的因緣。｛觸｝也有兩種作用：一能｛觸｝知所緣境（色、聲、香、味、觸、法）。二觸成爲感｛受｝生起的因。｛受｝也有兩種作用：一可以感｛受｝愛恨諸事。二成爲貪｛愛｝生起的種子。｛愛｝也有兩種作用：一沾染可愛之事，執著不離。二愛成爲｛取｝爲己有生起的因。｛取｝也有兩種作用：一直想執取爲己有，煩惱就會持續不斷。二取成爲造下業｛有｝招感輪迴生起的因。｛有｝也有兩種作用：一能令眾生在六道中出生。二成爲來世出｛生｝的原因。｛生｝也有兩種作用：能生起五蘊身心。五蘊是指不斷攀緣、追求、妄想、積聚的生命形態。二生爲｛老｝生起的原因。｛老｝也有兩種作用：一能使令諸根（眼耳鼻舌身意）衰壞。二成爲｛死｝生起的原因。｛死｝也有兩種作用：一能破壞身口意的行爲造作。二喪失前世記憶，導致生死不絕。

三、十二因緣，解釋名詞

1.無明：指心的無智、無知、愚昧、盲目，爲一切煩惱的總稱。無明爲生死輪迴的根本。無明者不明事理、盲目迷信，不知身心世界眞相。不知道因果報應眞相。不知解脫生死之道。由於無明迷惑，衍生我執、貪瞋癡等一切心病、惡法。如佛在《雜阿含經》說：「眾生無明所蓋，愛繫其首，長道驅馳，生死輪迴。」《大乘理趣六波羅蜜多經》說：「無明顛倒生死源。」在《大乘舍黎娑擔摩經》：「無明乃生於行，乃至生老死憂悲苦惱……由無智故作如是等種種之想，是故說名無明。由無明故。即生貪慾瞋恚無明緣行。……眾苦集聚逼切身心，處大黑闇名為無明。……。以邪見為正見。以是無智，故名無明。」《坐禪三昧經》：「云何無明。答曰。無明名一切不知。此中無明能造，後世有。」

2.行：由無明迷惑，身語意造作諸業，招感來世果報，稱爲行。行指身口意三業：身行（身體的造作）、語行（語言、文字的造作）、意行（意念的造作）。眾生所做的一切善惡業因、煩惱種子，全都收藏在阿賴耶識中，生命結束，阿賴耶識帶著業因種子，投生到下一世。

3.識：阿賴耶識帶著前世的善惡業及煩惱，進入母胎成爲一個新生命。阿賴耶識又稱神識、業識、藏識、第八識，它是生命的主人，爲生死之所依，如佛在《出曜經》說：「眾生流轉迴趣五道①，亦由神識②遷轉不停，是故說以盡生死本也。」在《解深密經》說：「吾當為汝說心、意、識，祕密之義，廣慧當知，於六趣生死……名阿賴耶識。」阿賴耶識好像一位畫家，能依據過去世的善惡業，繪畫出今生的天、人、動物、鬼、地獄等各類生命形態，及壽命長短、健康狀況、富貴貧窮、相貌美醜、音聲好壞等各種樣貌，如佛在《優婆塞戒經》說：「一切摸畫無勝於意，意畫煩惱，煩惱畫業，業則畫身。貪因緣故，色聲妙好威儀詳序。瞋因緣故，色聲麁惡威儀卒暴。如瞋癡亦如是。無量世界一百三十六地獄處，無量畜生無量餓鬼皆因業，作人天亦爾。」

阿賴耶識長期被五欲薰染，被善惡業綑綁，因此輪迴不止。但它永恆常駐，無始無終，無形無相，非語言所能形容，這個恆常不變的心意識，迷時叫阿賴耶識，悟時叫佛性、如來藏、眞如、眞我、自性、清淨心，等多種名稱，如佛在《密嚴經》說：「阿賴耶識，從無始來為戲論熏習，諸業所繫，輪迴不已……常住無終始，離四句言說。佛說，如來藏……世間阿賴耶，如金與指環，展轉無差別。」在《大般涅槃經》說：「何者是我？若法是實、是真、是常、是主、是依、性不變易，是名為我……佛言，善男子，我者即是如來藏義，一切眾生悉有佛性，即是我義。如是我義，從本已來常為無量煩惱所覆，是故眾生不能得見。」

〔註解〕①五道：天、人、動物、鬼、地獄五道，再加阿修羅爲六道。因阿修羅分布在天、人、鬼、動物四道中，並沒有單獨的阿修羅道，因此有時六道講五道。其中天、阿修羅、人屬於較高層次，稱三善道；畜生、餓鬼、地獄的眾生屬於低級層次，稱三惡道。②神識：眾生的心識，也就是阿賴耶識。

4.名色：父母行房，阿賴耶識進入父母受精卵中，成爲具有身心意識的胚胎，稱爲名色。名指心識（初投胎之神識），色指形體（父母受精卵形成之胚胎）。名色由五蘊（色受想行識）因緣和合而成。五蘊身心具備貪愛、妄想、執著、積聚的功能。因此從受生那一刻起，生命就種下痛苦的因種，如佛在《佛開解梵志阿經》說：「心識為行，行受名色。但因緣寄託，生母腹中。」在《漸備一切智德經》說：「從於父母所生之身亦復如是……受想行識，說之為名，名色五陰①，剎那受身已經諸苦。」

〔註解〕①五陰：色、受、想、行、識五陰，新譯爲五蘊。

5.六入：名色長出眼、耳、鼻、舌、身、意六種感覺器官，又稱六入、六根、六處。六入歸於一「心」，一「心」統攝八識：⑴眼識⑵耳識⑶鼻識⑷舌識⑸身識⑹意識⑺末那識⑻阿賴耶識，如佛在《愣伽經》說：「心意及意識，為諸相故說……心能積集業，意能廣積集；了別故名識，對現境說五。」

6.觸：胎兒出生後，感官與外境接「觸」。根（眼耳鼻舌身意六根，又稱六入）、境（色聲香味觸法六境，因能染污心識，又稱六塵）、識（眼識耳識鼻識舌識身識意識等六識）三者和合產生見、聞、嗅、味、覺、思的心理作用，稱觸。例如眼睛、光線、眼識三者接觸而生眼觸。

7.受：由於接觸外境，便生苦受、樂受、不苦不樂受等無量的感受，如佛在《長阿含經》說：「緣受有愛，此為何義？若使一切眾生無有樂受、苦受、不苦不樂受者。寧有愛不？答曰，無也。」

8.愛：由於樂受，才對外境產生愛欲。愛欲使人盲目、貪求、造一切惡業，如佛在《四十二章經》說：「使人愚蔽者，愛與欲也。」在《大緣方便經》說：「阿難！當知因愛有求，因求有利，因利有用，因用有欲，因欲有著，因著有嫉，因嫉有守，因守有護。阿難！由有護故，有刀杖、諍訟、作無數惡。」

9.取：執著拿取的意思。愛欲增長，便生起執取追求的心，致引發身語意行動。取有四義：（1）欲取，對五欲（財色名食睡）六塵（色聲香味觸法）生起執著。（2）我取，對所愛的事物，生起我執。（3）見取，謬解眞理，如我見、邊見。（4）戒取，執著與解脫無關的戒律。如佛在《雜阿含經》說：「取者，四取，謂欲取、我取、見取、戒取。」在《過去現在因果經》說：「因於欲有、色有、無色有業生。又觀三有業從何而生？即知三有業從四取生。又觀四取從何而生？即知四取從愛而生。」

10.有：造業後便招來生死輪迴。因爲愛取而付諸行動，而招引來世生死輪迴果報，果報不失，所以稱爲「有」。「有」指三有：一欲有，欲界天、人、修羅、畜生、餓鬼、地獄之生死。二色有，色界四禪諸天之生死。三無色有，無色界四空諸天之生死，如佛在《大緣方便經》說：「緣有有生，此為何義？若使一切眾生無有欲有、色無色有者，寧有生不？答曰：無也。阿難！我以此緣，知生由有，緣有有生。」在《佛本行集經》說：「諸眾生輩，為有所纏，精勤造業，得於是形，身為大患。處處念著，所生邪意，即常增長，如所增長，即成此有，以有著故，於諸世間，有諸眾生。」

11.生：由於輪迴果報，死後又再投胎出「生」爲五蘊身心。一旦出生，就會不停的攀緣、抓取物質世界裡的一切。眾生心就像猴子一樣，不停的抓取，丟掉一個又拿起一個，無法停止下來，如佛在《大般涅槃經》說：「眾生心性猶如獼猴，獼猴之性捨一取一，眾生心性亦復如是，取著色聲香味觸法無暫住時。」

12.老死：既然出生，就有老病死憂悲惱苦的到來，如佛在《無常經》說：「生者皆歸死」。身壞命終，阿賴耶識又帶著無明、行，展開另一期的生死輪迴。

四、十二因緣與三世因果表解

1.十二因緣說明前世、今世、來世三世的因果關係：「無明」和「行」屬於過去世。「識」爲跨越三世的眞我。「名色」到「有」屬於現在世。「生」和「老死」屬於未來世。「老死」以後又再繼續來世投生的循環。

2.十二因緣也可用惑、業、苦三道的連鎖反應來說明。即「由惑造業，由業受苦，由苦復起惑」。惑：過去世的「無明」，與現在世的「愛」和「取」。業：過去世的「行」，現在世的「有」。苦：現在世的「識」、「名色」、「六入」、「觸」、「受」，未來世的「生」和「老死」。十二因緣與三世因果的關係列表如下：

<table>
<tr><td rowspan="12">十二因緣與三世因果</td><td rowspan="2">過去世</td><td rowspan="2">二因</td><td>無明</td><td>惑</td></tr>
<tr><td>行</td><td>業</td></tr>
<tr><td rowspan="8">現在世</td><td rowspan="5">五果</td><td>識</td><td rowspan="5">苦</td></tr>
<tr><td>名色</td></tr>
<tr><td>六入</td></tr>
<tr><td>觸</td></tr>
<tr><td>受</td></tr>
<tr><td rowspan="3">三因</td><td>愛</td><td rowspan="2">惑</td></tr>
<tr><td>取</td></tr>
<tr><td>有</td><td>業</td></tr>
<tr><td rowspan="2">未來世</td><td rowspan="2">二果</td><td>生</td><td rowspan="2">苦</td></tr>
<tr><td>老死</td></tr>
</table>

十二因緣
與
三世因果
過去二因
現在五果
現在三因
未來二果
1 無明 （貪瞋痴等煩惱）——（惑）
2 行 （造作諸業）——（業）
3 識 （業識投胎）——（苦）
4 名色 （但有胎形六根未具）——（苦）
5 六入 （長成眼等六根人形）——（苦）
6 觸 （出胎與外境接觸）——（苦）
7 受 （與外境接觸生苦樂感受）——（苦）
8 愛 （對境生愛欲）——（惑）
9 取 （追求造作）——（惑）
10 有 （成業因能招未來果報）——（業）
11 生 （再受未來五蘊身）——（苦）
12 老死 （未來之身又漸老而死）——（苦）

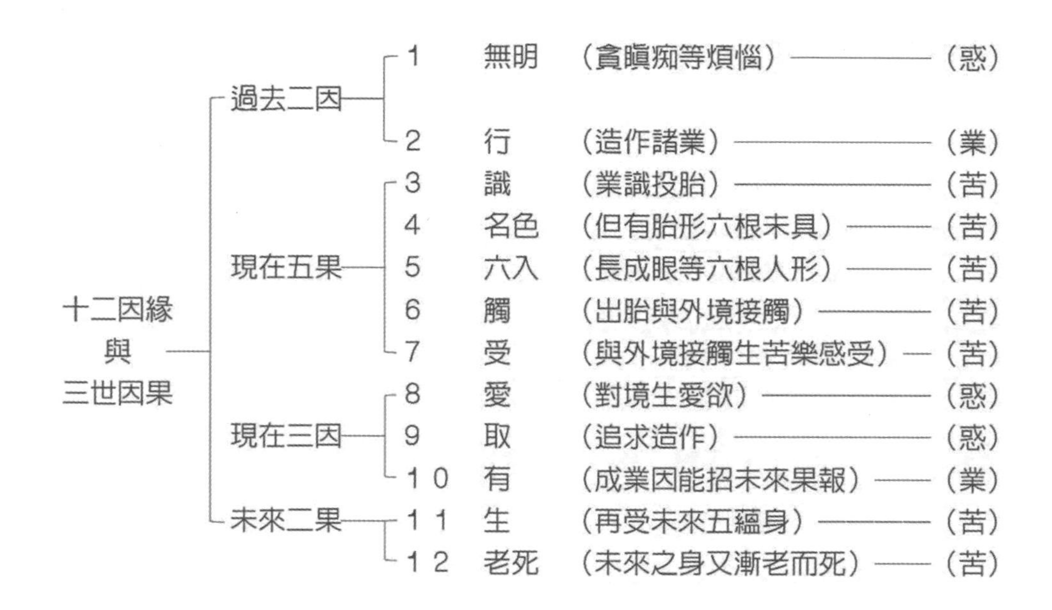

五、波斯匿王，請佛證明「人死後，此心不滅」

你相信在我們死後心靈還會繼續存在嗎？如果生命最終會歸零，那人爲什麼還要努力？這問題 2500 年前，釋迦牟尼佛與波斯匿王，有精彩對話，記載在《楞嚴經》中：

〔經文〕《楞嚴經》:「時波斯匿王，起立白佛。我昔未承諸佛誨敕，見迦旃延、毗羅胝子①。咸言此身死後斷滅②，名為涅槃。我雖值佛，今猶狐疑。云何發揮證知此心，不生滅地？今此大眾，諸有漏者③，咸皆願聞。

〔淺釋〕參考淨界法師演講

波斯匿王，站起來問佛：過去我還沒有親近佛以前，曾經親近過兩位大師，他們都說人死如燈滅。雖然我現在親近佛，也聽聞佛法，但是心中還是有疑問。請問佛，如何證明我們的心不會消滅，人死後尚有來生？希望佛能夠爲我們解說，今天還沒有證道的與會大眾，都希望了解這個眞相。

〔註解〕①迦旃延、毗羅胝子：六師外道中的兩位老師，他們都是斷滅論者。②死後斷滅：人死後完全斷滅、空無。③有漏者：還沒有成就聖道的凡夫。

佛告大王，汝身現在。今復問汝，汝此肉身，為同金剛常住不朽①，為復變壞？世尊，我今此身，終從變滅。佛言大王：汝未曾滅，云何知滅？世尊，我此無常變壞之身雖未曾滅，我觀現前，念念遷謝，新新不住。如火成灰，漸漸銷殞，殞亡不息。決知此身，當從滅盡。佛言：如是。

佛告訴大王，你就依據自己的身體狀況，來說明生命現象。佛問大王，你認爲生命是永生不朽，還是會變化、消滅呢？波斯匿王回答：以我理解，我終究會變化、消滅。佛說，大王你沒還有死亡，怎麼會知道，人死後會完全消失、滅盡呢？波斯匿王回答：世尊啊，我這個無常變化的身體，雖然還沒有死亡，但是我可以用理性觀察，我的身體不斷的變化，不停的新陳代謝。就好像一支香火，慢慢的燃燒，灰燼漸漸落下，最後便會全部消滅。所以我可以確定，我的身體總有一天會死亡，而且完全消滅窮盡。佛說，是的。大王你觀察身體的變化是正確的。

〔註解〕①金剛：金剛石。比喻爲堅固不壞的物質。

大王，汝今生齡，已從衰老，顏貌何如童子之時。世尊，我昔孩孺，膚腠潤澤。年至長成，血氣充滿。而今頹齡。迫於衰耄①，形色枯悴，精神昏昧，髮白面皺，逮將不久，如何見比充盛之時。

佛言大王。汝之形容，應不頓朽。王言世尊。變化密移，我誠不覺。寒暑遷流，漸至於此。何以故。我年二十，雖號年少顏貌已老初十歲時。三十之年，又衰二十。於今六十，又過於二，觀五十時，宛然強壯。世尊，我見密移。雖此殂落。其間流易，且限十年。若復令我微細思惟，其變寧唯一紀②二紀，實為年變。豈唯年變。亦兼月化。何直月化。兼又日遷。沉思諦觀，剎那③剎那，念念之間，不得停住。故知我身，終從變滅。

佛說大王，你的身體已經衰老，現在的外貌跟小時候相比，有什麼不同呢？波斯匿王回答：我小時候的皮膚豐潤光澤，長大之後血氣充滿身體強壯。如今到現在這個衰老年齡，外表乾枯憔悴，精神昏昧，頭髮白了，臉上有許多皺紋，我想再活也沒有多久了。所以我現在的身體狀況，怎麼能夠跟年輕的時候相比呢！佛說大王，你的外表應該不是突然衰老的吧！

波斯匿王回答：是的，我身體悄悄的變化，完全感覺不出來。就這樣一年一年過去，慢慢的就到了現在。爲何如此？我回憶 20 歲時雖然年少，但容貌已經比 10 歲時老了，30 歲又比 20 歲更老。現在 62 歲，50 歲時身體也比現在強壯。世尊，我看到每隔 10 年身體悄悄變化。如果讓我更細微思考，身體每一年都在變化，不只每一年，每一個月都在變化，也不只每一個月，每一天都在變化。乃至於心靜下來的時候，觀察到我的身體都是剎那剎那、念念之間不停的變化。所以我知道，總有一天，我終究會死亡、滅盡。

〔註解〕①衰耄：泛指老年。耄，八九十歲的年紀。②紀：古代以十二年爲一紀。③剎那：譯一念。經上說，一彈指之間，即已含有六十個剎那了。

佛告大王。汝見變化，遷改不停，悟知汝滅。亦於滅時，汝知身中有不滅耶？波斯匿王。合掌白佛。我實不知。佛言，我今示汝不生滅性①。

佛告訴大王，你觀察自己的身體不停變化，知道身體終將毀滅。但是你知道在毀滅的身體中，還有一個「不滅」的東西嗎？波斯匿王回答：我不知道。佛說，我現在要揭示一個眞相：在我們身體中有一個不生不滅的本性。

〔註解〕①性：天賦的本質和作用。

大王，汝年幾時，見恒河水。王言：我生三歲，慈母攜我，謁耆婆天，經過此流，爾時即知是恒河水。佛言大王。如汝所說，二十之時，衰於十歲，乃至六十，日月歲時，念念遷變。則汝三歲見此河時，至年十三，其水①，云何？王言：如三歲時，宛然無異。乃至於今，年六十二，亦無有異。

大王，你幾歲看見恆河水？波斯匿王回憶說：我三歲時，母親帶我去拜見耆婆天神，經過恆河時，母親就告訴我那是恆河，所以三歲時，就知道恆河水了。佛接著說：大王，正如你所說，你的身體一直在變化，年復一年乃至分分秒秒，身體都在變化。那麼你三歲時看到的恆河水，過了十年，恆河水的水性，有沒有變化？波斯匿王回答說：我三歲看恆河水，十三歲看恆河水，乃至於現在看到恆河水，水的本性都沒有變化。

〔註解〕①水：指恆河水的本質、濕性。水雖會污濁變化，但是水的本質作用永遠不變。

佛言：汝今自傷髮白面皺。其面必定皺於童年。則汝今時，觀此恒河，與昔童時，觀河之見①，有童耄不。王言：不也，世尊。佛言大王。汝面雖皺，而此見精②，性未曾皺。皺者為變。不皺非變。變者受滅。彼不變者，元無生滅③。

佛說，你現在感傷自己「髮白面皺」，臉上皺紋肯定比小時候多。但是你看見恆河，那個「能見的本性」有沒有年少、年老的差別呢？波斯匿王回答說：沒有，世尊。我「能見的本性」沒有差別。

佛說：大王！你現在臉皮雖然變皺了，但是你「能見的本性」始終沒變。所以說會變皺的，屬於變化；不會變皺的，屬於沒變化。會變化的東西，就會消滅；沒有變化的東西就不會消滅。那個沒變化的見性（心），原本就沒有生滅。

〔註解〕①見：「見聞嗅嚐覺知」是心的作用。②見精：見精就是見性。心表現在眼睛叫「見性」，表現在耳朵叫「聞性」。如佛在《楞嚴經》說：「燈能顯色，如是見者，是眼非燈；眼能顯色，如是見性，是心非眼。」③元無生滅：自然存在，本無生滅。

云何於中受汝生死？而猶引彼末伽黎①等，都言此身死後全滅。王聞是言。信知身後捨生趣生。與諸大眾，踊躍歡喜，得未曾有。」

既然身體滅後，還有一個不滅的見性。那麼外道說「我們的生命死後就全部消滅了」這種話怎能相信？也就是說：我們死後，身體雖會消滅。但那個了知萬物的「心」卻常住不滅，繼續迎向來生。波斯匿王跟大眾聽到這個答案後。相信人死後還有來世，內心雀躍萬分，感到前所未有的快樂！【延伸閱讀】淨界法師《大佛頂首楞嚴經》講記。

〔註解〕①末伽黎：六師外道之一。六師外道有三個老師末伽黎、迦旃延、毗羅胝子等，都認爲人死後全滅。

六、死亡到投胎的中間站－中陰身

人死後，阿賴耶識（又稱心、神識、魂靈）會產生一個化身，稱中陰身，一般人叫靈魂。一般人死後皆有中陰身。但有三種人未經中陰身即能轉世投胎：1.發願往生淨土者，臨命終時，佛菩薩接引往生淨土。2.大善人，死後瞬間轉生天堂。3.大惡人，命終直入地獄。

中陰身特質

世親菩薩在俱舍論說，中陰身有五個名字，分別是：一「意生身」，由意識幻化而來。二「求生」經常尋察投生之處。三「食香」，依喜愛的氣味來維持身體。四「中有」，死後到下一期生命開始之前的化身。五「起」，自然生起，不藉父母之緣。如佛在《雜阿含經》說：「世尊告四大天王，即此巴連弗邑國中，當有大商主，名曰須陀那，中陰①眾生來入母胎。彼眾生入母胎時，令母質直柔和，無諸邪想，諸根寂靜。」

〔註解〕①中陰：中陰身又名中有、中蘊。即人死了，尚未投胎之前的化身。

〔實例〕大甲溪石岡水壩下方 200 公尺豐榮水利碑，以前每年常有許多泳客在此溺斃，依習俗會在屍體上覆蓋白布。2010.11.16 我到那兒，一位老太太告訴我：我經常看到好多穿白衣的鬼魂在溪裡玩耍，祂們在那裡等待「抓交替」。我問：祂們死後與生前長相有何不同？老太太說：前面那戶人家在 921 大地震有五個人被壓死，我看到他們的鬼魂，都比生前還年輕一些。」

期待超度

死後的中陰身進入陰間受審，審定之後，隨業轉世投胎。但在還沒決定之前，亡者期盼親屬於 49 日內廣造眾善，親屬如能為亡者廣修聖因，便能幫助亡者，脫離惡道轉生善道，如佛在《地藏王菩薩本願經》說：「是諸眾生所造惡業……審定之後據業受生……在七七日內念念之間，望諸骨肉眷屬與造福力救拔，過是日後隨業受報。」

隨業受生

中陰身帶著生前所造的善惡業，隨業受生。造善業多則生三善道（天、修羅、人），造惡業多則生三惡道（惡鬼、畜生、地獄）在六道生死輪迴不止。如佛在《六度集經》說：「夫生必有老死之患。魂靈①不滅即更受身。」在《雜阿含經》說：「人有生分，必當有老死，亦由生眾生流轉迴趣五道②，亦由神識③遷轉不停」在《密嚴經》說：「阿賴耶識，從無始來為戲論④熏習，諸業所繫輪迴不已⑤。」在《增壹阿含經》說：「世尊告諸比丘。有此四生，云何為四？所謂卵生、胎生、濕生、化生。彼云何名為卵生？所謂卵生者：雞、雀、烏、鵲、孔雀、蛇、魚、蟻子之屬皆是卵生，是謂名為卵生。彼云何名為胎生？所謂人及畜生，至二足蟲，是謂名為胎生。彼云何名為因緣生？所謂腐肉中虫、廁中虫、如尸中虫，如是之屬，皆名為因緣生。彼云何名為化生？所謂諸天、大地獄、餓鬼、若人⑥、若畜生⑦是謂名為化生。」

〔註解〕①魂靈：同心、神識、阿賴耶識。②五道：天、人、動物、鬼、地獄等五道，再加阿修羅爲六道。③神識：同阿賴耶識。④戲論：比喻如小兒遊戲，從事無義之言論。凡無助於解脫之言論皆是戲論。⑤諸業所繫輪迴不已：眾生被自己的善惡業捆綁、牽引而在六道輪迴不停。⑥若人：像人一樣的非人。⑦若畜生：像動物的形象，但非動物。

七、從中陰身，到投胎的過程

中陰身（神識、阿賴耶識）如何進入母胎受生呢？以下摘錄《大寶積經》作說明。

〔經文〕《大寶積經》：佛告難陀：雖有母胎，有入不入。云何受生入母胎中？若父母染心共為淫愛，其母腹淨，月期時至，中蘊①現前，當知爾時名入母胎。此中蘊形，有其二種：一者、形色端正，二者、容貌醜陋。地獄中有②，容貌醜陋，如燒杌木；傍生中有，其色如煙；餓鬼中有，其色如水；人天中有，形如金色；色界中有，形色鮮白；無色界天，元無中有，以無色故。中蘊有情，或有二手、二足，或四足、多足，或複無足，隨其先業應托生處，所感中有即如彼形。若天中有，頭便向上；人、傍生、鬼，橫行而去；地獄中有，頭直向下。凡諸中有，皆具神通，乘空而去。猶如天眼遠觀生處，言月期至者，謂納胎時。

〔淺譯〕淺譯，參考佛教大日網。

佛告訴難陀：雖然有個母體，但母體有時能懷孕，有時不能懷孕。中陰身怎樣才能進入母體受胎呢？假使母親的月經過了，又正好處於排卵期。這時候父母兩人動了情欲，進行房事。準備投胎的中陰身出現就會進入母胎。中陰身的相貌有兩類：一類形色端正、一類容貌醜陋。轉生地獄的中陰身容貌醜陋，就像燒焦扭曲的木頭；轉生畜生的中陰身，形色就像煙霧一樣；轉生餓鬼的中陰身，形色就像水一樣；轉生人道、欲界天的中陰身，形色爲金色；轉生色界天的中陰身，形色鮮白；轉生無色界天，無形無色，所以沒有中陰身。這些中陰身，有的是兩隻手、兩隻腳；有的是四隻腳，或很多腳；有的是沒腳。隨著每個眾生先前所造的業因，應該轉生到那個業道，中陰身就會呈現那個業道的形象。如果轉生天上，中陰身的頭朝上方；如果轉生爲人、畜牲、餓鬼，中陰身面向前方而去；如果轉生地獄，中陰身的頭朝下方。中陰身都有神通，可以乘空飛行。好像是天眼通能夠觀察遠處即將誕生的地方，也是就是看到女人的排卵期到了，可能有受胎的時機點。

〔註解〕①中蘊：蘊，蘊藏大量業因種子。中蘊指蘊藏業因種子的中陰身。②中有：中陰身。

難陀，有諸女人，或經三日，或經五日、半月、一月，或有待緣經久期水方至。若有女人，身無威勢，多受辛苦，形容醜陋，無好飲食，月期雖來速當止息，猶如乾地灑水之時即便易燥。若有女人，身有威勢，常受安樂，儀容端正，得好飲食，所有月期不速止息，猶如潤地水灑之時即便難燥。云何不入？父精出時，母精不出；母精出時，父精不出；若俱不出，皆不受胎。

難陀。有些女人或經過三天，或五天、半個月、一個月，甚至過了很久才排卵。有的女人身體不好，多受辛勞，容貌醜陋，沒有好的飲食，雖然到了排卵期卻很快就結束了，就像在乾燥的地面灑水，一下子就乾了。有的女人身體健康，常受安樂，儀容端正，得到好的飲食，排卵期不會很快結束，就像在濕潤的地面灑水，不會很快就乾了。什麼情況不能入胎呢？父親射精，而母親當時沒有排卵；或者母親排卵，父親沒有射精；或者精子、卵子沒有釋放，這些情況下都不會受胎。

若母不淨①、父淨②；若父不淨、母淨；若俱不淨，亦不受胎。若母陰處為風病所持，或有黃病痰癊，或有血氣胎結，或為肉增，或為服藥，或麥腹病、蟻腰病，或產門如駝口，或中如多根樹，或如犁頭，或如車轅，或如藤條，或如樹葉，或如麥芒，或腹下深，或有上深，或非胎器，或恒血出，或複水流，或如鴉口常開不合，或上下四邊闊狹不等，或高下凹凸，或內有蟲食爛壞不淨。若母有此過者，並不受胎。或父母尊貴，中有卑賤；或中有尊貴，父母卑賤，如此等類，亦不成胎。若父母及中有俱是尊貴，若業不和合，亦不成胎。若其中有，於前境處，無男女二愛，亦不受生。

如果母親無卵子，父親有精子；或父親有精子，母親無卵子；或者父母兩人皆無精子卵子，也不會受胎。如果母親有一些不能受孕的疾病（詳經文）也不會受胎。或者父母尊貴，而中陰身卑賤；或者父母卑賤，而中陰身尊貴，這樣也不能受孕成胎。如果父母和中陰身都尊貴，但是業緣不合，那麼也不會入胎。如果等著入胎的中陰身，沒有碰到男女的房事，那麼也無法受孕成胎。

〔註解〕①母不淨：指母親無卵子。②父淨：父親有精子。

難陀，云何中有得入母胎？若母腹淨，中有現前，見為欲事，無如上說眾多過患，父母及子有相感業，方入母胎。又彼中有欲入胎時，心即顛倒，若是男者，於母生愛，于父生憎；若是女者，于父生愛，於母生憎。于過去生所造諸業，而起妄想作邪解心，生寒冷想，大風、大雨及雲霧想，或聞大眾鬧聲。作此想已，隨業優

劣，複起十種虛妄之相。云何為十？我今入宅，我欲登樓，我升台殿，我升床座，我入草庵，我入葉舍，我入草叢，我入林內，我入牆孔，我入籬間。難陀，其時中有作此念已，即入母胎。應知受生，名羯羅藍①。父精母血非是餘物，由父母精血和合因緣，為識②所緣依止而住。譬如依酪、瓶、鑽、人功，動轉不已，得有酥出，異此不生；當知父母不淨精血羯羅藍身亦復如是。

那麼，中陰身怎樣才能進入母胎呢？如果母親不在月經期間，父母在行房時精子進入母體使卵子受精，正好中陰身現前，而且父母都沒有上面說的各種問題。同時，父母和準備入胎的中陰身，又有相應的業緣，那麼這個中陰身才能入胎。中陰身要入胎的時候，會產生一些顛倒妄想。如果投胎爲男的話，會對母親產生愛欲，而討厭父親；如果投胎爲女的話，對父親產生愛欲，討厭母親。由於過去生所造的業因，中陰身還會生出其他的妄想。有些生出寒冷感受，有些出現大風、大雨的境界，也有些出現雲霧，或者聽到眾人的吵鬧聲。這些境界出現後，爲了避寒、躲風、躲雨，或爲了逃避喧鬧，隨著各人業力不同，又生起十種虛妄的境界和想法：躲進屋內、爬上樓去、走上陽臺、坐上高位、躲進草屋、躲進樹葉搭起的小棚、鑽進草叢、躲到樹林、鑽進牆孔、穿入籬間。中陰身生起這些妄想後，就被拘禁進入子宮受胎了。我們應當知道，受生就是父親的精子和母親的卵子結合的那一瞬間，中陰身進入受精卵，這時中陰身即滅，心識就入住受精卵裡，新的生命也就從那瞬間開始了。譬如藉著乳酪、瓶子、鑽具、人工不停的轉動，就有酥油出來，當知父精、母卵與心識結合而生的胚胎生命也是這樣來的。

〔註解〕①羯羅藍：（梵 kalala）指中陰入住受精卵的七日間猶如熟乳凝結之狀態。②識：阿賴耶識所變化而生的中陰身入胎後即滅，又恢復爲阿賴耶識。

復次，難陀，有四譬喻，汝當善聽。如依青草，蟲乃得生，草非是蟲，蟲非離草；然依於草因緣和合，蟲乃得生，身作青色。難陀當知，父精母血羯羅藍身亦複如是，因緣和合大種根生①。如依牛糞生蟲，糞非是蟲，蟲非離糞；然依於糞因緣和合，蟲乃得生，身作黃色。難陀當知，父精母血羯羅藍身亦復如是，因緣和合大種根生。如依棗生蟲，棗非是蟲，蟲非離棗；然依於棗因緣和合，蟲乃得生，身作赤色。難陀當知，父精母血羯羅藍身亦複如是，因緣和合大種根生。如依酪生蟲，身作白色，廣說乃至因緣和合大種根生。

神識與受精卵的關係，可用四種譬喻來說明：一例如草蟲依附在青草才得以生長，青草並不是蟲的生命，但是草蟲卻依賴著青草才得以生存。由於以草爲生，所以草蟲的身體長得跟草的顏色一樣。父精母卵結合的受精卵也是一樣，因緣和合就長出身體和感官。二又好比牛糞生出的蟲，牛糞當然不是蟲，但是離開了牛糞，也就沒有了蟲，蟲卵須依附在牛糞上，才能生出蟲來。這蟲的顏色，便接近牛糞的顏色。三又如棗子生蟲，棗子不是蟲，但是離開了棗子，就生不出這蟲。這種蟲的顏色就類似棗子，是紅色的。四好比乳酪生的小白蟲，也是同樣道理。事實上，所有的生命現象，都是因緣聚合而來。

〔註解〕①大種根生：大種指四大地水火風組成的身體。指胚胎的眼耳鼻舌身意諸根，逐漸生長。

復次，難陀，依父母不淨羯羅藍故，地界現前，堅鞕為性；水界現前，濕潤為性；火界現前，溫暖為性；風界現前，輕動為性。難陀，若父母不淨羯羅藍身，但有地界，無水界者，便即乾燥悉皆分散；譬如手握幹麨灰等。若但水界，無地界者，即便離散；如油

渧水。由水界故地界不散，由地界故水界不流。難陀，羯羅藍身，有地、水界，無火界者，而便爛壞；譬如夏月陰處肉團。難陀，羯羅藍身，但有地、水、火界，無風界者，即便不能增長廣大。此等皆由先業為因，更互為緣，共相招感，識乃得生。地界能持，水界能攝，火界能熟，風界能長。

由於受精胚胎來自父母的精子卵子，所以這個新生命就遺傳了父母的地水火風四大的特質。所謂地大，堅性如「地」如骨骼、牙齒、毛髮。水大，濕性如「水」，如血液、唾涕、大小便。火大，熱性如「火」如身體的熱度。風大，動性如「風」如一呼一吸。胚胎生命如果只有地大，沒有水大，那就會乾燥分散開來，好像用手抓一把乾麵粉，怎麼也捏不在一起。如果只有水大沒有地大，那麼就會四處流散。好比油滴在水上，怎麼也不會凝聚在一起。由於水大的作用，地大才能凝聚在一起。相對的由於地大的作用，水大才不會流散。難陀，胚胎但有地水火界，無風界者，便無法生長。如果只有地大、水大的成分，缺少火大的功能，它就會像夏天放在陰暗處的一塊肉，很快就爛了。如果受精卵只具備地大、水大、火大，但是缺少風大的話，這個胚胎就不會一直成長。胚胎生命，所具備的各種遺傳特性，乃至日後的發育、成長狀況，都由各個生命先前所造的業因而來。胚胎生命裡頭的心識與物質之間，相輔相成，才能不斷的成長。

難陀，又如有人若彼弟子熟調沙糖，即以氣吹令其增廣，於內虛空猶如藕根。內身大種，地、水、火、風業力增長亦復如是。難陀，非父母不淨有羯羅藍體。亦非母腹。亦非是業，非因非緣；但由此等眾緣和會，方始有胎。

歸納來說，地大有把持的功能；水大有收攝的作用；火大能幫助發育成熟；風大則促使成長。譬如吹糖人的師徒，利用特製的麥芽糖，吹出各種形狀的東西，其實裡面如中空的蓮藕那樣。四大所構成的身體，也是同樣的原理，藉著父母精卵物質基礎，以及自己所挾帶的業因種子，相互爲緣，漸漸成長。

難陀，並不是有父精母卵，就一定會形成胎兒。也不是因爲有子宮就一定能孕育新生命。也不是因爲阿賴耶識挾帶各種善惡業種子，就能憑空誕生生命。一個新生命的誕生，是必須同時具備以上所說的各種因緣和合了，才會產生。

如新種子，不被風日之所損壞，堅實無穴，藏舉合宜。下于良田，並有潤澤，因緣和合方有芽莖，枝葉華果次第增長。難陀，此之種子，非離緣合，芽等得生。如是應知，非唯父母，非但有業及以餘緣，而胎得生。要由父母精血因緣和合，方有胎耳！難陀，如明眼人為求火故，將日光珠置於日中，以幹牛糞而置其上，方有火生。如是應知，依父母精血因緣合故，方有胎生。

譬如一顆新種子，沒被強風日曬所傷，也沒其他損傷，這顆保存良好的種子。把它種到良田裡，給予澆水。在各種條件配合下，這顆種子才會發芽長出枝葉，然後開花結果，繼續成長。難陀，這顆種子如果沒有各種因緣配合，是不會發芽成長的。由此可知並不是父母結合就會誕生新生命。也不是中陰身攜帶業因種子就能入胎。必需要父精母卵，再配合各種因緣，才會誕生新生命。好比要取火的話，就要把放大鏡對著陽光，聚焦在乾牛糞上過一段時間才會生起火來。同樣的道理，父精母卵還需要其他因緣的配合，才可能受孕成胎。

父母不淨成羯羅藍，號之為色①。受、想、行、識即是其名②，說為名色③。此之蘊聚可惡名色④托生諸有⑤，乃至少分剎

那，我不讚歎。何以故？生諸有中，是為大苦！譬如糞穢，少亦是臭。如是應知生諸有中，少亦名苦。此五取蘊⑥色、受、想、行、識，皆有生、住、增長及以衰壞。生即是苦，住即是病，增長衰壞即是老死。是故，難陀，誰於有海⑦而生愛味？

父母精卵結合而成的胚胎生命，具備五蘊色、受、想、行、識的功能。五蘊身心的功能即是追求五欲六塵而造諸業，造業就會投胎受生。不管投胎在那個生命領域，都不會有得到一絲一毫的讚美。爲什麼呢？因爲只要誕生在三界都要承受大苦。好比又髒又臭的糞便，即使少量，也是臭的。同樣道理，只要出生在六道，不論那一道，煩惱、痛苦再少，也還是沒有脫離痛苦。這個五蘊（色受想行識）身心，一直處在出生、暫住、成長老化、衰壞死亡的變化當中。出生即是痛苦，暫住即會生病，增長衰壞就會老死。所以，搞清楚生命是怎麼一回事，誰還會在這輪迴苦海中愛戀不捨呢？

〔註解〕①色：物質、身體、胚胎。②受、想、行、識即是其名：名指心識。心識具受想行識之作用。③名色：阿賴耶識進入父母受精卵，成爲具身心意識的生命體，稱名色。④蘊聚可惡名色：五蘊色受想行識即是爲迷惑、貪愛、煩惱、累積惡業因種的身心活動，這樣的身心內涵當然令人厭惡。⑤托生諸有：諸有，指三有即三界。指出生於三界六道中。⑥五取蘊：執取貪愛之五蘊。⑦有海：三界六道輪迴的大海。

八、在「穢土」世界，誕生

佛把世界分爲兩類，一類是淨土，二類是穢土。淨土世界，衣食自然，沒有老病死憂悲惱苦。如佛在《阿彌陀經》說：「其國眾生，無有眾苦，但受諸樂，故名極樂。」在《海龍王經》說：「心有所念，衣食、室宇所欲隨意，悉自然至。」

由於前世業因，新生命誕生在「穢土」承受果報。我們居住的「穢土」（地球）稱爲「娑婆世界」。所謂「娑婆」就是說這世界的生活環境極爲惡劣，充滿八苦、三苦、無量苦，而且眾生的貪嗔癡煩惱厚重，更可怕的是宇宙中最貪婪、最邪惡、最難教化，一千零四佛不敢收容的大惡人，統統聚集在我們世界。因此這世界的眾生常造十惡、五逆，到處充滿天災人禍，常聞各種痛苦聲音。

如佛在《大寶積經》說：「娑婆世界，具足三毒苦惱眾生之所聚集……何故名為娑婆世界。佛言。彼界堪忍貪恚愚癡及諸苦惱。是故名為娑婆世界。」在《菩薩處胎經》說：「處娑婆界，五苦五惱劫」在《無量壽經》說：「唯此間多惡，無有自然，勤苦求欲，轉相欺殆，心勞形困，飲苦食毒，如是匆務，未嘗寧息。」在《悲華經》說：「有諸眾生多行貪淫、瞋、痴、憍慢……是一千四佛所放捨者。所謂眾生厚重煩惱，五濁惡世，能作五逆①……勤行十惡②……不知親近真實智慧……為痴所盲，離諸善業，專行惡業。如是眾生，諸佛世界所不容受，是故擯來集此世界。邪道重惡之罪積如大山……常為邪道之所覆蔽③；破壞眾人和合聲④、他方國賊兵甲聲⑤、飢餓聲⑥、穀貴偷盜聲⑦、邪婬妄語狂癡聲⑧、兩舌惡言綺語聲⑨、慳貪嫉妬攝取聲⑩、若我我所鬪諍聲⑪、憎愛適意不適意聲⑫、恩愛別離憂悲聲⑬、怨憎集聚苦惱聲⑭……寒熱飢渴疲極聲⑮、耕犁種殖怱務聲⑯、種種工巧疲厭聲⑰、疾病患苦羸損聲⑱，是時眾生各各常聞如是等聲。」在《大寶積經》說：「娑婆世界，具足三毒苦惱眾生之所聚集……眾生心行險詖，難可調伏。」在《大般涅槃經》：「所謂八苦：一生苦。二老苦。三病苦。四死苦。五所求不得苦。六怨憎會苦⑲。七愛別離苦。八五受陰苦

⑳。」

〔註解〕①五逆：殺害父母、出佛身血、殺阿羅漢、破和合僧、誹謗佛法。②十惡：殺、盜、邪淫、兩舌、妄語、惡口、綺語、貪、瞋、邪見等。③常爲邪道之所覆蔽：如邪師說法。④破壞眾人和合聲：如政治上離間他人。⑤他方國賊兵甲聲：戰爭之苦。⑥飢餓聲：如東非超過 2200 萬人處於糧食危機。⑦穀貴偷盜聲：如香蕉價揚頻被偷。⑧邪婬妄語狂癡聲：如色情影片。⑨兩舌惡言綺語聲：如政治惡鬥。⑩慳貪嫉妬攝取聲：如婆媳爭鬥。⑪若我我所鬪諍聲：如兄弟爭產。⑫憎愛適意不適意聲：如婚姻衝突。⑬恩愛別離憂悲聲：如所愛被殺。⑭怨憎集聚苦惱聲：如年金改革爭鬧。⑮寒熱飢渴疲極聲：如集中營。⑯耕犁種殖忽務聲：耕作辛勞痛苦聲。⑰種種工巧疲厭聲：工匠疲累痛苦聲。⑱疾病患苦羸損聲：病人疼痛哀嚎聲。⑲怨憎會苦：冤家路窄，討厭的人偏偏相遇。⑳五受陰苦：五蘊熾盛苦，又稱健康苦。爲了慾望，身心強烈活動，心中產生焦燥、苦悶的痛苦。

問：出生於「穢土」與「淨土」的差別

答：「穢土」世界，是生死凡夫所居住的地方；「淨土」世界，是諸佛、菩薩、阿羅漢所居住的地方。

1.「穢土」世界，有生老病死憂悲惱苦，及無盡的輪迴。我們人類目前就居住在穢土世界。因爲眾生心被無明汙染包覆，成爲妄心，這妄心便創造了一個病態、狂亂的「身、心、世界」，淨土與穢土何事易得、何事難得：《解深密經》：「曼殊室利菩薩復白佛言：世尊！諸穢土中何事易得，何事難得？諸淨土中何事易得，何事難得？佛告曼殊室利菩薩曰：善男子！諸穢土中八事易得，二事難得。何等名為八事易得：一者外道①、二者有苦眾生②、三者種姓家世興衰差別③、四者行諸惡行④、五者毀犯尸羅⑤、六者惡趣

⑥、七者下乘⑦、八者下劣意樂加行菩薩⑧。何等名為二事難得？一者增上意樂加行菩薩之所遊集⑨。二者如來出現於世⑩。曼殊室利！諸淨土中與上相違，當知八事甚為難得二事易得。」

〔註解〕①外道：大部分人都修外道法。所謂外道就是不追求正法，不懂熄滅貪瞋癡及解脫眞理。外道重視修福，雖然也有初步的淨心，但是沒有依據佛經理論，因此只能生天獲得短暫安樂，無法脫離輪迴。②有苦眾生：穢土謀生困難，爲了謀生容易造惡業而受苦報。因此穢土眾生充滿三苦、八苦、無量苦。③種姓家世興衰差別：高貴家族，跟中下階層的生活環境差異極大。④行諸惡行：常造各種惡業。⑤毀犯尸羅：犯戒，尸羅就是戒。⑥惡趣：穢土容易造惡、犯戒所以容易墮三惡道。⑦下乘：就算有修行，努力程度和境界也屬下品。⑧下劣意樂加行菩薩：雖然修菩薩道，但喜歡追求身心欲樂，低級好修的法。「下劣意」指五欲意樂。「加行」努力增加身口意善行。⑨增上意樂加行菩薩之所遊集：修行禪定、解脫智慧的團體很少。「增上意」就是定、解脫、解脫智慧。

2.「淨土」世界，那兒有無窮的快樂，沒有老病死憂悲惱苦。如佛在《阿彌陀經》說：「其國眾生，無有眾苦，但受諸樂，故名極樂。」在《海龍王經》說：「心有所念，衣食、室宇所欲隨意，悉自然至。」

九、心，有大力「世界」生

新生命從母胎誕生後，逐漸成爲雙手萬能的人類。靠雙手生產食物、開山闢路、建築房屋……等不僅創造食衣住行育樂，還有手機、電腦、電視、汽車、火車、飛機……都也是心指揮雙手創作而生。而且不僅外在萬物是心造（人造）。從更深層、更遙遠前世來看，連我們的身心世界也全是心所生、所造。如佛在《大乘本生心地觀經》說：「心有大力世界生。」在《正法念處經》說：「因心故有作……一切皆心作。」在《諸法集要經》說：「一切唯心造，果①亦從心得，心若種種生，彼果亦如是，心如彩繪者，畫三界②眾生。」

〔註解〕①果：結果報應。②三界：欲界、色界、無色界。三界指從天堂、阿修羅、人間、畜生、鬼道到地獄裡的一切。

心，如何「生出」我們的身心世界？以下這段佛經，這麼說：

《華嚴經》說：「心……譬如工畫師，分佈諸彩色……心中無彩畫，彩畫中無心，然不離於心，有彩畫可得。彼心恒不住，無量難思議，示現一切色，各各不相知。譬如工畫師，不能知自心，而由心故畫，諸法性如是。」

〔淺釋〕心，譬如一個繪畫師，能在空白的畫布上，畫出五彩繽紛的山河大地、人生百態。畫家的心原本是空的，卻能一筆一筆的畫出美麗的畫作。畫作完成之時，畫家的心早已不在作品上面，但若沒有畫家的用心怎會有畫作？畫家一下想東、一下想西，產生無窮無盡的靈感，心眞是不可思議啊！畫作中的山河大地、人生百態，各各不瞭解自己的造化。畫家其實也不瞭解自己的心，卻能憑著心情與想像做畫，我們的心就如同這位畫家，繪畫創造了整個世界，不僅語言文字，食衣住行育樂、生活方式……等世間萬物都是心所生、所造的。還有我們的身體、疾病也是心造的。連我們居住的世界，也都是眾生心共同創造出來的。雖然心創造了整個身心世界，但我們自己卻不知道。

十、三千大千世界（銀河系）如何產生的？

佛說，三千大千世界（銀河系）是由無量的因緣所形成的，也是眾生的共業所引發的。如佛在《華嚴經》說：「佛子！譬如三千大千世界①，非以一緣，非以一事，而得成就，以無量緣、無量事，方乃得成。所謂：興布大雲，降霔大雨，四種風輪相續為依。其四者何？一名：能持，能持大水故；二名：能消，能消大水故；三名：建立，建立一切諸處所故；四名：莊嚴，莊嚴分布咸善巧故。如是皆由眾生共業及諸菩薩善根所起，令於其中一切眾生各隨所宜而得受用。佛子！如是等無量因緣乃成三千大千世界，法性如是，無有生者，無有作者，無有知者，無有成者，然彼世界而得成就。」

〔註解〕①三千大千世界：一尊佛所教化的領域。三千大千世界相當於一個銀河系，也有人說相當於十億個銀河系。

十一、心，是一切存在的終極基礎

（一）綜觀「身、心、世界」

眾生的那一顆不生不滅的心（又稱眞心），創造了身、心、世界。一切物質畢竟成、住、壞、空。一切生命畢竟生、老、病、死。一切思想、意識畢竟生滅相續。所有物質、肉體、思想，皆因緣和合而生，緣散而滅。唯有那一顆不滅的眞心，非因緣生，故無生滅。眞心又稱佛性、如來藏、阿賴耶識、自性、本性。一切有情眾生都有眞心（佛性），佛性就是眞我。眞心爲一切現象之所依，也

是世間萬物的緣起。如佛在《雜阿含經》說：「如眼耳鼻舌身意法，因緣生意識，三事和合觸，觸俱生受、想、思，此諸法無我無常。」在《金剛經》：說「一切有為法①，如夢幻泡影，如露亦如電，應作如是觀。」在《央掘魔羅經》說：「自性心②如來藏。」在《大般涅槃經》說：「自性不從因緣。」在《楞伽阿跋多羅寶經》說：「若依若緣生，是名緣起。云何成自性？謂離名相、事相妄想，聖智所得，及自覺聖智趣所行境界，是名成自性，如來藏心。」在《華嚴經》說：「三界③所有，唯是一心④。」在《大般涅槃經》說：「一切眾生，悉有佛性，即是我義，如是我義，從本以來，常為無量煩惱所覆，是故不能得見。佛性無生無滅，不從一切因緣生，是名常，常者即是如來。」在《大寶積經》：說「如來藏，不老不死、無量無邊、不生不滅、不常不斷……如來藏者，即是如來空性之智。如來藏者，一切聲聞獨覺所未曾見，亦未曾得。唯佛了知及能作證。

〔註解〕①一切有爲法：泛指一切有作爲、有造作的因緣所生法。包含一切事物、物質，以及所有現象的存在。②自性心：指心之本性、不變之本質。故此不生不滅的心，又稱自性、本性。③三界：欲界、色界、無色界。三界指從天堂、阿修羅、人間、畜生、鬼道到地獄裡的一切眾生。④唯是一心：全是這念心所造、所生出來的。

（二）心，的本質相貌

「心」無形無相、不生不滅、不增不減、不老不死，非世間語言所能描述。心的本性，極清淨、極光明、具足一切、具有大覺大能，無量智慧神通。六祖惠能開悟時說：「何期自性本自清淨！何期自性本不生滅！何期自性本自具足！何期自性本無動搖！何期自性，能生萬法！」哲學系葉曼教授說：「從根本上講，世間萬法，一切眾生皆從眞心幻現。然而這個眞心是層層幻現的……甚深細，不爲凡夫所感知。」如佛在《增支部①》說：「此心極光淨，而客塵煩惱雜染。」在《大寶積經》說：「心者無形不可覩見，道亦復然，亦無形色復不可見。」在《華嚴經》說：「一切眾生皆有如來智慧德相，但以妄想、執著而不能證得。」在《華嚴經》說：「捨離音聲，言語道斷……一切諸法，捨離文字，言語道斷，而善能說一切文字。」在《大乘密嚴經》說：「阿賴耶識……圓滿清淨……譬如明月現眾國土，世間之人見有虧盈，而月體性未嘗增減……阿賴耶識恒與一切染淨之法而作所依。」

〔註解〕①《增支部》：爲南傳藏經。

十二、科學和醫學調查，證實「心靈不滅」

（一）大腦死亡，覺知能力，反比生前更敏銳

問：眼睛瞎了，就看不見；心靈是大腦運作下的產物，大腦死了心靈不就隨之消逝？

答：人一斷氣，神識（阿賴耶識）脫離肉身，即具神通。縱然生前痛苦、喪失意識或殘障，神識離開肉體就不再感到痛苦，回復清醒意識，肢體殘障也能復原完美無缺。此時覺知能力，比生前敏銳七倍以上，故一上香，魂魄隨至，任何人前來探視均一目瞭然。古今中外眾多實例可證明，列舉如下：

1.〔瑞士〕知名的生死學大師依莉莎白．庫柏蘿絲（Elisabeth Kubler-Ross）說「我曾訪問過幾名死而復活，全盲的病人，這些盲人連光線都無法感知，但他們卻能夠詳細描述被救醒的過程，還有進入房間的人所穿的領帶條紋，或襯衫、夾克的顏色。這些細節在全盲的狀態下是絕對看不到的，因爲全盲的人看不到任何事物，他們連光線陰影都看不見了，更何況是領帶的圖樣。」

2.〔美國〕《與死亡對談》作者康閣・史東，記載：患者瑪莉亞在醫院急救時，很訝異發現自己，竟然跟身體分開了，並在醫院裡到處亂飛，後來醫生將她救活了，瑪莉亞告訴社工說，在急救時，我看到三樓窗外架子上有一隻運動鞋，社工爬到三樓窗外，果然證實該處有一隻運動鞋。又梅爾文．莫爾斯醫生（Melvin Morse）說，他有一位 11 歲患者，心臟停止跳動了 20 分鐘，被救活後，他正確無誤地描述整個施救過程，彷佛眞的站在自己軀體外觀看一般。

以上證明，心靈可以不依附肉體繼續存活下來，而且靈魂不須藉助肉眼、耳朵來觀看聽取事物，也不用肉體的腦部來思考與記憶。

3.〔美國〕雷蒙·穆迪博士的著作《生命之後的生命（Life after life）》是一部研究瀕死體驗的科學作品，本書改編成一部電影，YouTube 片名：「（2012 覺醒系列）每個人都是永生不朽的意識存在死後的世界」。本影片瀕死體驗者之描述摘錄如下：

①「在生命結束的那一刻，面前出現一幅景像，景裡包括我一生中所做過的每一件事，從出生到死亡那一刻，這些景象在傾刻間展現，我看見我生命中的每個小細節……。」如佛在《楞嚴經》說：「臨命終時，未捨煖觸，一生善惡俱時頓現。」

②「我看到我的父母，也看到我爺爺、奶奶、祖父母」、「有一

天我們都會再相見，被已死的兄弟、愛人、親人、朋友迎接，這些來迎接的都好像在鼓勵我們，進入那一片慈祥的光中……我在經歷過那片光之後，又返回了人間」註：佛教認爲，這些親人可能是魔鬼所化，不能跟著他們走。

③「我脫離我的身體，我到過念頭所及的每一處……我可在紐約，可在德州朗維市，可在莫斯科……我可在任何地方，對我來說沒有時間、空間的距離。」

4.美國亞利桑那大學，在實驗室中做「個人意識不滅」試驗。藉由一批靈媒與亡者溝通，實驗顯示：「靈媒通常都能講出逝世親屬 80 多筆資訊，從姓名到個人怪癖，到他們的死亡過程實際細節」總體而言，這群靈媒的準確率達到 83%，研究團隊領導人蓋瑞・史瓦茲（Gary Schwarz）教授表示：「最簡單的解釋就是，那群靈媒和死者取得直接連繫。」來源《療癒場 256 頁》作者：琳恩・麥塔嘉。

5.蔣緯國在晚年病重時，看到過世的父親蔣介石、國父孫中山及戴季陶等長輩前來探望，還見到了白衣觀音菩薩。在接受《時報週刊》記者採訪時蔣緯國說：「當然你們一定會說這是一種幻覺，但是，這究竟是怎麼一回事，我也無從證明，但是對我來說，這是一清二楚的，確確實實的。」

6.1963 年獲諾貝爾醫學獎的英國科學家約翰艾克理教授（Sir John Eccles）在他的獲獎論文中說：「神經細胞彼此之間有無形的溝通物質，這就是靈魂的構成。人體內蘊藏著一個非物質的思想與意識力的『我』，它控製著大腦，就好比人腦指揮計算機，它使大腦內的腦神經細胞發動工作，這種非物質的『識我』，在肉體大腦死亡之後，仍然存在並仍能有生命活動形態，可以永生不滅」。英國著名科

學家柏頗博士（Sir Karl Popper）經過實驗研究後，完全同意艾克理教授的結論。

7.英國基勒學院的麥楷博士（Dr.Donald Mackay）認爲：「意識自我」與肉體的關係，類似數學方式與電腦行爲功能的關系。「意識自我」決定和操縱肉體大腦的行爲，「識我」掌握有自由的意志力，在其寄居的主體肉體及大腦死亡之後，「識我」仍然可以生存不滅。

8.諾貝爾醫學獎得主、英國著名醫學家約翰・艾克爾斯爵士（Sir John Carew Eccles）在他的獲獎論文中主張：「在人的身體內確實有非物質的心識、意識，或者叫做心力的自我這種東西隱藏著，在胚胎時期或極年幼時，這種『自我』就進入到人體內的大腦之中。它能操縱大腦的一切功用，就像人腦掌控電腦一樣。人所擁有的這種無色、非物質的意識，可以指揮、控制屬於血肉之軀的大腦，它能讓大腦中的相關神經細胞從事在它指令指導下的具體工作。這樣的非物質形態的『自我』或心識，在大腦死亡之後依然存在，並仍擁有生命活動的形態，而且可以永生不滅。」

9.法醫的眞實故事：請搜尋 YouTube《法醫驗女屍：這麼漂亮！慘遭跟回家糾纏》《楊日松驗屍怪事　無臉女屍難解凍》《死者沉冤莫白　高大成活見鬼？！》。

10.我小時候在彰化鄉下，看過亡靈附身在乩童身上與家人溝通，當時參加法會民眾約有 100 人。乩童先與亡靈取得連繫，不久亡靈附身在乩童身上，前來與家人對話，無論大小事都能對答無誤。最神奇的是，附身後乩童說話的語言、口音就變成亡者生前的模樣，隨著亡靈不同，乩童會說台語、客語、日語……男女老少，聲音表情維妙維肖，我當時都看傻了。

（二）六道輪迴的證明

六道輪迴的眞實故事，世界各地都有相當多的報導及著作，列舉如下：

1.一個美軍飛行員輪迴轉世的眞實故事：YouTube 影片：兩歲小孩擁有 60 年前二次大戰記憶。美國書籍《靈魂轉生：一位二戰飛行員的前世今生（Soul Survivor: The Reincarnation of A World War II Fighter Pilot）》。

2.1959 年雲林縣麥寮鄉的「朱秀華借屍還魂」事件轟動了全臺灣。此事件證明人死後，靈魂還再度轉世投胎（來源維基百科與 YouTube 影片）。

3.《前世今生・生命輪回的啓示》作者〔美國〕布萊恩・魏斯（Brian L. Weiss）:「本書描寫發生在 20 世紀的眞實事件：病人凱瑟琳因焦躁症來找魏斯醫生治療，在被催眠後驚現 86 次生命輪迴！信奉科學的醫生甘冒職業風險，記錄此書，透露生命的不朽與眞義。」

4.請搜尋 YouTube《聽的懂台灣國語的神犬》沒看影片您絕對不信，投胎成狗卻有人的記憶！

5.亞洲、台灣、中國等權威媒體報導：印度少年以蒼蠅、蜜蜂和蛇的形體，在同一家庭轉世了五次。

6.YouTube 影片《人體身心靈科學》作者前台大校長李嗣涔說：「科學實驗證明，佛、神、靈界的存在。」

7.《生命不死：精神科醫師的前世治療報告》作者：陳勝英醫師：「陳勝英是一位基督徒，原本不相信因果輪迴的概念，但是他在美國加州先後為兩位美國人進行催眠治療時，他們竟然講出自己根本不懂的東方語言，從吃驚、排斥而終於發願探究，後來又遇到更多被催眠到前世的案例，陳勝英才漸漸接受生命會輪迴的事實。」

8.《天堂際遇：一位哈佛神經外科醫師與生命和解的奇蹟之旅》作者：伊本．亞歷山大（Eben Alexander, M.D.）2013 年全美最暢銷非文學書。作者宣稱「在我昏迷的七天，不僅看見天堂的景象，親身感受到造物主的存在。」

9.《見證輪迴》作者：劉因全「本書敘述自己幾千年來的輪迴轉世以不同身分出現……」。劉因全是中國社會民主黨祕書長、社會民主之聲報主編……。請上網下載。

10.**我小學 4 年級，看見地獄火車與牛頭馬面：**台中市豐原區水源路 258 巷內有一座土地公廟，我小時候就住在附近，我常跟一群小孩爬到土地公屋頂上玩耍。我小學 4 年級暑假，又爬上土地公屋頂玩耍，這次我爬上葫蘆，坐在葫蘆上面，葫蘆下方就是土地公、土地婆。

我從葫蘆下來後就感覺頭暈，回到家裡：頭痛、頭暈、發高燒 40 度，我媽媽馬上帶我到醫院打針吃藥，但都沒有效果。我每天痛得在床上打滾哭叫，此時我眼睛半閉（三分眼），眼前就突然出現一整片昏灰的空曠地，上面有火車在鐵軌上不停的奔走，鐵軌旁邊站著 10 多位男人，他們全身烏黑只穿短褲，手上拿著月牙剷（跟西遊記沙悟淨手上拿的武器一樣）。

這期間我只要半閉眼睛，就能夠隨時看到這個景象，我每天非常痛苦，直到第七天，媽媽從外頭回家，見我就說：「我剛才去問神明，神明說你坐在土地公的葫蘆上，才被土地公處罰。你眞的有坐在土地公的葫蘆上面嗎？」我回答：「很多人都坐在土地公的葫蘆上，爲什麼只有我被祂罰？」我媽媽準備供品，帶我去向土地公道歉，道完歉，我媽媽從土地公香爐內取出一點香灰，放在水杯中讓我喝下，結果非常神奇，竟然在我喝下後，頭痛、頭暈、發高燒的症狀，馬上就消失了。我半閉眼睛，再也看不到地獄火車與鬼卒。

2012 年遇到有通靈能力的林師姐，她搭我的車回台中，我向她求證此事，我話都還沒說完，她就說「現在地獄的火車速度很快，人間在進步，地獄也在進步」林師姐竟然能感應到我小時候心中的影像，眞是神奇。

推薦教材：1.《因果與人生》mp3 檔。從中國歷史名人談因果報應。主講，顏宗養老師（曾任政治大學佛學講師 20 多年）。2.《科學時代的輪迴錄》楊大省居士編。

十三、科學家、證道者，解釋「一切唯心造」

（一）**心造物質**：國際知名作家琳恩．麥塔格特（LynneMcTaggart）在《念力的祕密：叫喚自己的內在力量》書中內容以普林斯頓大學、麻省理工學院、史丹佛大學和其他世界知名大學的尖端量子力學實驗爲基礎，參與學者有普林斯頓工程學院院長羅伯待．楊恩（Robert Jahn）等三十餘位科學家。在這些量子物理學家所提到的眾多理論中，以「我創造自己實相」（Icreate my own reality）的概念最震撼人心，研究結果揭示：整個宇宙是由一個浩瀚的量子能量場互相連接而成。美國史丹佛研究院物理學家普索夫（Harold E. Puthoff）也發現，人的意識擁有力量，可以自我療癒，細胞和DNA都有能量和意識，整個宇宙有次結構基礎，萬事萬物藉此溝通。前述這些發現顯示：「宇宙萬物的任何意念，都是能量，都能互相溝通轉化成爲物質。」

（二）**心造精神**：紐約大學醫學院的神經學家魯道夫・李納斯（Rodolfo Llinas）博士指出，我們所看到、聽到、觸到、嘗到和嗅到的一切實際上是純粹的精神營造。如果沒有大腦，也就沒有了這五感。實際上我們的感知，形成於我們大腦中已有的資訊，而不是外部的刺激。惠特利 1996 年的研究顯示，建立感知的資訊中至少80%來自大腦內部，只有 20%的資訊來自外部世界。諾貝爾獎得主普里高金（Ilya Prigogine）的話來說：「我們所稱爲現實的一切，都是通過我們所參與的積極營造，來顯現的。」

（三）**心造世界**：國防大學副教授盧國慶在《慧炬雜誌・第586期》說到：量子科學家發現：物質實際只是一種波動的現象，並非實有，它是空的。現實世界與我們腦部和身體，都是由我們的「心」或「意識」所創造並且分別、執著出來的。大乘起信論云：「以心生則種種法生，心滅則種種法滅故。」佛陀在《正法念處經》說：「心能造作一切業，由心故有一切果。」又說：「心為一切巧畫師，能於三界起眾行。」佛陀的教誨一再提醒我們：停止「心」的起心動念，才是與幻象宇宙告別，回歸實相（眞實生命）的途徑。總的來說，量子力學是廿一世紀人類科學發展以來，最成功探討「意識」與「宇宙」的關聯性理論。而最令人訝異的是・它揭露出「心念不可思議的力量」，與佛典的智慧如出一轍，無怪乎愛因斯坦在他的日記裡寫道：「如果將來有一個能代替科學的學科，這一學科唯有佛教。」

（四）**知覺遊戲**：喜馬拉雅山下來的苦行僧──咕嚕，在主講《佛陀的生死觀與臨終前準備》時說：

①為何我們能夠看到、摸到？因為我們的感官能夠接收到這些頻率，其實看到、摸到，依據科學證明物質與精神的背後都只是能量，一切都是能量也就是波動。換句話說一切都是「知覺遊戲」，沒有生與死，只有「業」與「知覺」在發生。②你的知覺都是幻象。一切都是能量，能量凝聚成物質，物質形成生命，生命形成知覺。③當打坐進入深定，腦波調低，你會進入不同時空，看到不同世界。④這世界沒有時間、空間的存在，這是「知覺的錯覺」只有知覺，沒有物質，什麼都沒發生過，所以是「一切唯心所造」生命是「業的循環」生命的本質是「能量、知覺」而已，而且不生不滅不增不減。

（五）諾貝爾物理學獎得主楊振寧博士在《佛教與科學徹底相容》演講中說到：「佛經中很多論述，與現代科學驚人的吻合。大到宇宙的形成、太陽系及銀河系的構造，小到寄生蟲、微生物的觀察；甚至相對論、量子力學等尖端科學等，無一不證明佛教的真實性。」換句話說，科學家花費無數時間、金錢「往外」的物質世界探索，與佛陀於 2500 多年前「往內」的精神世界探索，兩者所得到的答案，竟然沒有不同。

第 6 章　根除生死輪迴（成佛之道），概論

第 6 章到第 10 章，闡述如何根除生死輪迴。也就是完成佛醫三大目標：「所求如願、根除生死輪迴、圓滿成佛」的修行方法。其中「根除生死輪迴」是修行首要目的。「圓滿成佛」是遠程目標，因為凡夫無法一生成佛。

無論大乘佛教、南傳佛教、藏傳佛教。一切佛法，都能解脫生死。因此諸法平等，彼此不能誹謗。

佛教以禪定、淨土統攝一切修行法門。淨土，是最容易解脫的法門，老病之人應專修淨土。禪定，是成佛必修的法門，若不修禪定，佛法大門難以開啓。如佛在《大乘理趣六波羅蜜多經》說：「佛果大菩提，定慧為根本……眾生妄心起，如翳見空花，唯定慧能治……若不勤修定，甘露門難啟。」

禪定與淨土，入門修學心態不同，禪定「證空」，淨土「證有」。禪定與淨土是佛教的一體兩面。修禪定只要發願求生，就能往生淨土，往生淨土便進入禪定世界。專心念佛、讀經、持咒就是在修禪定。禪定與淨土可以單修、雙修、交替修。若能彼此融合，禪淨雙修，乃第一善根。

淨空法師說：止觀（禪定），是佛家修行總原則，無論修學哪一個法門，都離不開止觀。淨土法門也是修止觀，攝心念佛，就是修止（定）；聞法，就是修觀（慧）。念佛的最高境界稱念佛三昧，念佛三昧就是一種「禪定」。往生淨土就是到那兒修禪定而成佛。噶千仁波切說：無論南傳（小乘）北傳（大乘）、顯經密續，所依止的佛說正行修持，都不出止觀法門。

如佛在《大乘隨轉宣說諸法經》說：「如來大慈憐愍一切，設諸方便說奢摩他①、三摩鉢提②、禪那③，止觀法門，令彼攝心、漸漸熏修，證於佛果。」在《中阿含經》說：「以止觀為車……便能捨惡，修習於善。」在《出曜經》說：「在閑靜處思惟止觀……自身作證而自娛樂。生死已盡，梵行已立，所作已辦，更不復受生死，如實知之。爾時諸比丘，皆得阿羅漢④，六通⑤清徹，無所罣礙。」

〔註解〕①奢摩他：巴利文Shamatha譯爲「止、寂靜、能滅」。②三摩鉢提：巴利文 samāpatti 意譯爲「如幻觀」。③禪那：巴利文 jhāna 意譯爲「思惟修或靜慮」。④阿羅漢：破除無明，解脫生死的聖人，但智慧、福德尚不及大菩薩與佛。如佛在《大集經》說：「破無明已，名爲獲得阿羅漢果。」⑤六通：六種神通，包括神足通、天眼通、天耳通、他心通、宿命通、漏盡通。

一、衆生本來成佛，因被心病封印，導致輪迴

眾生本來成佛，因被心病封印，因而造業，導致生老病死苦的輪迴。解除心病封印，心的原力展現，即是佛。說明如下：

(一)《華嚴經》說:「心、佛及眾生,是三無差別。」

〔大意〕佛說,心①、佛、眾生三者沒有差別。佛就是心,心就是佛。佛心與眾生心的本質一樣。那爲什麼,我們沒有佛的智慧、神通、快樂呢?因爲眾生無始來就有無明、我執、貪嗔癡,導致生死輪迴。如佛在《大乘理趣六波羅蜜多經》說:「佛與眾生性不異……心性平等亦復然」在《雜阿含經》說:「眾生於無始生死,無明所蓋……長夜輪迴生死。」

〔註解〕①心:眞我。又稱佛性、如來藏、自性、眞心。如佛在《楞嚴經》說:「常住眞心性淨明體。」在《大般涅槃經》說:「我者,即是如來藏義。一切眾生悉有佛性,即是我義。如是我義,從本已來常爲無量煩惱所覆,是故眾生不能得見。」

(二)《增支部》①說:「心者,是極光淨者,卻為客隨煩惱所雜染……能從客隨煩惱得解脫……故我言……聖弟子修心。」

〔大意〕佛在,南傳大藏經《增支部》說:心,極爲光明、清淨,卻被外來的貪瞋癡煩惱參雜汙染。只要精進修行,去除煩惱汙染,原本的清淨心彰顯,就能解脫生死輪迴。所以說,修行就是在修心。如禪修、念佛,都能清除煩惱。如佛在《勝鬘經》說:「一切眾生自性清淨……無始以來爲雜染所染。」

(三)《央掘魔羅經》說:「一切眾生有如來藏①,為無量煩惱②覆,如瓶中燈」。《央掘魔羅經》又說:「瓶破則現③,瓶者謂煩惱,燈者謂如來藏。」

〔大意〕一切眾生的身體裡有一個「內在如來」,雖然「內在如來」具有無窮的智慧光明。但它卻被無量煩惱覆蓋,好像一盞光明燈,放在黑瓶中無法綻放光明。只要打破黑瓶,不用外求,如來的智慧光明自然顯現。所謂成佛,就是「內在如來」的顯現。如佛在

《央掘魔羅經》說：「譬如日月密雲所覆光明不現，雲翳既除光明顯照。如來之藏亦復如是，煩惱所覆性不明顯，出離煩惱大明普照，佛性明淨猶如日月。」此經文解釋，參考釋妙熚法師「內在的如來」。

〔註解〕①如來藏：如來的智慧光明，被煩惱覆蓋不能彰顯，故稱如來藏。如來藏，爲佛性、眞心、眞我之別名。②煩惱：指貪瞋癡爲主的心病。

（四）《華嚴經》說：「奇哉！奇哉！一切眾生，皆具如來智慧德相①，但因妄想執著②，不能證得。若離妄想，一切智③、自然智④，即得現前。」

〔大意〕佛證道時說：奇怪啊！奇怪啊！一切眾生，都具有佛一樣的智慧、福德、相好莊嚴，只因爲被自己的我執給障礙了，因而不能證得佛的境界。如果把我執消滅，智慧德相便能彰顯，自然跟佛一樣擁有無上的智慧、神通、辯才、快樂。六祖惠能大師開悟時也說：「何期自性本自清淨；何期自性本不生滅；何期自性本自具足；何期自性本無動搖；何期自性能生萬法。」

〔註解〕①智慧德相：智慧、威德、相貌。②妄想執著：就是我執。執著四相「我相、人相、眾生相、壽命相」而生妄想執著。③一切智：佛智。了知一切法的智慧。④自然智：佛智。自然之智慧。

二、佛及大菩薩的法藥，才能救療心病

一切眾生都被貪瞋癡心病燒煮，唯有佛及大菩薩所說的法藥，才能救療、去除眾生的心病，不再投胎，而解脫生死輪迴，得到永恆的幸福快樂。如佛在《大般若波羅蜜多經》說：「無明如病」在《大乘菩薩藏正法經》說：「一切有情為三種病常所燒煮。何等為三？謂貪瞋癡……以佛正法積集和合，為大良藥……救療一切有情三毒熱惱重病……唯是如來及大菩薩①。為大醫王施大法藥。於諸有情三毒熱惱。皆能息除。」在《醫喻經》說：「汝等當知，如世良醫，知病識藥……如來……亦復如是……為眾生說，而令斷除生法②、苦本。生法斷故，而老病死憂悲苦惱，諸苦永滅。」在《大般若波羅蜜多經》說：「拔諸有情生老病死憂悲苦惱，令得畢竟安樂涅槃④。」

〔註解〕①大菩薩：觀世音菩薩、地藏王菩薩、文殊菩薩、普賢菩薩……等大菩薩，也是大醫王，能以法藥治眾生心病。②斷除生法：不再投胎出生，脫離生死之道法。

三、解脫輪迴，乃至成佛的「安穩正路」

學佛修行，依照「安穩正路」去走，就能所求如願、根除生死輪迴，乃至成佛。反之，修行就會落空，或走入魔道。佛說「安穩正路」包括：（一）親近善友，聽聞佛法。（二）歸依三寶。（三）發菩提心。（四）遠離外道邪法及惡知識。（五）大乘佛教以六波羅蜜，爲基本修行方法，並以禪定、淨土法門作爲修行代表。小乘以三十七道品，爲基本修行方法，並以四念處作爲修行代表。（七）圓滿成佛，廣度眾生。

如佛在《大乘理趣六波羅蜜多經》說：「云何令諸有情趣大涅槃①安穩正路？……於一切智得不退轉？……佛告慈氏……譬如有智之人於險難中，求有力者以為救護……歸依三寶②以為其主，方能越渡生死大河……以清淨心歸依佛法僧寶，發阿耨多羅三藐三菩提心③……遠離外道邪法及惡知識④。應當親近修行布施⑤、持戒、忍辱⑥、精進⑦、禪定⑧、智慧⑨具足。行大乘者而為伴侶，應於自身聽聞正法精勤誦持。應常安住如是六種波羅蜜多⑩。精進修行降伏心意⑪攝護六根⑫。由此勢力疾證無上正等菩提⑬。……親近善友聞法信受⑭。」在《無量壽經》說：「如來淨土之行……設我得佛，十方眾生，至心信樂，欲生我國，乃至十念，若不生者，不取正覺。」

〔註解〕①大涅槃：指成佛。涅槃，含多義：ⓐ第一樂、終極之樂。沒有比這更快樂。如佛在《大般涅槃經》說：「畢竟樂者，即是涅槃」在《大法鼓經》說：「得般涅槃第一之樂」。ⓑ熄滅煩惱的解脫境界，如《大般涅槃經》:「滅諸煩惱，名爲涅槃。」ⓒ到達解脫生死之彼岸，如《勝天王波羅蜜經》:「到彼岸者即是涅槃。」ⓓ小涅槃，指證阿羅漢或僻支佛，如《文殊師利問經》:「小涅槃者，如緣覺聲聞涅槃。」ⓔ大涅槃，指成佛，如《大寶積經》:「阿耨多羅三藐三菩提者即是涅槃。言涅槃者即是如來清淨法身」②歸依三寶：佛法僧三寶是佛教的全體。不歸敬三寶無法得戒，戒體不足無法入道。③發阿耨多羅三藐三菩提心：發菩提心。發心欲成佛廣度眾生。④遠離外道邪法及惡知識：歸依三寶後，不拜鬼神。勾結護持，惡人惡黨，謀求私利，乃危害全民的「大惡」。⑤布施：爲眾生、爲佛教，付出心力和金錢。布施表面上給人，實際上布施如播種，後必得福報。⑥忍辱：忍受各種苦。慧律法師說：不要逃避逆境那是你成佛的必經之路。顏宗養老師說：遍歷一切苦永斷生死流。⑦精進：專注修行，以求進步。⑧禪定：禪，爲梵語 dhyāna 之音譯；定，爲梵語 samādhi 之意譯。禪與定皆爲令心專注於某一對象，而達於不散亂之狀態。⑨智慧：又稱「般若」。智慧能洞察真相，破煩惱，斷生死。智慧是解脫的智能，也是生活的智能。如佛在《維摩經》說：「以智慧劍破煩惱賊。」⑩六種波羅蜜多：布施、持戒、安忍、精進、禪定、智慧。⑪降伏心意：降伏貪瞋癡心。⑫攝護六根：守護眼耳鼻舌身意，不向外攀緣。⑬證無上正等菩提：成佛。⑭親近善友聞法信受：親近善知識，聽聞佛法，相信及修持佛法。

四、「四依止」是學佛、信仰的最高原則

「四依止」是學佛、信仰的最高準則。如佛在《大涅槃經》說：「依法不依人……依義不依語……依智不依識者……依了義經不依不了義經。」「四依止」含多義，僅能略說：

（一）「依法不依人」：「法」指佛經。「人」指說法者。學佛必須「依據佛經而修」。信願法師說：誰說的都不算數，只有佛說的才算數，因爲臨命終時，接引我們的是佛，不是某某法師或大德。如佛在《大寶積經》說：「依法不依人故，離四魔故。」奪人身命及慧命之四種魔：1.五蘊魔，色受想行識等五蘊積聚，成爲生死輪迴的苦果，能奪慧命。2.煩惱魔，一百零八煩惱能惱亂身心，致不成菩提。3.死魔，能致老死，斷人身命，阻礙修道。4.天魔，如欲界第六天之魔王及其眷屬，能害人行善、修道。上述前三者爲內魔，最後者爲外魔。

（二）「依義不依語」：「義」指了知佛經的意義、道理。「語」指佛經文字。我們必須了解佛經整體的義理，再對經文做解釋，才

不會造成誤解。若截取某句經文，強作解釋。或斷章取義，就容易造成義理上的誤解。如佛在《涅槃經》說：「依義不依語者。義者名曰覺了。」在《大方便佛報恩經》說：「隨義，不隨字。」

（三）「依智不依識」：「智」指心之理性、智慧、了知事物因果。「識」指眼、耳、鼻、舌、身、意六識。識，蘊藏感情、欲望，所見盡是緣起假相。依識會被情感、欲望、假相牽著鼻子走。依智才能邁向解脫。如佛在《自在王菩薩經》：「依於智不依識。何以故？菩薩知，識虛妄如幻。」在《大集經》說：「識者專取所緣思惟分別。智者心無所緣不取相貌……是名依智不依於識。」

（四）「依了義經，不依不了義經」：

1.了解佛經義理，依法而修，一切佛經都是「了義經」；反之，貪求聲色名利者，所修的一切佛經都是「不了義經」。如佛在《自在王菩薩經》說：「了義經者，一切諸經皆是了義，以依義故……若人……行塵垢道常為所牽……為聲所牽……不如是依者，一切諸經皆是不了義。」

2.小乘（聲聞乘）是無上的解脫法，但不是佛法的終點。因此佛對小乘成就者說：小乘法是「不了義經」，修小乘解脫之後，還要修大乘「了義經」，也就是發菩提心、修菩薩道，福慧圓滿成佛廣度眾生，才是佛教的終極目的。如佛在《涅槃經》說：「不了義經者，謂聲聞乘，聞佛如來深密藏處悉生疑怪，不知是藏出大智海，猶如嬰兒無所別知，是則名為不了義也。了義者名為菩薩，真實智慧隨於自心，無礙大智猶如大人無所不知。是名了義。又聲聞乘名不了義，無上大乘②乃名了義……何以故？如來為欲度眾生故，以方便力說聲聞乘，猶如長者教子半字。善男子，聲聞乘者猶如初耕未得果實，如是名為不了義也，是故不應依聲聞乘。大乘之法則應依止，何以故？如來為欲度眾生故，以方便力說於大乘是故應依。是名了義。」

〔註解〕①疑怪：疑，不能确定；不相信。怪，奇異；妖魔之類。②無上大乘：成佛之道。③教子半字：教一半的學問。

五、修「福德」，積集修行的本錢

「福德」是指一切善行所得之福利。例如「孝養父母」父母就把福利留給孩子。「奉事師長」師長就把福利留給弟子。「福德」是一種因果回報的現象。修行，首先要行善，積集「福德」，建立修行的本錢。好像出遠門，必需準備足夠的金錢、衣食。「福德」資糧積集夠了，就能精進修行，得到治病、所求如願、解脫，乃至成佛的目的。如佛在《別譯雜阿含經》說：「譬如豐資糧，安樂越險道，修福者亦爾，安隱至善處。」

佛說，世間不如意事。例如多病、貧困、災禍、戰爭。都是因為缺少福德的緣故！如佛在《福力太子因緣經》說：「多病皆由無福因。」在《雜寶譬喻經》說：「薄福常患衣食不充。」在《占察善惡業報經》說：「眾生福薄，多諸衰惱，國土數亂，災害頻起。」

有福德的人，做任何事情都能得到護持而成功。有福德的人，具備忍耐、廣學多聞的智慧。如佛在《福力太子因緣經》說：「福者所作善護持……福者能具忍辱力……具多聞及智慧……福者諸所作皆成，復常處於快樂位。」

有福德之人，打坐坐得住。如佛在《三慧經》說：「本意欲坐行道十日，不能竟十日，前世福薄故。多福者，欲十日坐行便得」；有「福德」之人，就能夠往生淨土。如佛在《阿彌陀經》說：「不可以少善根福德因緣得生彼國。」

修集「福德」的方法

孝養父母、奉事師長、護持佛法、供養三寶、守護自己國家、保護地球生態、照顧病人、布施貧困、親近善友、推崇聖賢等，都是修集廣福德的大善行。如佛在《分別善惡報應經》說：「何業獲大福德？……信崇聖賢……廣行惠施……愛恤孤貧……供養三寶。如是……獲福廣大。」在《大般若波羅蜜多經》說：「若有情類不近善友，未種善根，薄福德故」在《分別布施經》說：「施病苦人獲二倍福；施破戒人獲百倍福；施持戒人獲千倍福。」

更多修集「福德」的方法：請看，第 8 章，二、往生淨土的因緣。

六、修「智慧」，滅除垢濁的心病

無明是生死根本，智慧是解脫根本。我們必須透過「聞思修」佛法，才能獲得「聞慧、思慧、修慧」，以滅除垢濁的心病。因爲佛法乃「心法」它必須靠文字、語言來傳遞。因此學佛必須聽課、看佛經、思考、修持，才會慢慢的領悟、開智慧，而產生去除心病的作用。如佛在《海八德經》說：「吾道眾經，其義備悉……練去心垢。貪婬恚嫉，愚癡眾穢。猶若磨鏡，瑩垢盡之……照無不覩。……生死之源，得無不知。」在《大乘本生心地觀經》說：「一切菩薩修勝道，四種法要應當知，親近善友為第一，聽聞正法為第二，如理思量為第三，如法修證為第四。」在《大方便佛報恩經》

說：「成就智慧，破壞無明」在《佛所行讚經》說：「生老死大海，智慧為輕舟①。無明大闇冥，智慧為明燈②。諸纏結垢病，智慧為良藥③。煩惱棘刺林，智慧為利斧④。癡愛駃水流，智慧為橋梁⑤。是故當勤習，聞思修生慧，成就三種慧……離諸虛偽法⑥，逮得微妙樂⑦，寂靜安隱處⑧。」

〔註解〕①智慧爲輕舟：智慧好像輕快小船，能渡過生死大海。②無明大闇冥，智慧爲明燈：智慧好像光明燈，能破無明黑暗。闇冥，昏暗不明。③諸纏結垢病，智慧爲良藥：智慧如良藥能根治貪瞋癡病。諸纏，指十種煩惱（無慚、無愧、嫉、慳、悔、睡眠、掉舉、昏沉、瞋忿、覆）。纏是煩惱的別名，因煩惱能纏縛眾生，使無法出離輪迴。結垢，貪瞋癡煩惱爲心之垢穢，令心遮蔽而起生死。結，煩惱之別名。④煩惱棘刺林，智慧爲利斧：智慧如利斧，能砍除針刺林木。⑤癡愛駃水流，智慧爲橋梁：智慧如橋梁，能過水流急速的江河。癡愛喻爲水勢急速的江河水。⑥虛僞法：宇宙萬物緣起緣滅，只是暫時存在的假相，故稱虛僞法。⑦微妙樂：涅槃解脫是一種微妙的快樂。⑦寂靜安隱處：安靜、安定，坦然自在，沒有憂慮之境界。

（一）聞慧

聞慧：聽善知識說法、讀經而得之智慧。佛在世，聽佛說法。佛離世，依止佛留下的語言（佛經）。了解佛經義理，能開智慧，建立正見，治療心病。如佛在《正法念處經》說：「聽法之人……能種善根……令邪見①者，入於正見②……終得涅槃③。」在《大莊嚴論經》說：「治身心病唯有佛語，是故應勤聽於說法。」在《法句譬喻經》說：「唯有經戒④多聞慧義。以此明道療治心病，拔除憂愛愚痴貢高⑤。制伏剛強豪富貪欲。積德學慧，乃可得除，長獲安隱

⑥。」

〔註解〕①邪見：歪曲事理的見解。②正見：正確的見解。如佛在《涅槃經》說：「以聞法故觀善境界，觀善境界故得大智慧。大智慧者名正知見，得知見故於生死中……得解脫……滅生死故名爲滅度。」③涅槃：第一樂、終極之樂。④經戒：佛經、戒律。⑤憂愛愚痴貢高：憂愁、貪愛、愚痴、高傲，這些都是心病煩惱。⑥長獲安隱：獲得永恆的安定和平靜。

要讀甚麼經呢？如果修觀音法門，要讀《觀世音菩薩普門品》。修地藏法門要讀《地藏經》，修藥師法門要讀《藥師經》。但無論修哪位佛菩薩法門，都應該讀淨土三經。因爲觀音、地藏、藥師統統屬於淨土範疇；反之，修彌陀法門，也應了解觀音、地藏、藥師的經典。因爲佛法是一體的，彼此相輔相成。無論修哪個法門，只要有時間，大小乘經典統統要閱讀了解。

（二）思慧

思慧：聞法後，思考佛法義理而得之智慧。思考這是佛說的法？是佛說的戒律？與事實吻合？如佛在《無量壽經》說：「得佛經語，當熟思之①。」在《大般涅槃經》說：「聞如是法，善解其義……隨所聞法善自思惟，為修多羅②。為是毘尼③。為是法相④，有此法耶？若修多羅，及以毘尼、法相之中，有此法者，宜應受持。」

〔註解〕①熟思之：仔細思考，反覆研究，叫熟思之。②修多羅：佛經。③毘尼：戒律。④法相：宇宙人生的眞相。

（三）修慧

修慧：依佛經指示修行，而得之智慧。了解佛經理論後，依法修行就能得大智慧而去除心病，得到解脫。慧律法師表示：修行就是修心，修心要觀照內在，抓出心中煩惱賊，滅除貪瞋痴。印光大師說：「半日學解、半日學行」一半時間讀經聞法，一半時間念佛修行，這是修淨土的要領。當解行相應，念佛就會信心歡喜，就容易感應道交。如佛在《楞嚴經》說：「從聞思修而入三摩地①」在《大乘理趣六波羅蜜多經》說：「聞此經典，信解受持，思惟修習，我說是人速能成就無上菩提②。」

〔註解〕①三摩地：梵文 samādhi 音譯爲三摩地或三昧。三昧，即定慧等持，也就是禪定和智慧同時存在。三昧，三昧即是正定，正定就是具足定與慧。三昧有百千種，如佛在《勝天王般若波羅蜜經》說：「首楞嚴三昧、如幻三昧、金剛喻三昧、金剛三昧、不動意三昧……。」②無上菩提：成佛。

七、「福慧雙修」，能治病、改運、解脫、成佛

修集「福德」、「智慧」，因緣俱足，就能改造「身、心、世界」。亦即改造命運、促進健康、所求如願、解脫生死，乃至成佛。如佛在《般若經》說：「福慧攝諸有情，方度世間至一切智。如人遠行多齎寶物，為得利故。」

以癌症爲例：從宏觀上來說，癌症是「身、心、世界」也就是「生理、心理、社會因素」交互作用下的產物。改變「心」與「世

界」就能間接改變「身」而破壞癌症，創造奇蹟痊癒，說明如下：

1.修福德，能改善「世界」，也就是改善「社會因素」：人類的身心健康，建立在家庭、社會、地球環境的基礎之上。故促進自己與家庭、社會、地球環境的和諧發展，這種行為就是「修福」。「修福」能改善「世界」（社會因素），提高癌症奇蹟痊癒的機率。

修「福德」方法：例如孝養父母、奉事師長、修十善業、護持佛法、保護自己國家、保護地球生態。如佛在《觀無量壽佛經》說：「修三福①：一者，孝養父母②，奉事師長③，慈心不殺，修十善業④。」在《大般若波羅蜜多經》說：「法供養最為第一，若有護持佛正法者，當知彼類二世安樂。」在《輪王七寶經》說：「善御兵眾，守護國界，甚為賢善。」

〔註解〕①福：梵語 punya，巴利語 puñña。又稱福德。指能夠獲得世間、出世間幸福的行為。②孝養父母：供給父母生活所需，使父母生活快樂。③奉事師長：師長教我們知識、謀生技能、解脫生死之道，我們對師長，應當恭敬、回報、護持。④十善業：不殺生、不偷盜、不邪淫、不妄語、不兩舌、不惡口、不綺語、不貪欲、不瞋恚、不邪見。

2.修智慧，能改造「心」，也就是改善「心理因素」：「聞思修」佛法，能開啓智慧，找到生命的意義與目的。從此心中有依靠、有目標、安詳、平和、心開意解。回歸自然的生活方式，找回身體的自癒力，提升免疫機能。所以「聞思修」佛法，這種行為就是「修慧」。「修慧」能改造「心」（心理因素），促進身體健康，提高癌症奇蹟痊癒的機率。

修「智慧」方法：例如，聽善知識說法、研讀佛經、專心念佛菩薩名字、觀呼吸。如佛在《華嚴經》說：「譬如暗中寶，無燈不能見；佛法無人說，雖慧莫能了①」在《大方便佛報恩經》說：「讀誦翫習②，思惟其義③，如說修行④。」在《文殊師利所說摩訶般若波羅蜜經》說：「繫心一佛，專稱名字……念一佛功德無量無邊。」在《大乘隨轉宣說諸法經》說：「修習奢摩他定……身心快樂。」更多「修慧」方法。請看，第7章禪定法門。

〔註解〕①如果沒有善知識來解說佛法，無論多聰慧的人，都不會明白佛經的眞實含義；就好像在黑暗中的寶物，沒有燈光是看不見的。②讀誦翫習：讀誦與研讀佛經。③思惟其義：思考佛經的道理。④如說修行：依照佛經說的去做。

總之，佛教「身、心、世界」與醫學「生理、心理、社會因素」義理相通，佛法跟醫學都是建立在自然現象與因果法則之上。只要依照佛經說的去做，持續努力一段時間，就能夠啓動心靈的力量、福報的力量、智慧的力量、懺悔的力量、佛菩薩的神通力量……眾多力量，共同促進身心健康，而奇蹟痊癒。如佛在《華嚴經》說：「以智慧藥滅身心病故。」

第 7 章　禪定法門

禪定（梵語 Dhyāna-samādhi）。禪，爲梵語 dhyāna 之音譯；定，爲梵語 samādhi 之意譯。禪與定皆爲令心專注於某一對象，而達於不散亂之狀態。

人類靜心思考，就能創造偉大的科技成就。例如手機、電腦、電視...讓我們穿越時空，掌握全球資訊。汽車、火車、飛機……讓我們踏遍世界各個角落。

坐禪，極靜心到達「三昧」境界，就能擁有無窮的定力和智慧，了知身心世界眞相，遠離貪瞋癡之虛妄境界，而解脫生老病死苦的輪迴，並擁有超越一切的神通力。我們這一念「心」是多麼不可思議啊！讓一切都成爲可能。如佛在《華嚴經》說：「以智慧藥滅身心病故」在《大乘本生心地觀經》說：「心有大力世界生。」在《華嚴經》說：「心如工畫師，能畫諸世間，五蘊悉從生，無法而不造。……若人欲了知，三世一切佛，應觀法界性，一切唯心造。」

一、禪修須知

（一）禪定解脫的基本功

1.持戒，三業清淨，是禪定成就的根本要件

持戒，身口意三業清淨，是禪定成就的首要條件。因三業清淨，才能得正定，有正定才能開啓智慧而解脫、乃至成佛。

如佛在《大寶積經》說：「修奢摩他、毘婆舍那，離三業惡。常修三業清淨之行離於破戒……速能證得阿耨多羅三藐三菩提①。」在《大薩遮尼乾子所說經》說：「欲離諸生死，安隱到涅槃②，一切如來說，持戒最第一。戒如清涼池，能生諸善花……常當持淨戒，身口意業淨，諸惡皆不行，是能到菩提，一切智③現前。……能速到彼岸④，住佛果菩提。」在《遺教經》說：「當尊重珍敬波羅提木叉⑤。如暗遇明，貧人得寶，當知此是汝等大師⑥。若我住世無異此也。……戒是正順解脫之本。……依因此戒得生諸禪定及滅苦智慧。是故比丘。當持淨戒勿令毀犯。若人能持淨戒是則能有善法。若無淨戒諸善功德皆不得生，是以當知，戒為第一安隱功德之所住處。勿令放逸入於五欲。」在《占察善惡業報經》說：「使身口意得清淨……所有五蓋展轉輕微，堪能修習諸禪智慧。」

〔註解〕①阿耨多羅三藐三菩提：修行最高境界，有多種名稱：成佛、無上智慧、涅槃。②涅槃：究極之快樂。③一切智：知道宇宙萬有的總相，這是聲聞（阿羅漢）、緣覺（僻支佛）之智慧。④彼岸：解脫生死的境界。⑤波羅提木叉：巴利語 Pātimokkha 之音譯，指佛制訂的戒律。⑥大師：修道成就者，大師通常指佛。

2.守護六根，遠離五欲少欲知足

少欲、少事、不攀緣、不愛聚會，心念才容易平靜下來，專心修道。守護六根，遠離五欲六塵，才能成就定力。

如佛在《大乘大集地藏十輪經》說：「若修定者隨有一行，終不能成諸三摩地。設使先成尋還退失。何等為十。一者樂著事業。二者樂著談論。三者樂著睡眠。四者樂著營求。五者樂著豔色。六者樂著妙聲。七者樂著芬香。八者樂著美味。九者樂著細觸。十者樂著尋伺。大梵當知。是名十種無依行法。若修定者隨有一行。終不能成諸三摩地。」在《大乘理趣六波羅蜜多經》說：「聽聞正法精勤誦持，應常安住如是六種波羅蜜多①精進修行，降伏心意攝護六根②，由此勢力疾證無上正等菩提③。」在《中阿含經》說：「若比丘・比丘尼成就護六根為守閤人者。便能捨惡，修習於善。」又說：「當淨身行、淨口、意行。住無事中④，著糞掃衣⑤。常行乞食，次第乞食。少欲知足，樂住遠離⑥而習精勤。」又說：「不樂聚會，說少欲，說知足。」在《阿那律八念經》說：「道法少欲，多欲非道。道法知足無厭非道，道法隱處樂眾非道。」

〔註解〕①六種波羅蜜多：持戒、布施、安忍、精進、禪定、智慧。②攝護六根：守護六根，勿染著諸欲，例如眼貪好色、耳貪妙聲、鼻貪香氣、舌貪珍味、身貪細滑、意貪一切快樂。③無上正等菩提：成佛。④住無事中：修行人又稱無事道人。顏宗養老師說：修行的第一步，就是不再追求。⑤著糞掃衣：穿著糞掃衣，便可遠離貪著，增長求道之心。糞掃衣，破舊的衣服。⑥住遠離：居住遠離城市，遠離欲樂。

3.精進修行，才能成就道果

修道人應該全心全意修行，不可懈怠。例如難陀尊者，每天凌晨約 2~3 點就起床修行，到晚上約 10 點才入睡，因爲努力修行，所以證阿羅漢果。

如佛在《阿那律八念經》說：「道法精進懈怠非道。道法制心放蕩非道。」《雜阿含經》說：「善男子①難陀②初夜③、後夜④精勤修業者，彼難陀晝則經行⑤、坐禪，除去陰障⑥，以淨其身。於初夜時，經行、坐禪，除去陰障，以淨其身。於中夜⑦時，房外洗足，入於室中，右脇而臥⑧，屈膝累足⑨，繫念明想⑩，作起覺想⑪。於後夜時，徐覺徐起，經行、坐禪，是名善男子難陀初夜、後夜精勤修集。」在《長阿含經》說：「斷除無明，生於慧明，捨離闇冥，出智慧光。……所以者何？斯由精勤，念不錯亂。」

〔註解〕①善男子：學佛修行的好男人。②難陀：比丘。他是釋迦佛俗家最小的弟弟。③初夜：晚上 6 點到 10 點。④後夜：凌晨 2 點到 4 點。⑤經行：在一定的路徑上專心地往返步行，是一種修行方法。⑥除去陰障：除去修行的種種障礙，如五蓋：貪欲、瞋恚、睡眠、掉悔、疑。⑦中夜：晚上 10 點到凌晨 2 點。⑧右脇而臥：向右側躺的睡姿。⑨屈膝累足：膝蓋彎曲、將左腳放在右腳上。⑩繫念明想：連續不斷地念著光明的相。⑪作起覺想：不貪睡，作要醒起來的想法。

4.適量均衡的飲食，可幫助修行

飲食的目的是爲了維持生命與修行。吃太飽會昏沉，吃太少體力不濟。吃對的食物，才能維持健康，預防疾病的發生。如佛在《四資具省察文》說：「我省思缽食的目的，既不是為了好玩，也不是為了驕逸、打扮、莊飾，只是為了維持生命，為了停止飢餓的傷害，為了支持清淨的梵行①。如此，我將滅除飢餓的痛苦，又不令自己吃太飽，我將維持生命，不因不適量的食用而引起過失，且生活安樂。」

〔註解〕①梵行：斷淫欲之修行。梵天斷淫欲，故斷淫之行稱梵行。

5.在不受干擾的地方修行

禪修者常在寺廟、深山、樹下、小屋、洞窟、墓地等在安靜、不受干擾的環境修行。達摩祖師說：「外息諸緣，內心無喘，心如牆壁，可以入道」。例如證道高僧：台灣廣欽老和尚、救世師父、西藏密勒日巴尊者、泰國阿姜曼尊者，他們都曾經獨居山林深處，精進禪修而證道。

如佛在《雜阿含經》說：「當於樹下，或空露地、山巖窟宅①，敷草為座，善思正念。」在《雜阿含經》說：「汝當於上所說諸法，獨於一靜處，專精思惟，觀察其義。」在《大悲經》說：「當於阿蘭若②處，塚間③、樹下、空舍、露地。應當一心勤修止觀，思滅苦本，慎莫放逸。」在《中阿含經》說：「自樂在遠離獨住。」在《阿那律八念經》說：「道法隱處，樂眾非道。……比丘隱處，謂避人間，不入眾會，遠居山澤巖石樹間。」

以上總說，如佛在《雜阿含經・801 經》說：「有五法，多所饒益④修安那般那念。何等為五？住於淨戒波羅提木叉律儀，威儀行處具足⑤，於微細罪能生怖畏，受持學戒，是名第一多所饒益修習安那般那念。復次，比丘！少欲、少事、少務，是名二法多所饒益

修習安那般那念。復次，比丘！飲食知量，多少得中⑥，不為飲食起求欲想，精勤思惟，是名三法多所饒益修安那般那念。復次，比丘！初夜、後夜不著睡眠，精勤思惟，是名四法多所饒益修安那般那念。復次，比丘！空閑林中，離諸憒鬧，是名五法多種饒益修習安那般那念。」在《長阿含經》:「云何八生法？謂八大人覺。道當少欲，多欲非道。道當知足，無厭非道。道當閑靜，樂眾非道。道當自守，戲笑非道。道當精進，懈怠非道。道當專念，多念非道。道當定意，亂意非道。道當智慧，愚癡非道。」在《阿羅漢具德經》說:「梵行少貪欲……恒持清淨戒……精進力難思……常行於布施，少語恒默然……常樂住山巖，已生煩惱斷，未生令止息，恒入三摩地……能斷貪瞋癡……得定慧解脫……具得神通力……恒行寂靜心……具如是功德，故名阿羅漢。」

〔註解〕①山巖窟宅：深山岩洞。②阿蘭若處：寂靜適合修行的地方。③塚間：墳墓地。④多所饒益：有很多助益。⑤威儀行處具足：無論何時何地，行住坐臥，言行舉止都要保持莊嚴。⑥多少得中：飲食適量。

（二）禪修注意事項

1.一定要讀經，了解佛法：禪修者必須常讀經、了解佛法、建立正知見、依法而修，方能親證佛法得到解脫。淨界法師說：修止觀的人每一天要讀經聽經半個小時！妙境長老說：你不要只是靜坐，一定要讀經……讀經是屬於聞慧，靜坐是思慧和修慧……聞思修三種智慧要具足……才能由凡而聖。如佛在《大乘隨轉宣說諸法經》說：「一切眾生非學佛智，不到彼岸。」

2.禪修須良師指導：掛著佛教招牌，教授禪定的邪師到處都有。凡是不守戒律、自誇功德、現奇特相、現超能力者，都可能是邪師。所以建議初學者參加寺院的禪修活動，實際操作才能掌握禪修要領，及藉由大眾約束力，督促自己專心入道。聖嚴法師表示：禪修不可隨便自己修習，一定要有老師指導，而且要慎重選擇老師。若方法不明，姿勢不正，反而有害。尤其幻覺產生時，若無老師在旁糾正，便易走入魔境。南懷瑾老師說：禪坐時一般人都被生理上的客塵拉著走，哦！氣脈通了，不得了了！於是，便玩弄氣脈、功夫去了，心也就無法眞正靜下來，這樣修行怎麼會有成果呢？

3.靜坐前要做暖身運動，結束需全身按摩。禪修姿勢有坐禪、行禪、立禪、臥禪。修定的所緣境有隨息法、數息法、念佛法。延伸閱讀，聖嚴法師「禪修方法指導」。

4.聖嚴法師說：禪修，需要付付出耐心和毅力，不斷練習，不斷反覆的認同，或在觀念上作糾正。又說，禪修就像吃飯一樣，並非吃第一口就會飽，必須累積的修行，通過受苦受難及救苦救難的磨鍊，才能見性的。

5.禪修要避免著魔

（1）有正知正見，持戒清淨，就不易著魔。慧律法師說：修行不要急，急容易走火入魔。

（2）禪修要把「有所求」的貪欲心，轉爲「無所求」的清淨心。追求神通、異相就背道而馳，長久下去，將招來魔、鬼、精靈、邪靈附身。禪坐中看到的一切現象、境界、靈感，都是虛妄的，千萬不能執著，執著可能會著魔。

（3）修行用功到一定程度，可能會產生種種的幻覺，不論眞假，均不能執著。魔辯才無礙，會冒充聖者，魅力無窮。有人著魔以後本事變大，還會講經說法迷惑信徒。聖嚴法師說：禪修的人如遇到靈體附身或異象出現時，切記要懂得處理……佛來佛斬，魔來魔斬。就是處理異象的最好方法。夢參長老表示：修定之時，魔來魔斬，佛來佛斬，心裡貪求感應，一定會著魔。禪修境界現前當知，凡所有相皆是虛妄，心魔一起，就會招引外魔入侵。南懷瑾老師說：現代的社會中，精神病人越來越多……尤其搞修道、打坐的，很容易走上精神病，因爲在打坐中看到東西了，一不小心就精神分裂去了。

如佛在《楞嚴經》說：「爾時天魔候得其便，飛精附人①，口說經法②，其人不覺是其魔著，自言謂得無上涅槃。……忽自見身坐寶蓮華，全體化成紫金光聚。……是人愚迷，惑為菩薩。」

〔註解〕①飛精附人：邪魔具有神通能分身，從外飛入附到禪者身上。②口說經法：著魔後便擁有魔的辯才本事，到處講經說法，信徒無法分辨正法與邪法，結果把魔當成菩薩。

二、成佛三種方法

修行成佛的法門無量，但可歸納爲「奢摩他、三摩鉢提、禪那」三種法門。勤修這三法門皆可證得「圓滿覺性」而成佛。「圓滿覺性」就是心的本來面目。這三種法門，可以單修、複修、交替修，於是又演變成 25 種修行法門。這些法門，雖然入門不同，但最後都可並行無礙，成就定慧，破除無明、我執、貪嗔癡，脫離輪迴，最終成佛。如佛在《圓覺經》說：「無上妙覺①遍諸十方，出生如來與一切法②……於諸修行……方便隨順③其數無量，圓攝所歸循性差別當有三種：……奢摩他……三摩鉢提……禪那……如是三種事業，若得圓證即成圓覺④。……三法頓漸修，有二十五種。」在《楞嚴經》說：「十方如來，得成菩提⑤；妙奢摩他、三摩、禪那最初方便⑥。」在《雜阿含經．464 經》：「修習於止，終成於觀，修習觀已，亦成於止。謂聖弟子止、觀俱修，得諸解脫界。」在《大寶積經》：「成就諸禪定，證無上智⑦不為難。」

〔註解〕①無上妙覺：佛的無上智慧。②出生如來與一切法：一切的佛與法，都從佛的無上智慧生出來的。③方便隨順：順應眾生根器所衍生的修行法門。④圓覺：佛的證智，又稱無上智慧、圓滿菩提、無上正等正覺。⑤菩提：覺悟、證悟的智慧。⑥最初方便：最初的修行方法。⑦無上智：佛智、無上智慧。

（一）第一種成佛方法：奢摩他

奢摩他，梵文 śamatha、巴利文 Shamath 音譯爲奢摩他，意譯爲「止、寂靜、能滅」。

「止」，能讓急躁、衝動的身心，停止下來進入定境。例如近代高僧廣欽老和尚，坐禪入定，沒呼吸也沒心跳逾 120 日。如佛在《大集經》說：「奢摩他，名心寂靜。云何復名身寂靜耶？是人入定滅於入息①，既無入息何有出息？是則名為身心寂靜。身心寂靜即奢摩他之因緣也。」

「寂靜」，能讓攀緣的身口意三業安靜不動。三業寂靜不動，就能開啓大智慧。如佛在《大般涅槃經》說：「奢摩他者名曰寂靜，能令三業成寂靜故。」在《華嚴經》說：「三業調伏不退輪，六根寂靜

三昧箱」。《華嚴經》又言：「眾生大海痴蔽心，為現寂靜微妙法，能然無上智慧燈，是則方便真淨眼。」

「能滅」，能滅貪瞋癡、惡業與無明。所以佛說，奢摩他行者分爲三等級：下等是凡夫，中等是阿羅漢和辟支佛，上等是佛和大菩薩。如佛在《大寶積經》說：「奢摩他智慧者，能除三毒貪瞋癡……及惡業……除一切無明冥。」在《大般涅槃經》說：「奢摩他者……有三種，謂下中上：下者謂諸凡夫。中者聲聞緣覺。上者諸佛菩薩。」

奢摩他，是「靜」的修行。「靜」是智慧和清晰思慮的基礎。心靜下來，就能產生智慧，有了智慧就能看清眞相，解開眞相後一切難題都能在思慮清晰中迎刃而解，因此不管前途多麼渺茫，解決人生疾苦最好的辦法，就是讓心靜下來。冷靜思考，作對的事情，持之以恆，無論學業、事業、家庭、健康、修行等，一切都能漸漸地邁向美好的境界。如佛在《長阿含經》說：「修定②獲智。」在《除蓋障菩薩所問經》說：「修止息行③，已得現前寂靜。由寂靜故……有勝功德④。」

〔註解〕①息：呼吸。吸入稱入息。呼出稱出息。②修定：奢摩他能得定，故修定與奢摩他意思一樣。③止息行：奢摩他即止息行。④勝功德：超越、勝出一切的功效、作用和利益。例如「身」：降低壓力、改善失眠、促進生理機能能正常運作。「心」：思考、學習、工作效率變好。「世界」：正確的人生觀、情緒調控，家庭和睦，與人和諧共處。

以下摘錄佛經，解釋奢摩他，及其修持方法：

1.眾生心，無法寂靜，導致輪迴

現代人的心總是靜不下來，整日追求名利、新知、美食、飲酒、唱歌、跳舞，追求種種享受；每天都在追求刺激以麻痺自己；刺激過後，心卻更亂；心亂，則生活就變得更糟，結果就是惡性循環。

眾生的心，散亂、急躁、衝動、盲目的抓取五欲六塵裡的一切，抓取一個又一個，不停的造身語意業，無法停止下來，導致生死輪迴，這背後的推動力量，就是貪瞋痴、我執、無明等心病。所以終結輪迴的方法之一，就是修奢摩他定，攝心、專注，讓心靜下來，靜到極點。心就會澄澈如鏡，心鏡清澈，就能看清世界眞相，這就是由定生慧。有定力和智慧，就不再造業，能解脫業力與輪迴，心病徹底痊癒，也就成佛了。

眾生心性的本質就像猴子一樣，抓取物質世界裡的一切，丟掉一個又拿起一個，永遠不停的抓取。抓取甚麼？抓取六塵，即眼睛抓取漂亮美色，耳朵抓取悅耳聲音，鼻子抓取好聞香氣，嘴巴抓取可口美食，身體抓取舒適觸感，意念抓取一切美好的感覺。尤其現代人擁有手機與便利交通，更是無所不能，極盡貪欲之能事。所以現代人的心，比歷史以往都更加散亂、急躁、衝動、瘋狂。

如佛在《大般涅槃經》說：「眾生心性①猶如獼猴，獼猴之性捨一取一，眾生心性亦復如是，取著②色聲香味觸法無暫住時。」在《華嚴經》說：「言心病者，顛狂心亂而為其主。」

〔註解〕①眾生心性：眾生心有無明、我執、貪瞋癡等心病，故心性如獼猴。②取著：愛深便占據拿取成爲己有，擁有便上癮染

著。

以下再舉佛經，說明亂心與輪迴的關聯

(1)《大乘本生心地觀經》說：「從無始至于今日，輪迴六趣①無有出期，皆自妄心②而生迷倒，於五欲境貪愛染著③。」

〔淺釋〕一切眾生從無始到今生，都在六道：天人（神仙）、阿修羅、人、動物、鬼道、地獄中輪迴受苦，沒有解脫之時。為何如此？因為眾生的「妄心」起迷惑顛倒，對於金錢、淫欲、名譽、飲食、住處的貪愛染著，導致六道輪迴不止。所謂「妄心」就是貪瞋痴心病的心。如佛在《雜阿含經》說：「以彼愚痴無聞凡夫不了知故，於諸五欲生樂受觸，受五欲樂，受五欲樂故……為貪、恚、痴所繫，為生老病死憂悲惱苦所繫。」

〔註解〕①六趣：六道的別名。②妄心：妄想執著的心。有貪瞋痴三種心病的心。眞心與妄心同是一個心，迷了叫妄心，妄心破了、悟了就是眞心。③染著：好像衣服沾染汙點，洗不掉。

(2)《雜阿含經》說：「一切燒然。云何一切燒然？謂眼燒然，若色、眼識、眼觸、眼觸因緣生受，若苦、若樂、不苦不樂，彼亦燒然。如是耳、鼻、舌、身、意燒然，若法、意識、意觸、意觸因緣生受，若苦、若樂、不苦不樂，彼亦燒然，以何燒然，貪火燒然、恚火燒然、痴火燒然，生老病死憂悲惱苦火燒然。」

〔大意〕貪瞋癡的火，焚燒一切。看見美色，貪欲的火在心中燃燒。看見討厭的，瞋恨的火在心中燃燒。看不清楚狀況的，愚痴的火在心中燃燒。就像這樣耳、鼻、舌、身、意接觸五欲的乾柴，火勢越燒越猛烈，輾轉相續，生老病死苦的輪迴如火焚燒。如佛在《大集經》說：「三界所有一切眾生，皆為貪欲、瞋恚、愚痴三毒猛火焚燒熾然，生老病死憂悲苦惱皆亦熾然不得解脫。」在《心地觀經》說：「如無量薪……以貪愛火燒五欲薪①。」

〔註解〕①五欲薪：手機、網路、美食、淫欲……等五欲如同乾柴，添加在貪欲心的烈火上，火勢越燒越旺。五欲雖是滋養生命所必需，但貪求、沾染就會招來禍患與解脫魔障。

(3)《四十二章經》說：「使人愚蔽①者，愛與欲也。」在《大般涅槃經》：「往昔已來輪轉生死，情色所醉，貪嗜五欲。」在《方廣大莊嚴經》說：「染著五欲……五欲昏冥，能令失念，常為可怖，諸苦之因。」在《長阿含經》：「為五欲所染，愛著堅固，不見過失，不知出要，彼為五欲之所繫縛。」

〔大意〕1.貪愛和欲望，能遮蔽覺心使人變笨、盲目。例如一時色慾薰心、利慾薰心，便鑄下大錯。2 過去以來的生死輪迴，全因爲迷戀情愛與美色，對於五欲非分占有，或貪得無厭所導致。換句話說，追求五欲須取之有道，適可而止。3 五欲上癮，使人神智不清、失去理性和正念，常成爲恐怖與眾多痛苦的原因。4.被五欲沾染，貪愛執著堅固，始終放不開，這種人看不到自己過失，不知解脫之道，就是被五欲綑綁之人。

〔註解〕①使人愚蔽：比如沉迷網路，會使人變愚笨、變盲目。

2.奢摩他，使心寂靜

修奢摩他，能令人專注、攝心，隨時隨地，把這顆紛亂、焦躁、衝動的心，控制下來，進入定境，成就一切佛法。勤修奢摩他，心會越來越平靜，靜極入定，有定就有慧，智慧現則無明滅。

即能擺脫五欲、六塵，消滅貪瞋癡火，使心平靜、安定，讓狂亂的心，歇止下來，心歇止之後，就能恢復本性光明，看清宇宙人生眞相，證入解脫，圓成佛道。所以一切佛法都是在靜的基礎上去修，才能獲得成就，所以學佛一定要學會奢摩他攝心、靜心的方法。如佛在《華嚴經》說：「煩惱病①者，令服法藥；生老死者，授甘露法②；三毒盛③者，滅以定水，令得清涼。」在《楞嚴經》說：「狂心若歇，歇即菩提④。」在《楞嚴經》又說：「攝心為戒，因戒生定，因定發慧，是則名為三無漏學。」在《大方便佛報恩經》說：「成就智慧，破壞無明。⑤」在《長阿含經》說：「斷除無明，生於慧明，捨離闇冥，出智慧光。」

〔註解〕①煩惱病：貪瞋癡煩惱是一種心病。《華嚴經》說：「寂滅諸煩惱……究竟成菩提。」②甘露法：喻爲不會死亡的法。解脫法、不死法。③三毒盛：貪瞋癡三毒火旺盛。④狂心若歇，歇即菩提：凡夫心爲狂亂心，覺心靜止不動，所以狂心停止就是覺悟解脫。菩提：梵語 bodhi 音譯菩提，意譯爲「覺、智、知、道」。⑤成就智慧，破壞無明：智慧光明一出現，無明黑暗便消失。所以奢摩他成就三等境界：下等是凡夫，中等是阿羅漢和辟支佛，上等是佛和大菩薩。如佛在《大般涅槃經》說：「奢摩他者……有三種，謂下中上：下者謂諸凡夫。中者聲聞緣覺。上者諸佛菩薩。」

(1)《圓覺經》說：「若諸菩薩①悟淨圓覺②，以淨覺心，取靜為行，由澄諸念③。覺識煩動④，靜慧⑤發生，身心客塵⑥從此永滅。便能內發寂靜輕安。由寂靜故十方世界諸如來心於中顯現。如鏡中像。此方便者名奢摩他。」又說：「若諸菩薩唯取極靜，由靜力故，永斷煩惱，究竟成就，不起於座，便入涅槃⑦。此菩薩者，名單修⑧奢摩他。」

〔大意〕

諸位菩薩知道自己有一顆清淨圓滿的覺心（眾生本來成佛），便以此覺心，在不受干擾的地方坐禪修行，貪瞋癡煩惱會逐漸消除，心會逐漸安定、平靜，就好像一盆濁水保持不動泥沙就會慢慢沉澱，水會變清淨。這時覺識裡的煩惱還是會起來躁動，例如坐禪時「出現異象」，這時該怎麼辦？聖嚴法師說：禪修的人如遇到靈體附身或異象出現時，切記要懂得處理……佛來佛斬，魔來魔斬。就是處理異象的最好方法。

持續這樣用功下去，心念愈來愈平靜就會產生靜慧，不斷地靜下去，於是進入貪嗔癡煩惱永遠斷除的境界。煩惱斷除之後，第一個現象是身心進入輕鬆安詳的入定境界。接著十方諸佛在你寂靜的心中顯現，就好像鏡中的影像。這種修行方法就是奢摩他，就是修定。

〔註解〕①菩薩：菩提薩埵 Bodhisattva 之簡稱。發菩提心的修行人，稱菩薩。②悟淨圓覺：了解，我們的心跟佛一樣具備「清淨圓滿的覺性」，因被無明、貪瞋癡遮蔽導致輪迴。③由澄諸念：凡夫的心像一盆不停攪動的濁水，心靜下來濁水就會漸漸澄清、淨化，而能透視。④覺識煩動：例如禪坐時出現氣動，有時晃動，有時彈跳，有時頭搖，你不理它，它慢慢就過去了！南懷瑾老師說：禪坐時，一般人都被生理上的客塵拉著走，哦！氣脈通了，不得了了！於是，便玩弄氣脈、功夫去了，心也就無法眞正靜下來，這樣修行怎麼會有成果呢？⑤靜慧：靜心產生的智慧。世俗的智慧是思維「轉動」而生；靜慧是意識「不動」直覺而生。靜慧是從眞心、覺性生出來的。靜慧發生時，眾生妄心所造的「身心世界」從此消失了。⑥身心客塵：貪瞋癡，五欲六塵就是客塵。⑦不起於座，便入涅槃：釋迦牟尼佛在菩提樹下靜坐，不起於座當下成佛。⑧單修：指專修。學佛須先廣學多聞，增長智慧，然後在這基礎上專修。勿以為專修一法，其他佛法都不用學，因為若沒有佛法基礎，想專修也進不去。如佛在《八大人覺經》說：「廣學多聞，增長智慧……精進行道……速登正覺。」

（2）《菩薩藏正法經》說：「云何奢摩他？謂令心淡泊，寂靜極靜，至極寂靜①。攝護諸根②，不動不搖，無有高下。口唯慎密亦無諂詐。心一境性③。遠離憒鬧及諸險難，樂處空閑，於其身命清淨調適。威儀道行④而常謹密，乃至具足資養。知時知分及知數量。設聞誹謗亦應安忍，轉復深心常樂宴坐。是故定分作意⑤，於慈悲喜捨。以方便無礙安住修觀。從初禪定乃至第八禪定⑥。於奢摩他，應先修習我說。於此復有無量奢摩他行，於是行中亦當隨順。是名奢摩他。」

〔淺釋〕所謂奢摩他，就是清心寡欲，讓身口意三業安靜不動，極度的安靜，最高度的安靜。守護六根，心意堅定不受任何境界動搖，視一切眾生平等。謹言慎行，不虛偽、諂媚。行住坐臥，心都安住在所緣境中。譬如專注呼吸，其他念頭不起。又如念佛，整個心裡都是佛號，其他念頭不起。遠離喧鬧與危險之地，喜歡獨處靜思，身不造業、心不迷惑散亂，身心調和舒適。做一個修道者，行住坐臥、言談舉止，都要保持莊嚴的儀態。行事謹慎低調，知所進退，這樣便具備接受信眾供養修福的資格。接受供養時，要知道時機因緣及數量，容易供養，容易滿足。假設被罵、被毀謗，也要安靜忍受，並以對治法門安住身心。常愛好坐禪，止息妄念，入於靜定，生慈悲喜捨心，在此寂定心中修觀，於是從初禪，依序證到八定。修奢摩他，首先應依照佛說的去修，除了佛說，凡是佛弟子所傳的奢摩他也要隨順修學。成就以上之人，就可以稱為奢摩他。

〔註解〕①寂靜極靜，至極寂靜：寂靜，爲身口意三業安靜不動。寂靜（入定）有許多層次，如四禪八定：初禪、二禪、三禪、四禪、空無邊處定、識無邊處定無所有處定、非想非非想處定。以及斷盡貪愛、煩惱的無漏定（出世間定），還有更高的寂靜。如佛在《雜阿含經》說：「初禪正受時，言語寂滅；第二禪正受時，覺觀寂滅；第三禪正受時，喜心寂滅；第四禪正受時，出入息寂滅……佛告阿難：復有勝止息、奇特止息、上止息、無上止息。如是止息，於餘止息無過上者。」②攝護諸根：守護六根不攀緣、不接觸五欲。③心一境性：心與所緣境融爲一體的狀態，即入定狀態。④威儀道行：佛教注重「行如風、立如松、坐如鐘、臥如弓」四威儀。「行如風」走路姿勢，如風一樣輕快無聲；「立如松」站立時，如松樹般筆直；「坐如鐘」坐下來，要如鐘一樣端坐、莊嚴；「臥如弓」睡姿像彎弓一樣，例如右脅而臥的「吉祥臥」。⑤作意：能警覺於心所緣境界，而令心引起運作，所有作意皆與受想行識相應。作意，爲五十一心所之一。⑥初禪定乃至第八禪定：奢摩他有八種境界，如佛在《深密解脫經》說：「奢摩他有八種：所謂初禪奢摩他，如是二禪、三禪、四禪、無邊空處、無邊識處、見少處、非想非非想處。」定，收攝散亂之心而歸於凝然不動之狀態。

（3）《大般涅槃經》說：「奢摩他者名為能滅①，能滅一切煩惱結故。又奢摩他者名曰能調，能調諸根惡不善故。又奢摩他者名曰寂靜，能令三業成寂靜故。又奢摩他者名曰遠離，能令眾生離五欲故。又奢摩他者名曰能清，能清貪欲瞋恚愚癡三濁法故。以是義故，故名定相②。」

〔淺釋〕奢摩他稱爲「能滅」，因奢摩他能滅一切貪瞋痴煩惱、能滅一切惡業、能滅無明黑暗。奢摩他又稱爲「能調」，因奢摩他能調伏六根使惡念不生。奢摩他又稱爲「寂靜」，因奢摩他能使身口意業安靜不動。奢摩他又稱爲「遠離」，因奢摩他能使眾生遠離五欲六

塵之誘惑。奢摩他又稱爲「能清」，因奢摩他能清除被貪瞋癡汙染的心。由於這些的緣故，所以奢摩他展現出來的面貌就是「定」，例如老僧入定，如如不動。淨空法師說：「迷的心是動的，覺的心是不動的，懂得這個道理，才知道禪定的重要。……無論大乘小乘……顯教密教，無量法門，統而言之，全是修禪定。爲了把這個心定下來，所用的方法不同而已。」如佛在《金剛三昧經》說：「寂靜三業，不住身心……是名解脫。何以故？解脫之相，無相、無行、無動、無亂，寂靜涅槃，亦不取涅槃相。」

〔註解〕①能滅：修奢摩他能成就智慧，破除煩惱、惡業與無明。如佛在《大寶積經》說：「奢摩他智慧者，能除三毒貪瞋癡……及惡業……除一切無明冥。」

(4)《長阿含經》說：「佛告阿難。世有八眾。何謂八。一曰剎利①眾。二曰婆羅門②眾。三曰居士③眾。四曰沙門④眾。五曰四天王⑤眾。六曰忉利天⑥眾。七曰魔⑦眾。八曰梵天⑧眾。我自憶念，昔者。往來與剎利眾坐起言語，不可稱數。以精進定力，在所能現。彼有好色，我色勝彼。彼有妙聲，我聲勝彼。彼辭我退，我不辭彼。彼所能說，我亦能說。彼所不能，我亦能說，阿難，我廣為說法，示教利喜已，即於彼沒，彼不知我是天、是人。如是至梵天眾，往返無數，廣為說法，而莫知我誰。……汝等當知我以此法自身作證，成最正覺。謂四念處、四意斷、四神足、四禪、五根、五力、七覺意、賢聖八道②。汝等宜當於此法中和同敬順，勿生諍訟。」

〔大意〕世間有八種修道眾生：剎利、婆羅門、居士、沙門、四天、忉利天、魔天、梵天等八種。我回憶往昔未成佛之前，我以禪定產生的智慧神通，對王公貴族說法，對方帥氣，我比他更帥氣；對方聲優，我比他的聲更優；對方說的道理我都能反駁，我說的道理對方無法反駁。我爲他們廣說佛法，讓他們法喜充滿，之後便消失無蹤，他們不知道我是神、是人。像這樣，我到天上、人間往返無數次的說法，這些眾生都不知道我是誰。我擁有這些神奇的能力乃至於成佛，都來自四念處、四正勤、禪定……八正道等修行而生。因此你們在修持禪定法門時，彼此應當互相尊敬、和睦相處，不要互相攻擊。

〔註解〕①刹利：指擁有政治、軍事權勢的王公貴族。②四念處、四意斷、四神足、四禪、五根、五力、七覺意、賢聖八道：這些都是禪定法門必修的科目。

（5）《雜阿含經‧212 經》說：「專精勝進，身心止息①，心安極住不忘②，常定一心，無量法喜③，但逮得第一三昧正受④。」

〔大意〕坐禪非常專注，到達某個境界，呼吸、雜念都會停止。常安住在定中，心中便充滿無窮喜悅，很快就能進入正定的境界。〈實例〉詠給・明就仁波切，在美國威斯康辛大學接受實驗，他在禪定狀態中，被測出大腦中的快樂指數，躍升了百分之七百，因此被美國《時代雜誌》與《國家地理雜誌》譽爲「世界上最快樂的人」。

〔註解〕①身心止息：南懷瑾老師表示：修安那般那（觀呼吸），從數息、隨息到某個階段，呼吸停下來，止息了，息滅了，雜念也停了，稱之爲止。……止爲定之母，功夫到了止，下去就是四彈、八定與九次第定，則神通自然具有。②心安極住不忘：心念極爲安定、穩固且持續不消失。③無量法喜：入於禪定（或），心中充滿怡悅，綿綿不斷的快樂。④三昧正受：正定現前，能獲得正確的感受、覺知。

（6）《大乘隨轉宣說諸法經》說：「修習奢摩他定，觀想自性清淨①。了知貪嗔癡悉皆虛妄。安住法中得彼定力，身心快樂。」

〔淺釋〕修奢摩他，在定中照見自心本性清澈、潔淨。了解知道貪欲、瞋恨、愚痴皆是自心所生的幻相。把心安住在奢摩他中，就能獲得身心快樂。

〔註解〕①自性清淨：我們的眞心清澈、潔淨無染猶如明鏡。如佛在《大集經》說：「本心清淨猶如鏡。」在南傳大藏經《增支部》說：「此心極光淨，而客塵煩惱雜染。」

（7）《生經》說：「常志精進，志常定止，有大聖智無極之慧，卒問①對之言辭，應機發遣，博達能了，尋音答報，一切能通，智慧為寶，眾德具足。」

〔淺釋〕精進修定之人，會得到聖人般的無窮盡智慧，思維敏捷、辯才無礙，與人對談反應敏捷。知道宇宙人生眞理，對一切問題都有精深獨到的見解，與其交談都能得到啓發。因爲定能生慧，而智慧具足一切的作用、能力，連無量的神通變化都是智慧的延伸。

〔註解〕①卒問：急速發問。

（8）《佛遺教經》說：「當制五根，勿令放逸，入於五欲……此五根者，心為其主，是故汝等當好制心。心之可畏，甚於毒蛇、惡獸、怨賊、大火越逸，未足喻也。……譬如狂象無鉤，猿猴得樹，騰躍踔躑，難可禁制。當急挫之，無令放逸。縱此心者，喪人善事；制之一處，無事不辦。是故比丘，當勤精進，折伏汝心。……若攝心者，心則在定。心在定故，能知世間生滅法相。是故汝等，常當精勤修習諸定，若得定者，心則不散。」

〔大意〕

1.修行人不可縱欲，因爲心比毒蛇、猛獸、盜賊、大火還可怕，只要縱欲，心就像狂象無鉤、猿猴上樹一樣，難以制止。

2.俗話說：「天下無難事，只怕有心人」。佛說：「制心一處，無事不辦」把自己的心，安住在一處，無論做什麼事都能成功。因爲專注，心念歸一，這就是「定」，有定就有慧，有智慧就知道做正確的事，所以遭遇任何困難最後都能圓滿解決。如何制心一處？例如觀呼吸或稱念佛菩薩聖號。

3.心在定中，就不會迷惑，就能看清，萬物緣起緣滅的眞相。擁有定力的人，心不會散亂，所以修奢摩他（修定），就是尊貴之人，有智慧者應該予以供養。

如佛在《大乘大集地藏十輪經》說：「修定能斷惑，餘業所不能，故修定為尊，智者應供養。」

（9）《雜阿含經‧814經》：「修安那般那念①，多修習已，身不疲倦，眼亦不患②，樂隨順觀住③，樂覺知，不染著樂④……如是修安那般那念者，得大果大福利⑤。是比丘⑥欲求離欲、惡不善法，有覺有觀，離生喜樂，初禪⑦具足住，是比丘當修安那般那念。如是修安那般那念，得大果大福利。是比丘欲求第二、第三、第四禪⑧，慈、悲、喜、捨⑨，空入處⑩、識入處⑪、無所有入處⑫、非想非非想入處⑬，具足三結盡，得須陀洹果⑭；三結盡，貪、恚、癡薄，得斯陀含果⑮；五下分結盡，得阿那含果⑯，得無量種神通力，天耳⑰、他心智⑱、宿命智⑲、生死智⑳、漏盡智㉑者。如是比丘當修安那般那念。如是安那般那念，得大果大福利。」

〔大意〕修安那般那念，就是觀呼吸之禪修。禪修時須放下一切追求、幻想，身體坐直，心念專注於呼吸，吸氣滿時數一，呼氣

盡時數二，察覺失念時，就回到呼吸上，從一開始數起，如此從一數至十的循環，就這樣數息著，沒有別的。努力禪修能得到許多好處：包括身體不疲倦、眼睛不疲勞（近代高僧廣欽老和尚與救世師父，長年「不倒單」就是明證），身心喜樂，證入初禪、二禪、三禪、四禪。見證空性，證入初果須陀洹、二果斯陀含、三果阿那含、四果阿羅漢，解脫生死，獲得無量的智慧、神通與快樂。

〔註解〕①安那般那念：（梵文 ānāpāna-smṛti。巴利文 ānāpāna-sati），意譯入出息念、數息觀，以觀呼吸作爲修止（奢摩他）的方法。數息，從一數至十的循環，吸氣滿時數一，呼氣盡時數二，察覺失念時，從一開始數起。如佛在《坐禪三昧經》說：「入息至竟數一，出息至竟數二。若未竟而數爲非數，若數二至九而誤，更從一數起。」在《雜阿含經》說：「觀滅出息時如滅出息學，是名修安那般那念。」②身不疲倦，眼亦不患：身體不會疲倦，眼睛也不會疲勞。③樂隨順觀住：快樂生起時，保持仔細觀察。④樂覺知，不染著樂：覺察到快樂生起時，心不貪著。⑤大果大福利：大成果、大利益。⑥比丘：出家受具足戒者之通稱。男曰比丘，女曰比丘尼。⑦初禪：離於感官欲樂，離於惡的、不善的事情，覺與觀兩者皆有，由捨離而生起喜與樂，而達到的禪定境界。⑧第二、第三、第四禪：二禪是離於覺與觀，內心止靜、專注，覺與觀兩者皆無，由定而生起喜與樂，而達到的禪定境界。三禪是離於喜，安住在捨心、安住在正念、正知中，體驗到樂，安住於這聖者所說的捨中，而達到的禪定境界。四禪是離於苦、樂，先前憂、喜已斷了，沒有苦也沒有樂，只有因捨而生的純淨之念，而達到的禪定境界。⑨慈、悲、喜、捨：在此指以「慈、悲、喜、捨」爲專注對象（所緣境），擴充至無量所成就的定，又稱「四無量心三昧、無量三昧」。⑩空入處：以無邊的空間作爲意念專注的對象（所緣境）所成就的定境，是無色界第一天的層次。又譯爲「無量空入處」、「空處」、

「空無邊處」。⑪識入處：以無邊的識爲意念專注的對象（所緣境）所成就的定境，是無色界第二天的層次。又譯爲「無量識入處」、「識處」、「識無邊處」。⑫無所有入處：以無所有爲意念專注的對象（所緣境）所成就的定境，是無色界第三天的層次。又譯爲「無所有處」。⑬非想非非想入處：沒有一般粗重的想陰（心中浮現的相），但想陰仍未眞正斷盡的定境，是世間最深的定境。猶如油已經倒光的油筒，倒不出油來了，但表面還是黏著一些油；非想非非想入處已幾乎沒有想陰，但又不能說斷盡想陰。是無色界天的最高層次。⑭須陀洹果：斷身見（執著於五陰有「我」的見解）、戒取（執著於無益解脫的禁戒、禁忌）、疑（對於眞理的懷疑猶豫；對佛法僧戒的疑惑）的聖人，最多於天界與人間投生七次就能涅槃。是四沙門果（解脫的四階段果位）的初果，又稱爲預流果。⑮斯陀含果：斷身見、戒取、疑，貪、瞋、癡薄的聖人，最多投生至天界再投生人間，往返一次，就能涅槃。是四沙門果（解脫的四階段果位）的第二果，又稱爲一來果。⑯阿那含果：斷五下分結（身見、戒取、疑、欲貪、瞋恚）的聖人，不再生於欲界。例如下一生生於色界或無色界的天界，並在天界證得涅槃。是四沙門果（解脫的四階段果位）的第三果，又稱爲不還果。

⑰天耳：能聽到不論遠近的聲音的神通。又譯爲「天耳通」、「天耳智通」、「天耳智」。⑱他心智：知道他人現在心裡想什麼的神通。⑲宿命智：能了知過去世的種種的神通。⑳生死智：能見到死者往生到哪裡的神通，即「天眼通」。㉑漏盡智：斷盡煩惱、解脫生死的智慧。

〈以上大意及註解參考，好讀，雜阿含經〉

（10）《法句譬喻經》說：「比丘……樹下，數息相隨①止觀還淨，獲道果證成阿羅漢②。」

〔大意〕出家修行人，在樹下觀呼吸，用止觀法門把身心徹底淨化後，便證阿羅漢果而解脫生死。

〔註〕①數息相隨：觀呼吸配合計數。數息，計算呼吸次數由一到十循環。吸氣滿時才數一，呼氣盡時才數二，呼吸中間不數。察覺失念時，應從頭由一開始數起。如佛在《坐禪三昧經》說：「入息至竟數一，出息至竟數二。若未竟而數爲非數，若數二至九而誤，更從一數起。」②阿羅漢：斷盡煩惱、不再輪迴的聖人。斷五上分結（色愛、無色愛、掉舉、慢、無明）；貪瞋癡永盡、煩惱永盡。證得涅槃、解脫輪迴。阿羅漢具備了三明、六通。所謂三明是指宿命明、天眼明、漏盡明。六通是天眼通、天耳通、知他心通、宿命通、身如意通、漏盡能。《大般涅槃經》說：「得阿羅漢，具足三明及以六通。」《大方便佛報恩經》說：「得阿羅漢果，三明六通，具八解脫。」《佛說阿羅漢具德經》說：「具大神通，目乾連苾芻是……定慧多聞第一，阿難苾芻是……能說妙法，富樓那彌多羅尼子苾芻是……智慧與神通……能斷貪瞋癡……證得慧解脫……具少分辯才……具如是功德，故名阿羅漢。」

3.奢摩他的修持方法

以下摘錄佛經片段，以進一步了解觀呼吸的基本概念：《雜阿含經》的經文、大意、註解、取自「好讀雜阿含經」如何修止，即觀呼吸（安那般那念）之禪修？

（1）《解深密經》說：「奢摩他，所緣境事①，謂無分別影像②。」

〔大意〕修奢摩他，須專注「所緣境」。例如「以數息爲所緣境」，坐禪時心念專注，觀察呼吸的入與出，吸氣滿時數一，呼氣盡時數二，察覺失念時就回到呼吸上，從一開始數起，從一數至十的循環，就這樣「數息」，沒有別的。在專注「數息」中，散亂、動盪的心，就會逐漸地安定、平靜下來。持續的專注，定力會逐漸增長，煩惱逐漸消滅，久之就能夠入定，入定就能夠產生智慧光明，有智慧光明，無明黑暗就會消失。聖嚴法師說：譬如念佛的人，佛號就是所緣境；參話頭的人，話頭就是所緣境；數息的人，數數就是所緣境……緣一境，然後繼續不斷地修。

禪修姿勢包括行、住、坐、臥，其中以坐禪、行禪爲主要修行方法。坐禪時，放下一切追求，身體坐直，專注於「所緣境」。

〔註解〕①所緣境事：又稱所緣境。心專注的對象，稱爲「所緣境」。例如觀呼吸、念佛、持咒、讀佛經、背佛經、參話頭、觀佛像都是修奢摩他的「所緣境」。②無分別影像：對「所緣境」不作分析、思考，只是「無分別」地專注於所緣境，令心寂靜下來，例如專心念佛。影像，所緣境。

（2）《雜阿含經‧803經》：「修習安那般那念。若比丘修習安那般那念，多修習者，得身心止息①，有覺有觀②，寂滅、純一③，明分想④修習滿足。〈如何修安般那念？〉何等為修習安那般那念？多修習已，身心止息，有覺有觀，寂滅、純一，明分想修習滿足？是比丘若依聚落、城邑止住，晨朝著衣持鉢，入村乞食，善護其身，守諸根門，善繫心住⑤。乞食已，還住處，舉衣鉢，洗足已，或入林中、閑房、樹下，或空露地⑥，端身正坐，繫念面前⑦，斷世貪愛，離欲清淨，瞋恚、睡眠、掉悔、疑斷，度諸疑惑⑧，於諸善法心得決定⑨。遠離五蓋⑩煩惱於心，令慧力羸⑪，為障礙分⑫，不趣涅槃。〈身念處〉念於內息⑬，繫念善學⑭，念於外息⑮，繫念善學。息長息短，覺知一切身入息⑯，於一切身入息善學，覺知一切身出息⑰，於一切身出息善學。覺知一切身行息入息⑱，於一切身行息入息善學，覺知一切身行息出息⑲，於一切身行息出息善學。〈受念處〉「覺知喜，覺知樂。心念處覺知心行⑳。覺知心行息入息㉑，於覺知心行息入息善學；覺知心行息出息㉒，於覺知心行息出息善學。〈心念處〉覺知心㉓，覺知心悅㉔，覺知心定㉕，覺知心解脫入息㉖，於覺知心解脫入息善學，覺知心解脫出息㉗，於覺知心解脫出息善學。〈法念處〉「觀察無常，觀察斷㉘，觀察無欲㉙，觀察滅入息㉚，於觀察滅入息善學；觀察滅出息㉛，於觀察滅出息善學，是名修安那般那念，身止息、心止息，有覺有觀，寂滅、純一，明分想修習滿足。」

〔大意〕勤修，觀呼吸，能獲得身心安祥、思考清晰、觀察敏銳、消除煩惱妄想，心念純淨無瑕，智慧圓滿的成果。如何觀呼吸呢？譬如住在村落或城郊的修行人，清晨進入村落乞食，須守護六根，保持正念。乞食後回到自己住處，在林中、房舍、樹下、空地，找一個安靜的地方，開始坐禪，腰桿挺直，拋開妄想，把念頭安住在當下，斷除五蓋，貪欲蓋、瞋恚蓋、惛眠蓋、掉舉蓋、疑蓋等，遠離這五種讓智慧消弱、障礙解脫的煩惱。將注意力集中在【身體】的呼吸上，依著呼吸，覺察每個呼吸的長、短，明白身體配合呼吸的律動順序，放鬆肌肉，舒緩心情，覺察到呼吸變得細勻的情形。隨著每一個呼吸，清清楚楚地明白心中的【感受】和變化：是在進入了，初禪或二禪時的喜，還是進入了三禪時的樂，或是所有的覺受，都已經平息下來了。再進一層，依著呼吸，覺察【心念】的變化：是在趨於歡悅的情況，還是已經收攝，專注於一境而入定，或是已經清淨離雜染了。最後，依著呼吸，覺察【法理】的變化，覺察到在修習安那般那念當中，無常的變化，一階階修習的完成，一層一層貪欲的消除，以及達到捨離，寂滅的情形。這就是修習安那般那念。

〔註解〕①身心止息：南懷瑾老師表示，修安那般那（觀呼吸），從數息、隨息，到某個階段，呼吸停下來，止息了，息滅了，雜念也停了，稱之爲止。……止爲定之母，功夫到了止，下去就是四禪、八定與九次第定，則神通自然具有。②有覺有觀：「覺」與「觀」兩者皆有。「覺」又譯爲「尋」，是投向的注意力；「觀」又譯爲「伺」，是持續的注意力。例如打坐時將心念投向呼吸，就是「尋」；接著將心念持續地省察呼吸，就是「伺」。③寂滅、純一：內心寂靜安穩，沒有雜念。④明分想：能成就智慧的觀察與思惟。明，指智慧。「分」此處作「要素；成分」。⑤善護其身、守諸根門、善繫心住：要謹守律儀，對六根所接觸的一切事物，心中要清楚明白，不起貪愛、瞋恨、愚癡等煩惱，心心念念都要守護著六根。⑥空露地：室外空曠的地方。⑦繫念面前：心念專注於當下。⑧度諸疑惑：超越種種疑惑。⑨於諸善法心得決定：對於種種善法，心中十分確定，不會猶豫遲疑。⑩五蓋：貪欲蓋、瞋恚蓋、睡眠蓋、掉悔蓋、疑蓋這五種覆蓋心識、阻礙善法發生的煩惱。「五欲六塵」是攀緣外境所引起的魔障；「三毒五蓋」是從內心意念所產生的魔障，一切的魔障都因此而起。⑪慧力羸：五蓋會將心矇蔽，使慧力衰弱。羸，衰弱。⑫障礙分：五蓋是障害解脫的成分、原因。⑬內息：吸氣。⑭繫念善學：「繫念」是「念」的加強語氣，「專注」的意思，「善學」是「正確地；充分地修學」。⑮外息：呼氣。⑯覺知一切身入息：吸氣時感受著吸氣的整個過程，此處的「覺」是「感受、覺察」的意思，「身」指「呼吸時身體的相關變化」。⑰覺知一切身出息：呼氣時感受著呼氣的整個過程。⑱覺知一切身行息入息：吸氣時感受著呼吸變得寧靜沉細。「身行」指「呼吸」。⑲覺知一切身行息出息：呼氣時感受著呼吸變得寧靜沉細。⑳覺知心行：專注觀察感受。「心行」指「感受」。㉑覺知心行息入息：吸氣時觀察到感受變得平靜。㉒覺知心行息出息：呼氣時觀察到感受變得平靜。㉓覺知心：專注觀察心。㉔覺知心悅：專注觀察心的喜悅。㉕覺知心定：專注觀察心的集中專注。㉖覺知心解脫入息：吸氣時覺察到心的解脫。㉗覺知心解脫出息：呼氣時覺察到心的解脫。㉘觀察斷：觀察斷念，完全放棄所有執著。㉙觀察無欲：觀察欲望的捨離。㉚觀察滅入息：吸氣時觀察煩惱的止息。㉛觀察滅出息：呼氣時觀察煩惱的止息。

（3）《大乘大集地藏十輪經》說：「若修定者隨有一行，終不能成諸三摩地。設使先成尋還退失。何等為十。一者樂著事業。二者樂著談論。三者樂著睡眠。四者樂著營求。五者樂著豔色。六者樂著妙聲。七者樂著芬香。八者樂著美味。九者樂著細觸。十者樂著尋伺。大梵當知。是名十種無依行法。若修定者隨有一行。終不能成諸三摩地。」

〔大意〕觸犯以上任何一項行爲都無法成就正定（奢摩他）。縱然已經成就正定，定力也會退失。

4.專注念佛、讀經、持咒就是奢摩他

（1）《楞嚴經‧大勢至菩薩念佛圓通章》說：「彼佛教我，念佛三昧①……都攝六根，淨念相繼②，得三摩地③，斯為第一。」

〔淺釋〕超日月光佛教大勢至菩薩念佛三昧……收攝眼耳鼻舌身意六根，不向外攀緣，一心專注念佛，相續不斷，不起其他念頭，這樣持續一段期間，心清淨到極度，念佛三昧就會現前，這就是第一名的修行人。印光大師說：用口念出聲音來，耳朵聽回去，心裡再起來，就能都攝六根。紹雲法師說：眼不亂望、耳不亂聽、鼻子不亂聞，舌根不亂說話，身不要亂跑，意不要亂打妄想。……你念四個字（阿彌陀佛）或是念六個字（南無阿彌陀佛），一個字、一個字念得清清楚楚，耳朵聽佛號，聽得清清楚楚……妄念不起了，淨念相繼……這叫淨念……如此，一句佛號相繼，時間一長，

心眞正清淨下來，就得到三摩地（正定）。淨空法師說：「整個佛法修學樞紐就在定，無論哪一個法門，哪一個宗派，修的統統是禪定。所以大家不要誤會只有禪宗才修定；只是各宗各派，用的名稱不一樣，禪宗叫禪定，淨土宗叫念佛三昧。」

〔註解〕①三昧：梵文 samādhi 音譯爲三昧或三摩地。意譯爲定、等持、心一境性。定，心念定止於一處而不動之狀態。等持，離掉舉故云等，心不散亂故云持。心一境性，心與境融爲一體的狀態。②淨念相繼：一心繫念在佛號上，不起任何妄念。除念佛外，無其他念頭稱爲淨念。③三摩地：正定。譬如念佛，念至整個心裡都是佛號，其他念頭不起。例如廣欽老和尚就曾經入念佛三昧。

（2）《文殊師利所說摩訶般若波羅蜜經》說：「善男子善女人，欲入一行三昧①，應處空閑，捨諸亂意，不取相貌，繫心一佛，專稱名字。隨佛方所，端身正向，能於一佛念念相續，即是念中，能見過去、未來、現在諸佛。何以故？念一佛功德無量無邊，亦與無量諸佛功德無二。」

〔大意〕全心全意，專修一位佛的聖號，淨念相續，久而久之，得到正定時，就能在念念中見過去、現在、未來諸佛。如佛在《觀無量壽經經》說：「得念佛三昧……即見十方一切諸佛。」

〔註解〕①一行三昧：指心專於一行而修習之正定，如念佛三昧。

5.醫師見證：亂心，導致疾病

✽洛桑醫師說：許多疾病的產生，常與「心靜不下來」有很大關係。生活中有太多的壓力、刺激，令人身心過度負荷，日久造成

疾病。……我們可以透過調伏自心，以靜制心病。不論治療或預防疾病，「靜心」就能幫助身體恢復健康。……常練習靜心，有效穩定自律神經……紓解超標的精神壓力、提升免疫力，因而降低多種難纏疾病好發的風險。」

✽許瑞云醫師說：「心念牽動人體的生理機制，影響免疫系統、自律神經、壓力荷爾蒙等，最終演變為不同形式的疾病。」、「心念與情緒愈平和，神經網路的協調聯繫就愈穩定，內分泌系統的調節功能及免疫系統的防衛與修復能力，也就跟著愈強大。」

✽行貴禪師（原是中醫師，得癌後出家今癌症已痊癒）說：「治病必須先治心，心亂之人病難癒。……現代人的疾病不離「心」，「心」亂，會影響我們疾病的復原能力。只要「心」好，疾病可去，癌症可癒。」

✽楊濟鴻醫師表示：病由心生，所以治病的根本是修心。修心必須透過行為來體現，也就是理上悟，事上修。所以念佛修心、持咒修心、讀經修心、持戒修心、佈施修心、禪定修心等等。同時藉助佛菩薩的神通功德加持，消一切身心疾病。如法精進修行，才會感得佛菩薩神通加持，達到治病、了脫生死的目標。如果只是偶而念幾遍佛經、幾聲佛號咒語就想在短短幾天內達到癒病的目標，這種機率就比較低。

✽南懷瑾老師說：佛教你修「安那般那」，治病的方法只有一個字「止」，止息治萬病。就是一念的止息，呼吸停止了，你看住那個痛苦的部位。……所以能修到止息，身體內部的變化就很大了，非常非常大，將來你們去體會。

（二）第二種成佛方法：三摩鉢提

巴利語 samāpatti，音譯爲三摩鉢提，意譯爲「如幻觀」。「如幻」即指我們身心世界裡的一切存在都是緣起的，所以一切都是變化、如幻、如夢、不可得。「觀」透過修觀，能開啓智慧，破除心病。

從元宇宙（虛擬實境）出來，我們知道元宇宙是幻相，現實才是眞的。但佛說，現實也是心的虛擬幻相。眞相又是甚麼？佛說，覺悟之後，才能打破謎局，洞悉眞相。慧律法師說：生命的眞相，就是萬法都是假象。

修三摩鉢提（如幻觀），能看清楚身心世界裡的一切存在，都是變化的假相，於是速滅我執、貪瞋痴。譬如，知道這是假鈔，就會拋棄它。觀美色如幻，欲心便消失。觀五欲六塵是如幻，貪瞋癡念會消失。修三摩鉢提，洞悉宇宙人生的一切現象，全是「自心」的創造與作用，知道一切如幻，於是不再執著，於是無明、貪瞋癡不見了，迷夢醒了，而證得如幻三昧，解開被無明封印的眞如本性（眞心），彰顯智慧神通，解脫輪迴，至於成佛。

如佛在《大般若波羅蜜多經》說：「諸有情愚癡顛倒執為實有①，輪迴生死受苦無窮，為度彼故求趣無上正等菩提，得菩提已斷彼我執，及令解脫生死眾苦。」在《占察善惡業報經》說：「一切外諸境界，唯心所作②，虛誑不實，如夢如幻。」在《楞嚴經》說：「諸法所生，唯心所現③」在《佛遺教經》：說：「若有智慧④……能得解脫……智慧者，則是度老病死海堅牢船也，亦是無明黑暗大明燈也，一切病者之良藥也。」在《長阿含經》：「斷除無明⑤，生於慧明。捨離闇冥，出智慧光。」在《大乘本生心地觀經》說：

「三界唯一心。心有大力世界生，自在能為變化主，惡想善心更造集，過現未來生死因。依止妄業有世間，愛非愛果恒相續，心如流水不暫住，心如飄風過國土。亦如猿猴依樹戲，亦如幻事依幻成，如空飛鳥無所礙，如空聚落人奔走。如是心法本非有，凡夫執迷謂非無，若能觀心體性空，惑障不生便解脫。」

〔註解〕①執爲實有：凡夫以爲身心世界中所感知到的一切是眞實，所以起貪瞋念，而造諸業，招來輪迴。②唯心所作：身心世界中所遭遇到的一切，追究到底都是自心創作出來的。③唯心所現：感知的一切，最後都由心呈現。④智慧：又稱「般若」。智慧能洞察眞相，破煩惱，斷生死。智慧是生活的智能，也是解脫的智能。如佛在《維摩經》說：「以智慧劍破煩惱賊。」在《心地觀經》說：「法寶猶如智慧利劍，割斷生死離繫縛故。」⑤無明：無知、黑暗、對宇宙人生眞相不了解。如佛在《雜阿含經》說：「無明者無知。」在《大乘稻芉經》說：「大黑暗故，故名無明。」在《大乘舍黎娑擔摩經》說：「以邪見爲正見，以是無智，故名無明。」

下面，以三個角度，解說三摩缽提（如幻觀）：

1.眾生執着幻境、幻覺，導致輪迴

因爲無明遮蔽導致「感官錯覺」，認爲我們身處的世界，是一個眞實存在。於是貪愛、執取①世界中的一切人事物，造身語意業，導致輪迴。其實身體、財富、權力、健康、美貌、愛情、美食……一切存在都是緣起的幻象②。未曾聽聞佛法的凡夫，把幻象當作「人生的目的」於是拼命的追求、造業。常聽聞佛法的佛弟子，知道「借假修眞」的道理。把身體、財富、權力、健康……作爲修行、解脫的「工具」，所以能解脫輪迴之苦。

〔註解〕①取：執取、付諸身語意行動。取，十二因緣第九支。②幻象：由幻想或幻覺產生的虛幻場景。

以下引用佛經說明我們的世界如幻、如夢：

（1）《雜阿含經‧265 經》說：「諸所有色①……無實②……譬如幻師③……幻作象兵、馬兵、車兵、步兵……諸識法如幻④……無有我⑤我所⑥。……幻偽誘愚夫，如殺如毒刺。」《雜阿含經》說：「欲者，虛妄不實，欺誑之法，猶如幻化，誑於嬰兒⑦。……五家財物⑧亦如幻化。」《雜阿含經‧45 經》說：「愚癡無聞凡夫以無明故，見色是我、異我⑨、相在⑩，言我真實不捨。」《雜阿含經‧294 經》說：「彼愚癡無聞凡夫無明所覆，愛緣所繫，得此識身，彼無明不斷，愛緣不盡，身壞命終，還復受身；還受身故，不得解脫生老病死憂悲惱苦。」

〔大意〕一切物質和欲望，都是因緣和合的假相，本身沒有不變的實體。好像魔術師所變現的假相，一下子變有，一下子變無。一下子變美，一下子變醜，變來變去，迷惑、欺騙沒有智慧的人。未曾聽聞佛法的愚痴凡夫，把假的當成眞的，認爲這是我的身體，我的財產，一輩子貪求不捨，導致無盡的輪迴。

〔註解〕①諸所有色：一切物質。②無實：非實際存在。因爲一切物質現象都是成、住、壞、空。形成之前是空，最後壞了也是空，只是中間暫時的有。③幻師：魔術師。④諸識法如幻：感知到的一切如幻，如《雜阿含經》說：「緣眼、色，生眼識，三事和合觸，觸俱生受、想、思。」⑤我：自己的代稱、世人以爲的輪迴主體。⑥我所：我之所有、所有權屬於我的東西。⑦誑於嬰兒：凡夫的心智就像嬰兒一樣，被欲望騙得團團轉。⑧五家財富：五家指帝王、盜賊、水、火、惡子，這五者都可能奪走你的財富，因此說財富是五家共有的。⑨異我：我擁有的東西。⑩相在：外在世界。

（2）《大乘理趣六波羅蜜多經》說：「一切有為法①，如乾闥婆城②。眾生妄心③取④，雖現非實有。諸法非因生，亦非無因生⑤，虛妄分別有⑥，是故說唯心。無明妄想見⑦，而是色相因⑧，藏識⑨為所依，隨緣現眾像。如是目有瞖⑩，妄見空中華，習氣⑪擾濁心，從是三有⑫現。眼識依賴耶，能現種種色。譬如鏡中像，分別不在外⑬，所見皆自在，非常亦非斷，賴耶識所變⑭。」

〔淺釋〕一切依靠因緣和合而生的宇宙萬有，如同幻術所變的假相，看似眞實，其實是假的。因爲凡夫妄心的衝動、盲目，只能看到事物的表相、假相、扭曲之相。例如色慾薰心，碰到甜言蜜語的女人便沉迷其中，不知美女的企圖及禍患。因此說，妄心所感知的東西均非眞實。又，萬有無法自己出生自己，也無法憑空產生。所有的東西都依靠因緣和合而生，譬如一支手機，是由眾多技術與人工組裝而成。所以說手機是「人造」的。而「人」的主宰是「心」，所以「人造」就是「心」造。

由於無明遮蔽本性智慧，產生妄想知見，於是貪戀六塵（色聲香味觸法）境界，並依據阿賴耶識儲存的身口意業作基礎，然後在光線、環境的輔助下形成世界的景象。好像眼睛生病的人，看見虛空中生出許多花朵，便以爲虛空眞的生出花朵來。我們的心識被習氣擾濁而看不到深層的宇宙人生眞相，才把如幻的世界看成眞實世界，於是生起貪瞋癡，造身語意業，招來生死輪迴。眼睛的意識是依靠前世阿賴耶識裡的記憶，顯現出自我世界。幻夢般的身心世界就好像是阿賴耶識所投射的鏡像（虛像），因此說一切法都是「唯識所變」。「識」指「阿賴耶識」。「阿賴耶識」與「妄心」同是一心，因作用不同才區分成兩種名詞。物理學家 James Jeans 爵士說：宇宙的存在目前看起來更像是巨大的思想而非巨大的機械。對物質領域來說，心靈不再是偶然出現的入侵者。我們反而應該將其視爲物質領域的創造者以及領導者。

〔註解〕①一切有爲法：因緣和合所生的萬事萬物都是有爲法，有爲法都是暫時存在、組合的假相。如佛在《大莊嚴經》說：「譬如鑽火，木鑽人功，三種和合，得有火生，於三法中，本無有火，和合暫有。……譬如咽喉，及以脣舌，擊動出聲，一一分中，聲不可得，眾緣和合，有此聲耳，智者觀聲，念念相續，無有實法。」②乾闥婆城：喻虛幻的假相。天上樂神乾闥婆以幻術變化城樓供天人觀賞。③妄心：妄心即是凡夫之心，是被無明遮蔽之心，故無法照見宇宙人生眞相。④取：據爲己有。例如妄心看見美好的東西就想據爲己有。⑤諸法非因生，亦非無因生：萬有不是自己出生自己，也不是憑空而產生。指凡夫妄心，不知道事物緣起緣滅的全部眞相。⑥虛妄分別有：妄心能創作各種物品。如食衣住行，都是人造（心造）的。⑦無明妄想見：無知會產生妄想，故所見皆是幻覺、錯覺。⑧色相因：與物質相依。色，指物質或感官能見之物。⑨藏識：第八識，又稱阿賴耶識。阿賴耶識可定義爲雜染的心，儲藏一切善惡業的種子。⑩瞖：眼疾。⑪習氣：阿賴耶識儲藏過去的業行、習慣和氣氛，過去的業行習慣和氣氛，又推動未來的業行。⑫三有：三界生死輪迴。⑬鏡中像，分別不在外：鏡中的影像，好像有內外，但是實際是光影的折射，所見內外只是一種錯覺。⑭賴耶識所變：阿賴耶識將前世身口意業寫下的劇本，轉變出今生的身心世界。「阿賴耶識」與「妄心」同是一心，因作用不同，才分成兩種名詞，「阿賴耶識」具儲存、變化作用。「妄心」具認識、思量、創造作用。

（3）《密嚴經》說：「阿賴耶識①雖種種變現而性甚深，無智之人不能覺了。譬如幻師幻作諸獸，或行或走，相似眾生都無定實。

阿賴耶識亦復如是，幻作種種世間、眾生而無實事，凡愚不了妄生取著，起微塵勝性自在丈夫有無等見。諸仁者，意能分別一切世間②。是分別見如畫中質③，如雲中形。如翳、夢者所見之物。如因陀羅弓④。如乾闥婆城。如谷響音。有陽焰水⑤。如川影樹⑥。如池像月⑦。分別之人於阿賴耶如是妄取⑧。若有於此能正觀察，知諸世間皆是自心⑨。」

〔大意〕

1.前世所造的身語意業，儲藏在阿賴耶識，轉世投胎，就幻化成的今生的身（身體）、心（意識）、世界（環境）。淨界法師說：人類對現實世界的感知，其實是前世業力的釋放……外在的世界，是第八識（阿賴耶識）的業力釋放，接受者是第六意識，全部是內心的影像。

2.今生的身體、意識和環境，全是幻化的假相。我們因爲無明，看不到眞我（佛性、如來藏），並把假我（身體、緣慮心）當成眞我。如同，玩電動遊戲（幻境），把遊戲中的主角當作自己，沉迷其中，成爲痛苦的根源。

3.凡人的感官（視覺、聽覺、味覺、嗅覺、觸覺），只能感知事物的表相、幻相，無法洞悉事物的本質。證道者，轉識成智後，才能以眞心之智慧，照見諸法實相，了解整個身心世界的實相。

4.淨蓮上師表示：第八識阿賴耶識，依眞心而生。一切法都是「唯心所現」。離開了心，一切法沒有辦法存在。離開了眞心，就沒有妄心、無明，也無身心世界，正報、依報的存在。爲何會有無明呢？它沒有開始，無始之始，十二因緣好像一個圓，它沒有起點、也沒有終點。淨空法師說：心是能現、能變，虛空法界一切萬物都是心變現的。如佛在《大乘入楞伽經》說：「意從賴耶生⑩，識依末那起⑪，賴耶起諸心，如海起波浪，習氣以為因，隨緣而生起。」在《楞嚴經》說：「諸法所生，唯心所現，一切因果，世界微塵，因心成體。」在《華嚴經》說：「一切唯心造。」

〔註解〕①阿賴耶識：阿賴耶識被定義爲受雜染的心；眞心定義爲不受汙染的心。②意能分別一切世間：第六意識能分析、思考世上的人事物。意，指第六意識，它和前五識（眼識、耳識、鼻識、舌識、身識）共同作用，也能單獨活動。③畫中質：如畫中人物，並非眞實人物。④因陀羅弓：因陀羅（Indra）爲帝釋天，即戰神天帝，他是三十三天之王。戰神天帝的因陀羅箭射出，就像一萬個太陽那麼亮，能使千萬敵人暫時失去戰鬥力。⑤有陽焰水：口渴把陽焰看成流水。⑥川影樹：河川邊樹的倒影。⑦池像月：池中月。⑧分別之人於阿賴耶如是妄取：分別之人，即凡人。凡人把阿賴耶識幻化的身心世界當作眞實境界。分別，爲前六識之作用，以前六識分別、感知六塵外境即爲凡人。眞心之智沒有分別，無分別才是眞心的作用，無分別之人，才能照見諸法實相。如佛在《大寶積經》說：「從境界生，是名爲識。從作意生，是名爲識。從分別生，是名爲識。無取無執，無有所緣，無所了別，無有分別，是名爲智。」在《金剛三昧經》說：「如是如義即佛菩提。菩提之性，則無分別；無分別智，分別無窮；無窮之相，唯分別滅。如是義相不可思議，不思議中乃無分別。」⑨知諸世間皆是自心：知道世界裡的一切，都是自心所造、所變、所現。⑩意從賴耶生：第六意識，從第八識阿賴耶識出生。⑪識依末那起：第七末那識，執此心體爲自我，引發習氣種子形成各種境界，如風吹動大海一樣，興起眼耳鼻舌身意等諸識的波浪，形成了自己獨有的身心世界。末那，第七意識。

(4)《方廣大莊嚴經》說：「境界相生，智者觀察，曾無相狀，如幻夢等。譬如鑽火，木鑽人功，三種和合，得有火生。於三法中，本無有火，和合暫有……譬如咽喉，及以脣舌，擊動出聲，一一分中，聲不可得，眾緣和合，有此聲耳。智者觀聲，念念相續，無有實法，猶如谷響，聲不可得。譬如箜篌，絃器及手，和合發聲，本無去來，於諸緣中，求聲不得。離緣求聲，亦不可得，內外諸蘊，皆悉空寂。無我無人，無壽命者，尊於往昔，值然燈佛，已證最勝，真實妙法。」在《長阿含經》說：「出於木……以斧破木求火，不得火。復斬之令碎，置於臼中，杵擣求火，復不能得。……以鑽鑽木出火，積薪而燃。……夫欲求火，法應如此，不應破析杵碎而求。」

〔大意〕一切現象，都是因緣和合而生，沒有眞實獨立存在之事物。

（5）證道者說：人生是一場，知覺的錯覺

◎證道的永嘉大師在〈證道歌〉說：「夢中明明有六趣①，覺後空空無大千②。」

〔註解〕①六趣：即六道，包括天、人、修羅、畜生、鬼道、地獄。②大千：三千大千世界，謂世間一切現象。

◎咕嚕大師，在《佛陀的生死觀與臨終前準備》時說：

✽爲何我們能夠看到、摸到？因爲我們的感官能夠接收到這些頻率，其實看到、摸到，依據科學證明物質與精神的背後都只是能量，一切都是能量也就是波動。換句話說一切都是「知覺遊戲」，沒有生與死，只有「業」與「知覺」在發生。

✽你的知覺都是幻象。一切都是能量，能量凝聚成物質，物質形成生命，生命形成知覺。

✽當打坐進入深定，腦波調低，你會進入不同時空，看到不同世界。

✽這世界沒有時間、空間的存在，這是「知覺的錯覺」只有知覺，沒有物質，什麼都沒發生過，所以是「一切唯心所造」生命是「業的循環」生命的本質是「能量、知覺」而已，而且不生不滅不增不減。

（6）科學家：人類眼中的世界並非眞實世界

◎愛因斯坦說：所謂物質、世界、時間和空間，只不過是人類的幻覺。

◎2016 年第 17 屆艾薩克·阿西莫夫辯論會，在美國自然歷史博物館舉行，會議邀請了哈佛大學、麻省理工等著名大學的頂級科學家，就「我們是否眞的生活在一個模擬世界中」這一問題展開辯論，作爲結論，與會的科學家最終確認，即使我們眞的生活在一個模擬世界中，我們也將永遠無法證實

◎倫敦大學的物理學家戴維·鮑姆（David Bohm）認爲：次原子粒子之間的超光速連接現象，其實是在告訴我們……現實中的一切都是由這些幻影粒子所組成，於是宇宙並不存在，儘管宇宙看起來具體而堅實，其實宇宙只是一個投影，一個幻象，一個巨大而細節豐富的全息攝影相片。

◎物理學家在電子雙縫實驗中發現：「電子你不觀察它時，它是看不見且不存在的，必須直到你觀察它時，它才會一躍而出。」也就是說，必須要有「意識」的觀察，由電子組成的宇宙才會瞬間存在。

原文網址：https://kknews.cc/news/4xlopxg.html

（7）神經學家表示：世界是感官營造出來的

紐約大學醫學院的神經學家魯道夫·李納斯（Rodolfo Llinas）博士指出，我們所看到、聽到、觸到、嘗到和嗅到的一切實際上是純粹的精神營造。如果沒有大腦，也就沒有了這五感。實際上我們的感知，形成於我們大腦中已有的資訊，而不是外部的刺激。惠特利 1996 年的研究顯示，建立感知的資訊中至少 80%來自大腦內部，只有 20%的資訊來自外部世界。諾貝爾獎得主普里高金（Ilya

Prigogine）的話來說：「我們所稱為現實的一切，都是通過我們所參與的積極營造，來顯現的。」

2.三摩鉢提，從幻境、幻覺中醒來

（1）《圓覺經》說：「若諸菩薩悟淨圓覺，以淨覺心，知覺心性及與根、塵①皆因幻化②。即起諸幻，以除幻者③。變化諸幻而開幻眾。由起幻故便能內發大悲輕安。一切菩薩從此起行漸次增進。彼觀幻者非同幻故，非同幻觀皆是幻故，幻相永離。是諸菩薩所圓妙行，如土長苗，此方便者，名三摩鉢提。」又說：「若諸菩薩，唯觀如幻。以佛力④故，變化世界種種作用。備行菩薩清淨妙行⑤。於陀羅尼⑥，不失寂念，及諸靜慧⑦。此菩薩者，名單修三摩鉢提。」

〔大意〕如果各位菩薩知道自己有一顆清淨圓滿的覺心，便以此覺心，觀察得知自己的「身、心、世界」全是幻化境界。無論有形、無形的事物，例如時間、空間、身體、金錢、知覺、感情、權力統統如幻。因為世界上的一切都在建立無明妄心之上，所以一切如鏡中花、水中月，沒有實體可得。一旦證悟就像從夢中醒來，方知是一場夢！

三摩鉢提（如幻觀），就是以如幻的佛法，修證如幻三昧，破除如幻的身心世界，獲得智慧神通，並以智慧神通，開示教導如幻眾生，使其在迷夢中覺醒。例如金山活佛、廣欽老和尚以智慧神通度化眾生。由於菩薩修如幻觀，夢醒證真後，身心安詳，看到眾生依然在幻夢中，繼續貪愛、瞋恨、沉淪苦海，故生起廣度眾生的大悲心。一切菩薩都是從了解生命如幻的真相，開始修行，於是定力、智慧、神通、悲心逐漸增長。

如幻觀，就是以能觀的幻智、幻法起修，漸漸所觀的幻境（身、心、世界）也消除，這個時候連能觀的幻智、幻法也要一併捨棄，因爲一切法皆是幻化。幻身、幻心、幻境、幻智、幻法全都消滅，從此幻相永離，剩下的就是清淨圓滿的覺心（成佛）。菩薩所修的清淨圓滿覺心，就像幼苗從泥土裡漸漸成長，覺醒後廣度眾生，最後成就佛果，這就是三摩鉢提的修行法門。馬鳴菩薩在大乘起信論說：「一切法⑧皆從心起妄念而生……當知世間一切境界，皆依眾生無明妄心⑨而得住持，是故一切法，如鏡中像無體可得，唯心虛妄。以心生則種種法生，心滅則種種法滅。」如佛在《大乘智印經》說：「觀察五蘊如塵幻，印證四大體非真，一切有為皆生滅，妄心造作成輪迴。」在《大乘本生心地觀經》說：「我從無始至于今日，輪迴六趣無有出期，皆自妄心而生迷倒，於五欲境貪愛染著。」

〔註解〕①心性及與根、塵：「心性」指心。「根」指六根，也就是身體。「塵」六塵（色塵、聲塵、香塵、味塵、觸塵、法塵），指物質世界裡的萬有。簡單說就是，身心世界。②幻化：好像魔術、電影、電視，看似眞實，卻非眞實。幻化乃因緣和合的假相，無實體、無自性，卻宛然現。又如影子、谷響。龍樹菩薩說：「幻相法爾，雖空而可聞可見」。③起諸幻，以除幻者：藉假修眞。以各種幻智、幻法，破諸幻境。念佛也是以幻除幻的法門。④佛力：覺性的力量。⑤備行菩薩清淨妙行：菩薩修六度萬行。⑥陀羅尼：梵語dhāranī 之音譯。意譯總持、能持、能遮。即能總攝、憶持無量佛法而不忘失，及能遮蔽一切惡法不起作用。陀羅尼分爲四種：一法陀羅尼，聞法不忘。二義陀羅尼，於法義不忘。三咒陀羅尼，於咒憶持不失。四忍陀羅尼，安住於諸法實相。⑦不失寂念，及諸靜慧：寂念是「正定」。靜慧是「智慧」。⑧一切法：指一切事物、道理、有形、無形、眞實、虛妄、皆悉爲法。⑨妄心：被無明遮蔽、被貪

嗔癡汙垢、被我執綑綁的心。有病的心。迷惑的心。

（2）《大般涅槃經》說：「得二十五三昧，壞二十五有①。……得如幻三昧，能斷閻浮提②有。」

〔大意〕修如幻三昧，能斷除生死輪迴。

〔註解〕①二十五三昧，壞二十五有：「三昧」指正定、有智慧的定。「有」指三有，即三界。有業因必有輪迴的果，故稱有。如佛在《大般涅槃經》說：「得二十五三昧壞二十五有。善男子。1.得無垢三昧能壞地獄有。2.得無退三昧能壞畜生有。3.得心樂三昧能壞餓鬼有。4.得歡喜三昧能壞阿修羅有。5.得日光三昧能斷弗婆提有。6.得月光三昧能斷瞿耶尼有。7.得熱炎三昧能斷郁單越有。8.得如幻三昧能斷閻浮提有。9.得一切法不動三昧能斷四天處有。10.得難伏三昧能斷三十三天處有。11.得悅意三昧能斷炎摩天有。12.得青色三昧能斷兜率天有。13.得黃色三昧能斷化樂天有。14.得赤色三昧能斷他化自在天有。15.有得白色三昧能斷初禪有。16.得種種三昧能斷大梵天有。17.得雙三昧能斷二禪有。18.得雷音三昧能斷三禪有。19.得霔雨三昧能斷四禪有。20.得如虛空三昧能斷無想有。21.得照鏡三昧能斷淨居阿那含有。22.得無礙三昧能斷空處有。23.得常三昧能斷識處有。24.得樂三昧能斷不用處有。25.得我三昧能斷非想非非想處有。」②閻浮提：我們所居住之世界。

3.三摩鉢提的修持方法

修三摩鉢提，首先要了解佛說的經法，並依法而修。

（1）《金剛經》說：「一切有為法①，如夢幻泡影②，如露亦如電③，應作如是觀④。」又說「凡所有相，皆是虛妄。」在《大般若波羅蜜多經》說：「見一切法如幻事、如夢境、如像、如響、如光影、如陽焰、如空花、如尋香城、如變化事，都非實有。」

〔大意〕觀，一切依靠因緣而生的宇宙萬有，好像在作夢，在夢裡以爲是眞的，醒來後才發現是假的。大寶法王噶瑪巴尊者說：這個世界只是一個夢。你一輩子執著的子女，只是你的一個緣。你一輩子放不下的家庭，只是你生命裡的一個驛站。你所追逐的感情和名利只是一個自我意識的幻影。夢醒時分，空空如也……夢醒了就會殘酷地面對六道輪回。

坐禪時凡是眼看、耳聽、鼻聞到的一切異象，全是幻境、幻覺。聖嚴法師說：幻境、幻覺有可能是眞的，多半是假的……即使是眞的，依然要當幻覺處理，否則你就有很多麻煩了。所謂走火入魔，便是這樣形成的。……「佛來佛斬，魔來魔斬」就是處理異象的最好方法。……當然如果有重大的禪修經驗，就應該到禪師那兒請求勘驗了。淨界法師說：魔境會干擾你……冤親債主也會干擾你，給你一些錯誤的訊息；還有你內心的煩惱也會反彈，你要調伏它，它也要調伏你。這個時候內外交攻，怎麼辦呢？不要亂動！所以在整個修學當中，先求「不變」，再求「隨緣」，你一妄動，可能就前功盡棄了。南懷瑾老師說：一般人都被生理上的客塵拉著走，哦！氣脈通了，不得了了！於是便玩弄氣脈、功夫去了，心也就無法眞正靜下來，這樣修行怎麼會有成果呢？

〔註解〕①一切有爲法：除了眞心以外，一切依靠因緣和合而生的萬事萬物。法，指所有的存在現象。如佛在《華嚴經》說：「一切諸法因緣生……了知三世諸眾生，悉從因緣和合起。」②如夢幻泡影：像作夢、像幻師所化之相，如水泡、如影子般似有卻無實。③如露亦如電：像朝露、像閃電般很快消失。④如是觀：應該從這個角度去觀察。

(2)《圓覺經》說：「彼新學菩薩①及末世眾生②，欲求如來淨圓覺心③，應當正念遠離諸幻④。先依如來奢摩他行，堅持禁戒⑤，安處徒眾，晏坐靜室。

〔淺釋〕前面說：「一切眾生本來成佛」。爲什麼我們現在不是佛呢？因爲我們的如來淨圓覺心（眞心），被無明、我執、煩惱等心垢給障礙住了，所以不是佛。普眼菩薩問：那要用什麼方法才能去除心垢，達到成佛境界？

佛說，想成佛，應當端正心念，遠離幻身、幻心、幻塵的虛妄境界。首先依照奢摩他的方法修行，堅守戒律，在身心安定的狀態下，或與大眾共修坐禪，或獨自在靜室坐禪。

〔註解〕①新學菩薩：初學佛且發菩提心之人。②末世眾生：這時代的我們。佛法興衰分正法、像法、末法。③如來淨圓覺心：佛心。如來淨圓覺心，彰顯時即成佛之時。④諸幻：指我們感知到的身心世界全是幻化的境界。⑤禁戒：五戒、八關齋戒、比丘戒、菩薩戒等。

恒作是念，我今此身四大和合。所謂髮毛爪齒皮肉筋骨髓腦垢色皆歸於地。唾涕膿血津液涎沫痰淚精氣大小便利皆歸於水。暖氣歸火。動轉歸風。四大各離。今者妄身，當在何處？即知此身畢竟無體。和合為相，實同幻化①。

〔淺釋〕坐禪時，持續這樣觀想：我的身體，由地水火風四大組成。「地大」如頭髮、毛、指甲、牙齒、皮膚、肌肉、筋、骨頭、骨髓，腦髓，和污垢等等。「水大」如唾液、鼻涕、膿、血液、體液、涎、沫、痰、眼淚、精液、屎、尿等等。「火大」如體溫和熱量。「風大」如呼吸、運轉和動能。四大分離（死亡）之時，我的身體在哪裡呢？於是知道，身體究竟沒有永恆的實體，因爲身體乃因緣和合所生之相，這跟幻術變化出來的東西一樣，看起來像眞的，其實是假的，因爲它的本質是空，把身體觀空，是修如幻觀的第一個下手處。

〔註解〕①幻化：因緣和合的假相、無自體、無自性，看似眞實，其實是幻象。例如寶可夢（Pokemon），把 GPS、地圖、動畫、衛星服務等技術，結合起來，看似眞實，其實是幻相。

四緣假合①，妄有六根，六根四大②，中外合成，妄有緣氣，於中積聚，似有緣相，假名為心。善男子，此虛妄心若無六塵，則不能有。四大分解，無塵可得③，於中緣塵各歸散滅，畢竟無有緣心④可見。

〔淺釋〕我們的身體由四大假合而生，所以六根（眼、耳、鼻、舌、身、意）也是虛幻的。內六根對著外四大（六塵色、聲、香、味、觸、法），內外和合生六識（眼識、耳識、鼻識、舌識、身識、意識），六識生起感受、認知……積聚統合起來便成爲一個好像能感覺、能思想的相貌，給他取個名字叫做心。善男子，這個能感覺、能思想的心，叫虛妄心。虛妄心由六根、六塵的接觸而存在，倘若沒有六塵，那麼虛妄心就不存在。把六塵分解，分解到最後六塵也是空。其中能攀緣的六識、六塵各自散滅，那麼你再觀察，終究沒有這個心可見。如佛在《雜阿含經》說：「緣眼、色，生眼識，三事和合觸，觸俱生受、想、思。」所以我們可以得到一個結論，我們所感知到的身心都是幻身、幻心，都不是眞實的我。

〔註解〕①四緣假合：四大合成身體的因緣叫四緣假合。因緣和合的東西只是暫存現象，故稱假；永恆存在的佛性（又稱如來藏、眞如本性、眞心或眞我）才能稱爲眞。②四大：指外四大。外四大即六塵，六塵也是地、水、火、風合成的。組成人體的四大

（基本粒子）與組成六塵的四大（基本粒子）是一樣的。如佛在《楞嚴經》說：「見身微塵，與造世界所有微塵等無差別。」③四大分解，無塵可得：把六塵的四大分解，從分子、原子、電子、質子、中子、夸克……分析到更小的單元，也沒有「孤立」存在的堅實粒子（微塵）。④有緣心：由六根、六塵、六識等眾緣和合而生之心，此心緣生緣滅，故非眞心。

善男子。彼之眾生幻身滅①故幻心亦滅。幻心滅故幻塵亦滅。幻塵滅故幻滅亦滅②。幻滅滅故非幻不滅③。譬如磨鏡垢盡明現。善男子，當知身心皆為幻垢，垢相永滅十方清淨。」

〔淺釋〕善男子，這位修行者在定中持續觀察，就能破除幻化的身見，身見破了，幻化的幻心也滅了。幻心滅了，幻化的六塵世界也滅了。幻身、幻心、幻塵消滅之後，連能觀的幻法、幻智也要消滅。一切虛假的幻化全都消滅，那個非幻（永恆存在）的「如來淨圓覺心」就顯現出來了，也就成佛了。

就像磨鏡子一樣，每天擦拭污垢，污垢去掉鏡子的光明就會顯現出來。各位善男子，大家應當知道，我們的身體和緣起的虛妄心，都是幻化的污垢。一切幻化污垢徹底清除以後，「如來淨圓覺心」即刻現前，十方世界即變成清淨光明。懷海禪師說：心性無染，本身圓成；但離妄緣，即如如佛。

〔註解〕①幻身滅：有定力的觀察，分析到最後，我執不見了，才能破除身見。②幻滅：能觀想的幻智也滅。③非幻不滅：非幻，指是眾生的本體「如來淨圓覺心」。「如來淨圓覺心」又稱眞心、佛性、如來藏、妙明眞淨妙心，此眞心永生不滅。如佛在《楞嚴經》：「妙明眞淨妙心……本元眞如，即是如來成佛眞體。」在《金剛三昧經》說：「心本淨故，理無穢故，以染塵故，名爲三界。

三界之心，名爲別境。是境虛妄，從心化生；心若無妄，即無別境。」

(3)《圓覺經》:「云何無明？善男子！一切眾生從無始來，種種顛倒。猶如迷人，四方易處。妄認四大①為自身相，六塵緣影為自心相②。譬彼病目，見空中華，及第二月。善男子！空實無華，病者妄執。由妄執故，非唯惑此虛空自性，亦復迷彼實華生處。由此妄有輪轉生死，故名無明。」

〔淺釋〕何謂無明呢？一切眾生從無始以來就有種種顛倒，好像迷路的人，把東邊當作西邊，把南邊當作北邊。把四大組合之身，誤以爲是「我的眞實身體」。其實四大組合之身，生滅無常，死亡的時候，我的身體在那裡呢？可見身體不是眞我。身體就像衣服一樣，把它當成眞我，就是顚倒。

把第六意識的緣慮心（攀緣外境，思慮事物之心），誤以爲是「我的眞心」，其實六塵外境出現，緣慮心就起作用，不出現就不起作用。緣慮心隨著六塵生滅，這說明緣慮心無自性、不是眞心。分析緣慮心，除了六塵的影像記憶外，裡面沒有眞心。那什麼才是「我的眞心」？佛說，眞心是清淨圓滿具足一切、智慧、神通、快樂、永恆不變，是生命的主人。眞心有多個名稱：如來淨圓覺心、佛性、本性、自性、如來藏。如佛在《圓覺經》說：「欲求如來淨圓覺心，應當正念，遠離諸幻。」在《大般涅槃經》說：「為調眾生故……是故說言，諸法無我，實非無我。何者是我？若法是實、是真、是常、是主、是依、性不變易，是名為我……佛言，善男子，我者即是如來藏義，一切眾生悉有佛性，即是我義。如是我義，從本已來常為無量煩惱所覆，是故眾生不能得見。……佛性無生無滅，不從一切因緣生，是名常，常者即是如來，即是僧法。不為一切分別意識所攝持故名常寂。」

空實無華，病者妄執。由妄執故，非唯惑此虛空自性，亦復迷彼實華生處。由此妄有輪轉生死，故名無明。

〔淺釋〕就好像一個眼睛生病的人，看見虛空裡有很多的花朵、有兩個月亮。實際上虛空中沒有花朵、沒有兩個月亮，是眼睛生病產生的錯覺，由於不知道空中的花朵是病眼所生。所以不但認爲虛空能生出花朵，還把它當成是可愛的花，於是想盡辦法把它採下來。眾生就是因爲妄想執著，起貪瞋癡而造業，結果就隨業生死輪迴，這就是無明。

〔註解〕①四大爲自身相：我的身體是由四大，地大（固態，如骨骼）、水大（液態，如血液）、火大（熱能，如體溫）、風大（氣態，如呼吸）組成的暫時形相。②六塵緣影爲自心相：眼見色塵是由眼識與第六意識交互作用。聲塵、香塵、味塵、觸塵、法塵亦同。因此能見、能聞、能覺、能知是第六識與前五識的共同作用。第六識剎那生滅，沒有自體，它必須要依託六塵境界才能夠生起。所以非眞心。

善男子！此無明者，非實有體，如夢中人，夢時非無，及至於醒，了無所得。如眾空華，滅於虛空，不可說言有定滅處。何以故？無生處故。一切眾生於無生中妄見生滅，是故說名輪轉生死。

〔淺釋〕善男子啊！這個無明並沒有一個實體，就好像作夢，夢裡所見的一切人事物都是眞實的，等待醒來才發覺一切都是假的。好像眼病之人，看見虛空中生出許多花朵，病眼痊癒後發現，虛空中的花朵滅了。但卻不能說，這些花朵在虛空中滅了，爲什麼？因爲虛空本來就不會生出花朵，又怎麼會有消滅之處呢？所以一切眾生也是在本無生滅中，誤以爲眞有生滅。一切眾生由於無明遮蔽，眞心變妄心，妄心生妄見，才會在本無生滅的世界中，看見生滅假相，於是生起貪瞋癡念，造身語意業，才招受輪迴果報。

善男子！如來因地①修圓覺者，知是空華，即無輪轉，亦無身心受彼生死。非作故無，本性無故。

〔淺釋〕善男子！如來最初在因地修圓覺法門，觀察知道身心世界就像虛空花，知道是幻覺，所以不執著不造業，也就沒有生死輪迴。我們的本性（眞我）本來就沒有輪迴，不是刻意操作才沒有輪迴，而是本來就沒有輪迴。換句話說，是因爲執取幻象，造身語意業，才導致輪迴。

〔註解〕①因地：對佛而言，成佛以下階位悉爲因地。

彼知覺者，猶如虛空。知虛空者即空華相，亦不可說無知覺性。有無俱遣，是則名為淨覺隨順。何以故？虛空性故，常不動故。如來藏①中無起滅故、無知見②故，如法界性，究竟圓滿遍十方故，是則名為因地法行。菩薩因此於大乘中發清淨心，末世眾生依此修行，不墮邪見！……

〔淺釋〕那知覺空花者，其知覺的體性，猶如虛空一樣。知覺一切外在境界都如空花，知覺也如空花不可得，但知覺卻有知覺能力。因此知道空花的這個「知覺」是有，還是無呢？無論有無，全部予以排除，因爲眾生本具的清淨覺心一塵不染，所以執著有，被有染；執著無，被無染。把清淨覺心打掃得乾乾淨淨，這樣就可以叫，隨順清淨覺心。清淨覺心就是眾生的眞心、自性，因爲清淨覺心離一切念，所以要把有無，全都排遣之後，剩下的那個才是眞正的眞心、聖智，這樣才能夠叫隨順「清淨覺心」。

爲什麼呢？因爲眾生的眞心，就是如來藏。如來藏又稱佛性、清淨覺心、自性清淨心，其體性如同虛空恆常不動，它沒有生滅，不含任何知見，如同萬有本質，它可以遍滿十方世界與十法界，這就是如來在因地修行的圓覺法門。所以菩薩及末世眾生要在大乘佛

法中，發起清淨心，並依此修行，就能夠不墮邪見。

〔註解〕①如來藏：梵語 tathāgata-garbha。指於一切眾生之煩惱身中，所隱藏之本來清淨的如來法身。如來藏就是眾生的眞心。如來藏雖覆藏於煩惱中卻不爲煩惱所污。一切善惡因皆緣如來藏而起，隨染緣就變成了六道眾生，隨淨緣就成四聖眾生。如佛在《楞伽經》說：「如來之藏是善不善因故，能與六道作生死因緣，譬如伎兒（歌舞藝人）出種種伎，眾生依於如來藏故，五道生死。大慧！而如來藏離我我所，諸外道等不知不覺，是故三界生死因緣不斷。」在《勝鬘經》說：「如來性，住在道前爲煩惱隱覆，眾生不見，故名爲藏，是眾生藏如來也。」在《占察善惡業報經》說：「復次彼心名如來藏，所謂具足無量無邊不可思議無漏清淨之業。」②無知見：眞心本性遠離一切有、無、亦有亦無、非有非無，等一切戲論。這知見你不明白，再起一個知見了解它，知見愈來愈多，就是在增長無明，如《楞嚴經》說：「知見立知，即無明本；知見無見，斯即涅槃。」

世尊！若彼眾生知如幻者，身心亦幻，云何以幻還修於幻？若諸幻性一切盡滅，則無有心，誰為修行？……

〔淺釋〕普賢菩薩問佛，如果眾生知道身心世界的一切，如同空花一般，那怎麼靠著如幻的身心，來修如幻的法門？如果一切幻相、幻心都滅盡了，也就沒有心，那誰來修行呢？

爾時，世尊告普賢菩薩言：善哉善哉！善男子！汝等乃能為諸菩薩及末世眾生，修習菩薩如幻三昧，方便漸次，令諸眾生得離諸幻。汝今諦聽！當為汝說。時普賢菩薩奉教歡喜，及諸大眾默然而聽。

〔淺釋〕這時，佛讚歎普賢菩薩問得好！你能向菩薩及末世眾生，請佛講解修習如幻三昧的方法。你們仔細地聽，我現在爲你們解說。這時普賢菩薩和與會大眾，都靜靜的聽佛說法。

善男子！一切眾生種種幻化，皆生如來圓覺妙心。猶如空華，從空而有。幻華雖滅，空性不壞。眾生幻心，還依幻滅；諸幻盡滅，覺心不動。

〔淺釋〕一切眾生種種的幻化境界，都是因爲無明，依著如來圓覺妙心（眞心）而生。就像空花，因爲眼病，依著虛空而顯現。雖然眼病痊癒，空花滅了，但虛空的本性，不動不滅、不受任何影響。眾生由無明所起的幻境、幻心，還是要依如幻的身心修習才能除滅，也就是以幻除幻。等到一切的幻境、幻心全都滅盡了，還剩下圓覺妙心，就如虛空一樣，不動不滅，不受任何影響。

依幻說覺，亦名為幻；若說有覺，猶未離幻；說無覺者，亦復如是。是故幻滅，名為不動。

〔淺釋〕因爲圓覺妙心清淨無念。如果認爲我覺悟了，仍未離幻；如果認爲我尚未覺悟，也未離幻。因爲不動的圓覺妙心，遠離一切念頭與妄想。清淨的圓覺妙心，好像眼睛，不容許掉入一粒沙子。因爲眞心離念，只要還有起心動念，無論是有覺還是無覺，都沒有離幻。一直要到有無俱遣，妄念、觀念殘留滅盡，圓覺眞心，自然顯現，這時才發現原來圓覺眞心如如不動就在那兒。

善男子！一切菩薩及末世眾生，應當遠離一切幻化虛妄境界①。由堅執持遠離心故，心如幻者，亦復遠離。遠離為幻，亦復遠離。離遠離幻，亦復遠離。得無所離，即除諸幻。

〔淺釋〕一切菩薩及末世眾生，修行的第一步，就是要遠離一切虛妄境界。當要遠離一切虛妄境界時，就會生起堅固、執持一個能遠離的心，這個能遠離的心也如幻，也要遠離。就如淨蓮上人

說：碰到境界來的時候，你就生起：「喔！那個是假的啦！不要執著啦！我們就遠離就好了！」這個要遠離的「境界」，及能遠離的「心」，兩個都如幻，也都要遠離，幻境離了，幻心離了，離到沒有東西可離了，到究竟無所得的境界，諸幻才被你清除掉。

〔註解〕①虛妄境界：宇宙萬有，乃因緣和合而生，一切法如夢、不可得、百年後都不存在，故知萬有的自性是空，但它會隨不同因緣，作不同展現，所以它不是沒有，只是如幻、虛妄、假相的存在。所以不著空，明白一切法的眞實面貌之後，才能進入諸法實相的境界。首先爲了破我執，修道的第一步，便要遠離一切虛妄境界、照見一切境界皆是虛妄，當你看清某個東西是「假的」你自然會斷除貪欲、放下我執。如佛在《除垢斷結經》說：「從因緣起，從因緣滅。」在《金剛經》說：「凡所有相，皆是虛妄……一切有爲法，如夢幻泡影；如露亦如電，應作如是觀。」不僅手機、網路、煩惱是虛妄境界，家庭、事業、子女也是虛妄境界。

譬如鑽火，兩木相因，火出木盡，灰飛煙滅。以幻修幻，亦復如是。諸幻雖盡，不入斷滅。以幻修幻，亦復如是。諸幻雖盡，不入斷滅。

〔淺釋〕這種情況，就好像鑽木取火，兩個木材互相摩擦生起火來，火又把兩個木材都燒掉了，最後連煙也滅了，灰燼也散了，什麼都沒剩。今以如幻身心修持，去除如幻的無明，也是同樣道理。但不同的是，一切幻化境界都滅盡了，還是會留下不滅的常住眞心，也就是圓覺妙心，我們修行的目的就是要離諸幻，破無明、斷煩惱，讓眞心顯現出來。

善男子！知幻即離，不作方便；離幻即覺，亦無漸次。一切菩薩及末世眾生，依此修行，如是乃能永離諸幻。

〔淺釋〕善男子啊！只要知道一切境界是幻化虛妄的，當下就已經離幻。因爲知道它是假的，自然就不會去執著、造業，因此不用再藉助其他方法來離幻；既然已經離幻，覺性（眞心）即刻現前，所以也無須一步步慢慢的修證。就好像作夢，當你醒過來，馬上就知道一切都是假的，幻化的虛妄境界，當下就遠離了，一切都遠離之後，剩下的那個就是眞心現前。一切菩薩和末世眾生，依此法門來修就能永離諸幻。諸幻遠離就是把眞心找回來，新佛就出現了。

爾時，世尊欲重宣此義，而說偈言：一切諸眾生，無始幻無明，皆從諸如來圓覺心①建立。猶如虛空華，依空而有相，空華若復滅，虛空本不動。幻從諸覺生，幻滅覺圓滿，覺心不動故。若彼諸菩薩，及末世眾生，常應遠離幻，諸幻悉皆離。如木中生火，木盡火還滅，覺則無漸次，方便亦如是。

〔淺釋〕這時，世尊爲了重新說明這個道理，於是說了偈語：一切眾生無始以來，如幻的無明及一切虛妄境界，都是依著如來淨圓覺心而建立。因爲我們的眞心常住不動，卻能隨不同的緣，起不同作用，所以「無明」才能夠依眞心而建立虛妄的身心世界。眞心雖爲「無明」所依，但它不會被「無明」所染，這就是「不動」，無論你造多大的業，還是不會染污眞心。因爲它本自清淨，所以不會被染，但是它能夠隨染緣，生起無明、輪迴，所以等到斷盡一切無明，圓證圓覺的時候，就成佛了。

好像空中花，依空而有相，等到病眼好了，才發覺空中本來沒有花。空花好像在虛空中滅掉了，但虛空不會跟著花朵滅了。同樣的無明幻化身心世界，依著圓覺心而生，無明幻化滅盡後，圓覺心便顯現出來，因爲圓覺心本來就如虛空常住不動。

如果你是修行者，應當時常遠離一切幻化境界，不但虛妄的境界要離，堅執遠離的心也要遠離，連「遠離」這一念也要離，最後一切幻化統統離開了，剩下的那個不能夠遠離的，就是我們的圓覺妙心（眞心）。譬如鑽木取火，火起燒木，等到一切都燒盡，什麼都沒有了，眞心就顯現。所以，在了知一切如幻的當下就已經離幻，不用再藉助任何方法，既然已經離幻，眞覺自然現前。

〔註解〕①如來圓覺心：又稱，如來淨圓覺心、眞心。眾生的身心世界，都是依靠眞心才能建立，離開眞心一切法都無法成立。

問：人生如幻，修行還有什麼意義？

答：1.雖然人生如幻，但未覺醒（破無明）前，我們所做的一切都會招來果報。如果不修持佛法從幻夢覺醒，就會讓自己墮落受苦。徹悟禪師說：作夢還沒有醒時，苦樂乃眞實存在，與其在「穢土」受苦，不如在「淨土」受樂，並在「淨土」漸漸甦醒，達到清醒大覺。2.萬物的本性雖空，但「業力不空」，所謂萬般帶不去，唯有業隨身，例如前世造惡業，今生就招來苦報。

（三）第三種成佛方法：禪那

巴利語 jhāna 梵語 dhyāna。音譯爲禪那。意譯爲「思惟修」或「靜慮」。「思惟修」是靜下來，對所緣境，做深入的觀察思惟。「靜慮」靜，是寂靜，也就是止或定；慮，是思慮，也就是觀或慧。

禪那是最常見的修行方法。禪那，就是止觀雙修，也是奢摩他（止）和毘婆舍那（觀）結合俱修。止觀雙修，相輔相成，證得三昧，獲得大智慧，照見五蘊皆空（身心世界眞相），無明滅，我執滅、貪瞋癡滅，眞心的智慧光明顯現，解脫生死。

如佛在《方廣大莊嚴經》說：「奢摩他①資糧是法門，證得如來三昧②故。毘鉢舍那③資糧是法門，獲得慧眼④故。」在《勝天王般若波羅蜜經》說：「修……毘婆舍那如實見法⑤，奢摩他者一心不亂⑥。」在《雜阿含經》說：「止觀⑦和合俱行，作如是正向多住，則斷諸使⑧。」在《金光明最勝王經》說：「於奢摩他、毘鉢舍那，同時運行，心得安住⑨。」在《大集經》說：「慧能莊嚴定，定能莊嚴慧⑩。」在《長者子六過出家經》說：「止觀……止者，諸結⑪永息。觀者……觀一切諸法……在閑靜處而思惟此義。……出家學道修無上梵行⑫……時尊者僧伽羅摩便成阿羅漢果⑬。」在《楞嚴經》說：「世間一切所修心人，不假禪那，無有智慧⑭。」

〔註解〕①奢摩他：巴利文Shamatha譯爲「止、寂靜、能滅」。②三昧：爲 samādhi 的音譯，意爲心寂止於一處的狀態。③毘鉢舍那：梵文vipaśyanā譯爲勝觀、內觀，簡稱「觀」。④慧眼：智慧能洞察事物，故稱慧眼。⑤如實見法：了解事實眞相。⑥一心不亂：入定，三昧。⑦止觀：止爲梵語 śamatha（奢摩他），觀爲梵語 vipaśyanā（毘婆舍那）之譯；止息一切外境與妄念，專注於所緣境（止），並生起智慧以觀此一對象（觀），稱爲止觀，也就是定慧雙修。⑧斷諸使：斷除貪瞋癡諸心病（煩惱）。使，因貪瞋癡能驅使人不能休息。⑨安住：面對欲望心不動，也不攀緣六塵境界，叫安住。⑩慧能莊嚴定，定能莊嚴慧：定、慧，兩者相輔相成。⑪諸結：諸煩惱。結，煩惱之別名，因煩惱集結而有生死輪迴。⑫梵行：梵天斷淫欲，故斷淫之行稱梵行。⑬阿羅漢果：斷盡煩惱，不再輪迴的四果聖人，但智行尚不及大菩薩與佛。如佛在《大集經》說：「破無明已，名爲獲得阿羅漢果。」⑭智慧：明白一切事相叫做智；瞭解一切事理叫做慧。

以下摘錄佛經，解釋禪那，及其修持方法：

1.眾生不離五蘊，如狗繫柱而轉

（1）《大般若波羅蜜經》說：「五蘊名為世間①。」在《雜阿含經》說：「云何為世間？謂六內入處②。云何六？眼內入處，耳、鼻、舌、身、意內入處。云何世間集？謂當來有愛③，喜、貪俱④，彼彼集著⑤。」在《佛藏經》說：「五陰⑥貪為本，若不樂五欲，當斷諸貪著。」在《仁王護國般若波羅蜜多經》說：「色、心二法。色名色蘊，心名四蘊，皆積聚性，隱覆真實。」《八大人覺經》：「懈怠墜落；常行精進，破煩惱惡，摧伏四魔，出陰界獄⑦。」

〔大意〕佛法把身、心、世界裡的一切，區分爲「色蘊、受蘊、想蘊、行蘊、識蘊」五蘊。「色」指身體及世界。「受、想、行、識」指心的作用。「五蘊」身心活動的特性包括：一貪愛五欲六塵。二不停的抓取積聚。三隱覆眞相。

五蘊，色>受>想>行>識，身心活動，從早到晚，運作不停。五蘊是身心世界的幻覺，這種幻覺就像一座監獄，將我們局限在物質欲望，人際感情裡。終結輪迴的方法，就是奢摩他與毘婆舍那一起修行，證悟我們的身心世界，都是「無常、苦、空、非我」眞相，就能脫離五蘊牢獄，照見五蘊皆空，度一切苦厄，解脫生死，以至於成佛。

聖嚴法師說：「色蘊」指可以看得到、摸得到、接觸得到，甚至無法以感官接觸到的微細物質，都稱爲「色」。其他四蘊：「受」是接受、感受的意思；感受以後便「想」，想自己剛剛接收到的是什麼；「行」是產生反應，該怎麼辦？或行動計畫。「受、想、行」加起來就是「識」，識包含兩種意思，一種是認識的「識」，是瞭解、分別、認知作用；另一種是指我們身心的反應，會變成一種「能」或一種「力」，儲藏在我們的「識」中，然後形成「因」；經過一段歷程後，在「緣」的促發下，就變成受「報」的結果出現。所以這一生做了壞事，到下一生還有果報，就是由於「識」的作用。

宣化上人說：我們爲什麼得不到解脫？因爲被五蘊所覆的緣故。一「色蘊」不空，眼見色被色塵迷惑。耳聞聲被聲塵迷惑……所以色蘊不空，便執著在色上，若著色上，見惑不能破。見惑，就是「對境起貪愛」。二「受蘊」是領納。境界來了，不加考慮，就接受了，譬如坐一輛好汽車，覺得很舒服，就是受。三「想蘊」是思想。六根領受六塵，就生出種種妄想、念頭。四「行蘊」作善作惡的動機，由妄心所支配，而反應於身口的行爲。五「識蘊」識是分別。境界來了，就起分別心（並儲存成爲業因種子）。

〔註解〕①世間：又稱世界、宇宙、時空。指時空下的萬有，也就是身心世界。②六內入處：同六根（眼、耳、鼻、舌，身、意）。③當來有愛：對未來存在渴愛；導致來生的渴愛。「有」即是十二因緣的「有」支。④喜、貪俱：伴隨著喜愛、貪欲。⑤彼彼集著：到處貪著。⑥五陰：同五蘊。⑦陰界獄：五陰如同牢獄，讓人無法脫離。

（2）《雜阿含經》說：「佛告羅陀：於色染著①纏綿②，名曰眾生；於受、想、行、識染著纏綿，名曰眾生。佛告羅陀：我說於色境界當散壞消滅，於受、想、行、識境界當散壞消滅，斷除愛欲，愛盡則苦盡，苦盡者我說作苦邊③。譬如聚落中諸小男小女嬉戲，聚土作城郭宅舍④，心愛樂著，愛未盡、欲未盡、念未盡、渴未盡，心常愛樂、守護，言：我城郭，我舍宅。若於彼土聚愛盡、欲

盡、念盡、渴盡，則以手撥足蹴⑤，令其消散。如是，羅陀！於色散壞消滅愛盡，愛盡故苦盡，苦盡故我說作苦邊。」

〔大意〕所謂眾生，就是被「五欲六塵」，沾染、執著、牢牢纏住、放不開稱爲眾生。眾生的苦海無邊來自貪愛，如果打散、消滅「五欲六塵」，欲望斷盡，苦海也就結束了。譬如村落中的小孩玩遊戲，把泥土堆成城堡和房子，小孩對這些假屋，如此喜愛、著迷、當眞、守護著它。眾生對五蘊身心的執迷，如同小孩對假屋的執迷。如果修持佛法，心智就會成長，而把假屋（五欲六塵）給摧毀拋棄，苦海也就結束了。

大人看小孩子在玩家家酒，覺得這是假的何必認眞？然而大人在玩「金權性」遊戲，本質也是假的，最後還是一場空！

〔註解〕①染著：沾染、執著。②纏綿：情意深厚，牢牢纏住，不能解脫。③作苦邊：到達苦海的盡頭。④城郭宅舍：城牆房舍。⑤以手撥足蹴，令其消散：用手腳撥開、打散、粉碎泥土屋，不玩遊戲了。

（3）《雜阿含經‧267 經》說：「眾生於無始生死，無明①所蓋，愛結所繫②，長夜輪迴生死，不知苦際③。諸比丘！譬如狗繩繫著柱，結繫不斷故，順柱而轉，若住、若臥，不離於柱。如是凡愚眾生，於色④不離貪欲、不離愛、不離念、不離渴，輪迴於色，隨色轉，若住、若臥，不離於色。如是受、想、行、識，隨受、想、行、識轉，若住、若臥不離於識。……

凡愚眾生不如實知色、色集⑤、色滅⑥、色味⑦、色患⑧、色離⑨，於色不如實知故，樂著於色；樂著色故，復生未來諸色。如是凡愚不如實知受、想、行、識、識集、識滅、識味、識患、識離。不如實知故，樂著於識；樂著識故，復生未來諸識⑩。當生未來色、受、想、行、識故，於色不解脫，受、想、行、識不解脫，我說彼不解脫生老病死憂悲惱苦。

有多聞聖弟子如實知色、色集、色滅、色味、色患、色離。如實知故，不樂著於色；以不樂著故，不生未來色。如實知受、想、行、識、識集、識滅、識味、識患、識離。如實知故，不染著於識；不樂著故，不生未來諸識。不樂著於色、受、想、行、識故，於色得解脫，受、想、行、識得解脫，我說彼等解脫生老病死憂悲惱苦。」

〔淺釋〕眾生從無始以來，眞心本性，被無明覆蓋，被愛欲綑綁，導致無盡的生死輪迴，不知何時才能結束。就好像，狗被繩子綁在柱子上，只要繩子不解開，狗便永遠繞著柱子轉，或坐或臥，都離不開柱子。就像愚痴的眾生對於色（物質欲望），不離貪、不離愛、不離思念、不離渴望，一直在物欲裡徘徊，隨著物欲而轉，或坐或臥，都無法離開物欲。如此受、想、行、識，隨受、想、行、識轉，或坐或臥，都無法離開自己的意識。顏宗養老師說：「站在宇宙人生的觀點來看，人類幾千年來的文明，只不過是『前仆後繼、重蹈覆轍』而已。如果不了解佛法，帝王只不過是權力的管理員，富翁只不過是金錢的管理員，老師、教授也只是知識的管理員。」

愚痴凡夫，無法據實知道，色是什麼，色如何產生，色如何消滅，色的滋味、色所生的禍患、色的捨離方法。對色無法據實知道的緣故，所以貪著於色，貪著色的緣故，又產生未來的色。如是愚痴凡夫，無法據實知道，接觸色之後的感受、思想、造作、識知。以至於識如何產生，識如何消滅，識的滋味、識所生的禍患、識的捨離方法。對識無法據實知道的緣故，所以貪著於識，貪著識的緣故，又產生未來諸識。如此又生未來色、受、想、行、識的緣故，於色、受、想、行、識不能解脫，所以佛說愚痴凡夫，無法解脫生老病死憂悲惱苦。

常聽聞佛法的聖弟子，據實知道，色是什麼，色如何產生，色如何消滅，色的滋味、色所生的禍患、色的捨離方法。據實知道的緣故，所以不貪戀色，不貪戀色的緣故，不生未來色。據實知道，接觸色之後的感受、思想、造作、識知。以至於知道，識如何產生，識如何消滅，識的滋味、識所生的禍患、識的捨離方法。據實知道的緣故，所以不貪愛染著於識，不貪愛於識的緣故，不產生未來諸識。如此不貪愛色、受、想、行、識的緣故，於色、受、想、行、識皆得解脫，所以佛說，常聽聞佛法的聖弟子們，能解脫生老病死憂悲惱苦。

〔註解〕①無明：無智、愚痴。無明的反面是智慧，智慧出現則無明滅。②愛結所繫：貪愛如繩能繫綁心身，結成苦果。③不知苦際：不知生死輪迴苦的終點。④色：物質、一切有形色的東西。指五欲六塵。⑤色集：色是如何產生。⑥色滅：色如何消滅。⑦色味：色的眞實滋味。⑧色患：色產生的後患。⑨色離：捨離色的方法。⑩諸識：眼識、耳識、鼻識、舌識、身識、意識。

2.照見五蘊皆空，度一切苦厄

（1）《文殊師利菩薩佛剎功德莊嚴經》說：「樂於寂靜住①禪那者，則能獲得十種功德。云何為十？一者、得念。二者、得慧。三者、得正修行。四者、堅志勇猛。五者、得迅疾辯。六者、得陀羅尼。七者、於生於死而得善巧②。八者、於戒蘊等處而不動搖。九者、諸天奉事。十者、於他榮盛而不貪羨。舍利子！樂於寂靜住禪那者。獲得如是十種功德。」

〔淺釋〕喜歡在寂靜的地方，修持禪那，能得到十種利益：一提高記憶力、專注力、思考力。二獲得智慧。三走在正確的修行路上。四意志堅定勇猛。五義理通達，與人交談，言辭流利、反應快速。六得總攝無量佛法而不忘失，及能遮蔽一切惡法不起作用。七得生死自在。八謹守戒律，遠離一切過錯，身心安定不動搖。九得到天神的侍候供養。十不貪求或羨慕別人的榮華富貴。如佛在《增壹阿含經》說：「與止觀相應……意不錯亂，恒一心故。當念專意，諸止觀故。諸念永息，入三昧故。意及無量③，由智慧故。」

〔註解〕①住：心安住在禪那修行。②善巧：善良巧妙之方法。③意及無量：思維能力沒有窮盡。

(2)《大般涅槃經》說：「奢摩他者名為能滅，能滅一切煩惱結故。又奢摩他者名曰能調，能調諸根惡不善故。又奢摩他者名曰寂靜，能令三業成寂靜故。又奢摩他者名曰遠離，能令眾生離五欲故。又奢摩他者名曰能清，能清貪欲瞋恚愚癡三濁法故，以是義故故名定相。毘婆舍那名為正見①。亦名了見②。名為能見③。名曰遍見④。名次第見⑤。名別相見⑥。是名為慧。」

〔淺釋〕奢摩他稱爲「能滅」，因奢摩他能滅一切貪瞋痴煩惱、能滅一切惡業、能滅無明黑暗。奢摩他又稱爲「能調」，因奢摩他能調伏六根使其不生惡念。奢摩他又稱爲「寂靜」，因奢摩他能使身口意業安靜不動。奢摩他又稱爲「遠離」，因奢摩他能使眾生遠離五欲六塵之誘惑。奢摩他又稱爲「能清」，因奢摩他能清除被貪瞋癡汙染的心。由於這些的緣故，所以奢摩他展現出來的面貌就是「定」不動。

毘婆舍那稱爲「正見」，因毘婆舍那能正確知道事物眞相，又稱「了見」因能完全明白事物眞相，又稱「能見」因能見凡人見不到的眞相，又稱「遍見」因能全面的知道事物眞相，又稱「次第見」因能依序了解萬物眞相，又稱「別相見」因能微細觀察理解一切現象。由於我們的覺心（眞心）具有觀照諸法的能力，所以能觀察知道一切現象。

〔註解〕①正見：正確的覺知眞相。見，指「見聞覺知」就是六根（眼耳鼻舌身意）、六識接觸六塵（色聲香味觸法）後產生的認識。《除蓋障菩薩所問經》說：「如實觀察諸法自性，是毘鉢舍那。」②了見：完全明白事物眞相。③能見：能見凡人所見不到的眞相。④遍見：全面的知道一切事物眞相。⑤次第見：依序見，不雜亂。⑥別相見：了知種種差別相。

（3）《大集經》：「云何名為毘婆舍那？若修聖慧，能觀五陰①次第生滅，是名毘婆舍那。復次，若觀諸法②皆如法性、實性、實相③真實了知，是名毘婆舍那。」

〔淺釋〕爲何名爲毘婆舍那？就是修聖人智慧，觀察自己的五蘊身心世界，從出生到毀滅的順序及因緣，所以稱爲毘婆舍那。又，觀察了知諸法，內在的性質、實性、實相，眞正的了解知道，就是毘婆舍那。

〔註解〕①五陰：指我們的身、心、世界。同五蘊。②諸法：一切萬事萬物。③法性、實性、實相：法性，諸法本身內在具有的性質。實性，「無常、苦、空、非我」就是諸法的眞實本性。實相，諸法眞實體相，非語言文字所能顯示。如佛在《法華經》說：「唯佛與佛乃能究盡諸法實相，所謂諸法如是相，如是性，如是體，如是力，如是作，如是因，如是緣，如是果，如是報，如是本末究竟等。」

(4)《大乘菩薩藏正法經》說:「云何毘鉢舍那?謂於智慧分觀諸法空。無有我人眾生壽者。觀彼五蘊猶如幻化①。觀十八界②即法界性③。……觀因必招果報。」

〔淺釋〕什麼是毘婆舍那的修行?就是運用智慧來分析、觀察,了知諸法的本性是空,看清諸法中沒有我相、人相、眾生相、壽者相。觀察知道我們的身、心、世界,就好像,虛擬實境(virtual reality 縮寫 VR)讓人感覺身歷其境,但其實它是整合眾多零件和技術創造出來的假相,看似眞實卻是幻化而成。觀察知道,我們的感官、意識與外境,三者結合,就是我們的身心世界。觀察知道,造什麼業因,必然招來相應的果報。

〔註解〕①幻化:例如魔術師、電影、網路……都是由眾多零件、智慧與人力整合而成的變化。這些看似眞實,卻非眞實。幻化乃因緣和合的假相,本身無實體、卻宛然現,例如影子、谷響。龍樹菩薩說:「幻相法爾,雖空而可聞可見」。幻化雖是假象,卻引人貪瞋、執著、造業、輪迴。②十八界:六根界、六塵界與六識界合稱爲十八界。六根界(眼界、耳界、鼻界、舌界、身界、意界)。六境界(色界、聲界、香界、味界、觸界、法界)。六識界(眼識界、耳識界、鼻識界、舌識界、身識界、意識界)。③法界性:「法界」包含有情與無情世界。「性」是體性。十八界的體性就是法界的體性。如佛在《圓覺經》說:「法界性,究竟圓滿遍十方。」在《華嚴經》說:「若人欲了知三世一切佛,應觀法界性,一切唯心造。」

(5)《方廣大莊嚴經》說:「常安住奢摩他、毘鉢舍那,深入緣起覺悟真實。恒自了知不因他解。遊三脫門①了知諸法。……名渡生死大海……名得安隱處。名得無畏處。名摧伏煩惱魔……持十力②故名大力者……是法王,故名王中之王……名普智作大神通③……名光明遍照……名諸根寂靜……名永斷一切習氣障……奢摩他圓滿一切三昧④現前故……毗鉢舍那圓滿具足三明⑤故。」

〔淺釋〕常安住於止觀中，能深入了解萬物生起的因緣，覺察萬物之眞相。這是自己覺察而知，不是因他人傳授而知。優遊於「空三昧、無相三昧、無願三昧」的定慧境界，故了知一切法。所以安住在止觀中，稱爲渡過生死大海，又稱爲安穩之處，又稱爲無所畏懼，又稱爲摧毀煩惱魔。擁有佛的十種智慧力，故稱大力者。是法中之王，王中之王。又稱爲普智大神通，又稱爲光明遍照，又稱爲身心寂靜，又稱爲永斷一切習氣障礙。因爲奢摩他能圓滿具足一切禪定智慧，毗鉢舍那能圓滿具足一切智慧神通。

〔註解〕①三脫門：由禪定，通向解脫之三種門徑：一「空三昧」是觀五陰無常、本空，而入的定境。二「無相三昧」是觀色、聲、香、味、觸、法相斷，不念一切相，而成就的定境。三「無願三昧」是觀貪瞋癡相斷，沒有任何願求、造作，而入的定境。又譯爲「三三昧」。②十力：佛的十種智力（一）處非處智力：知道宇宙人生的全部眞相。（二）業異熟智力：知道過去、現在、未來三世的因果業報及生處。（三）靜慮、解脫、等持、等至智力：對於各種禪定境界自在無礙，知道如何成就這些定境。（四）根上下智力：了知各個眾生之根器特質，及因材施教之智慧。（五）種種意解智力：了知眾生的各種心想意向，及教化之智慧。（六）種種界智力：知道十方世界眾生的各種差別、分類。（七）遍趣行智力：知道通往六道之因果途徑。（八）宿住隨念智力：能憶念知悉自己及眾生的過去世發生的種種事。一世乃至百千萬世，死此生彼，姓名飲食、苦樂壽命，如實遍知。（九）死生智力：了知眾生未來世的往生去處，乃至美醜貧富等善惡業緣。（十）漏盡智力：了知永斷煩惱惑業而不再流轉生死之智力，也了知他人是否斷除煩惱之智力。③普智作大神通：神通是智慧的延伸，普智即能施展大神通。④一切三昧：三昧，定慧等持，也就是禪定和智慧同時存在。一切三昧，因三昧有百千種，如佛在《勝天王般若波羅蜜經》說：「首楞嚴三昧、如幻三昧、金剛喻三昧、金剛三昧、不動意三昧……。」。⑤三明：一宿命明，清楚知道自身及他人宿世發生之大小事。二天眼明，看清楚自身及一切眾生未來世將發生之大小事。三漏盡明，證知斷除一切煩惱，脫離生死之智慧。

(6)《大乘理趣六波羅蜜經》說：「修行靜慮波羅蜜多①起宿住隨念智證通②。……善能了知諸法實性，清淨智慧住奢摩他、毘鉢舍那止觀相應，於一切事心無忘失，智為先導三業清淨，福德智慧二種莊嚴，自然覺悟不由師教③，到於涅槃常樂彼岸④。……以如是智，能憶過去一生二生，若十二十，乃至一劫百千萬億那庾多劫⑤，若成若壞，皆悉憶知。彼諸劫中如是有情，生如是家，如是父母，如是種族，如是姓字，如是相貌色力壽量苦樂等事，無不明了。」

〔大意〕修行禪那，能得到「宿命通」，能回憶知道自己前生，乃至百千萬億生，所發生的一切事情，例如知道生在什麼家庭，父母是誰，什麼種族，叫什麼名字、長相、壽命、苦樂等都能知道。

安住在禪那止觀中，能夠了知事物的本質眞相，對曾經發生的事都能記憶不忘。禪那以智慧爲前導，引領自己走向成佛之道，身口意三業清淨、福德、智慧圓滿。這一切靠自己領悟，不是老師傳授的。

〔註解〕①靜慮波羅蜜多：禪那到彼岸的智慧。②宿住隨念智證通：又稱宿命智通。隨意知前世、往昔之神通力。③自然覺悟不由師教：眞心本具的能力。④涅槃常樂彼岸：涅槃，爲究極之樂，因爲眞心的本質就是究極之快樂。⑤那庾多劫：那庾多，意爲「多到沒有數目可以計算」。劫，星球生成到毀滅的周期，代表長遠的時間。

(7)《方廣大莊嚴經》說：「奢摩他資糧是法門，證得如來三昧故。毘鉢舍那資糧是法門，獲得慧眼故……常安住奢摩他、毘鉢舍那，深入緣起覺悟真實。恒自了知不因他解。遊三脫門①了知諸法。如幻如夢如影。如水中月。如鏡中像。如熱時焰。如呼聲響。」

〔淺釋〕修奢摩他法門能得正定，修毘鉢舍那法門能得智慧。常安住在奢摩他（定）與毘鉢舍那（慧）中，能深入了解萬物生起的因緣，及全部眞相，這種了知是從內心發出來的，不是從外面學習而得知。遊走在三種智慧解脫的法門，知道整個宇宙皆如夢、如幻、如影子、如水中月、如鏡中花、如火焰、如聲響，所以說沒人可以眞正擁有什麼，或眞正失去什麼。

〔註解〕①三脫門：三種進入解脫境界的智慧門。一空解脫門，了達諸法本空，而不著於空；二無願解脫門，了知諸法幻有，而無所願求；三無相解脫門，是了知諸法無相，而無不相，入於中道。

(8)《眾許摩訶帝經》說：「貪火既爾，嗔癡亦然；由是輪迴生老病死憂悲苦惱。諸苾芻！三火熾盛由我為本，欲滅三火當斷我本，我本若斷三火自息，於是三界輪迴一切諸苦自然斷絕。」

〔大意〕由於貪瞋癡猛火，造成生死輪迴。爲何有貪瞋癡猛火？因爲「我執」的緣故，而生貪嗔癡猛火。斷除我執，一切諸苦自然斷絕，如佛在《心經》說：「照見五蘊皆空，度一切苦厄。」

(9)《心經》：說「觀自在菩薩①，行深般若②波羅蜜多③時。照見五蘊④皆空，度一切苦厄。」

〔大意〕修行人證入甚深的般若智慧，就能照破五蘊皆空，解脫一切苦難（解脫輪迴）。宣化上人說：我們爲什麼得不到自在、解脫？因爲被五蘊所覆的緣故。……見到色被色塵所迷惑，聞到聲被聲塵所迷惑……若能把五蘊破了，才能度一切苦厄。

〔註解〕①觀自在菩薩：觀世音菩薩。②深般若：般若是梵語，譯爲妙智慧。是指照見實相，超凡入聖的智慧。初發心菩薩，只是淺小智慧，不能叫「深般若」。③波羅蜜多：同波羅蜜。意爲到解脫的涅槃岸。④五蘊：五蘊是色蘊、受蘊、想蘊、行蘊、識蘊。「色」是身體，及外在世界；「受、想、行、識」是心的作用。「蘊」乃各種物質、精神元素的集聚，五蘊能蔭蓋我們的眞心。五蘊即對外境所起的身心活動。④空：什麼都沒有。把我執、煩惱、妄想全部空掉後，反而變成無障礙、無窮盡的「有」。眾生本來成佛，眞心是有覺知的空性，去除一切有，不滅的眞心便顯現成佛。

(10)《大寶積經》說：「一切諸見①，唯空能滅。……真實觀故，生聖智慧……譬如然燈一切黑闇皆自無有。……實智慧生無智②便滅。」

〔淺釋〕眾生因爲執「有」而起種種知「見」流轉生死，唯有修「空觀」才能破除「有」病。空觀是引發聖智的方便。如佛在《心地觀經》說：「空藥爲除有病」。正確的觀察，能生聖人智慧，譬如把燈點亮，黑暗就消失。眞心的智慧產生，無明便會消滅。

〔註解〕①見：我的見解、我的執著。②無智：無明，的別名。

3.禪那的修持方法

(1)《雜阿含經》說：「先止後觀。若比丘、比丘尼①坐，作如是住心②：善住心③、局住心④、調伏心⑤、止觀一心⑥、等受

⑦，分別於法、量度⑧，修習多修習已，得斷諸使⑨。……

復次，先觀後止。比丘、比丘尼正坐思惟，於法選擇、思量⑩。住心：善住、局住、調伏、止觀一心、等受，如是正向多住⑪，得離諸使。……

復次，掉亂所持後止。比丘、比丘尼為掉亂所持⑫，以調伏心坐。正坐住心：善住心、局住心、調伏、止觀一心、等受化⑬。如是正向多住已，則斷諸使。……復次，止觀並行。比丘、比丘尼止觀，和合俱行⑭，作如是正向多住，則斷諸使。」

〔淺釋〕修習止觀的五種方法：

一、先修止（奢摩他），然後修觀（毘鉢舍那）。僧人坐禪，把自己的心安住下來，好好的安住下來。把心收攝，安住在所緣境上。調伏自己散亂的心，讓心專注、入定，在定中，身心到達平等安和的境界。然後修觀（毘鉢舍那）針對所緣境，仔細觀察、解析、思考。勤加修習之後，就得以斷除貪瞋癡煩惱。

二、先修觀（毘鉢舍那），然後修止（奢摩他）。僧人坐禪，針對所緣境，仔細觀察、解析、思考，持續保持正確的觀察方向。然後修止（奢摩他），把心安住下來，好好的安住下來。把心收攝，安住在所緣境上。調伏自己散亂的心，讓心專注、入定，在定中，身心到達平等安和的境界，持續保持正確的止息方向，就得以斷除貪瞋癡煩惱。

三、內心被浮動不安把持時，便修止（奢摩他）。僧人爲浮動不安的心所把持，便以調伏心坐禪。坐禪把心安住下來，好好的安住下來。把心收攝，安住在所緣境上。調伏自己浮動不安的心，讓心專注、入定，於是便化解了浮動不安的心，如是保持正確的方向把心安住在止息中，則能斷除貪瞋癡煩惱。

四、止（奢摩他）與觀（毘鉢舍那）融合並行。僧人坐禪，止觀雙修，保持正確的方向把心安住在止觀中，則能斷除貪瞋癡煩惱。

五、如果定力多者，就要多修習智慧；如果智慧多者，就要多修習定力。如佛在《大般涅槃經》說：「若三昧多者則修習慧，若慧多者則修習三昧。」

〔註解〕①比丘尼：出家受具足戒（完備出家戒律）的女子。②住心：把心安住。「住」是持續、穩固的意思。③善住心：把心好好地安住。④局住心：把心收攝（在所緣境上）。⑤調伏心：調教、馴伏心。⑥止觀一心：修行止觀到心專注、定的狀態。心與所緣境融爲一體，而不動之狀態。⑦等受：正確地到達定境。又譯爲「等至」、「正受」。⑧分別於法、量度：解析所緣境、思量觀察。⑨使：煩惱的別名，煩惱能使眾生沉溺生死苦海，故名爲使。使有十使：貪欲、瞋恚、愚痴、慢、疑、我見、邊見、邪見、見取見、戒取見。⑩於法選擇、思量：於所緣境，辨析、思量。這是指「觀」法。⑪正向多住：多加保持正確的趣向。相當的南傳經文作「他實行那個道」。⑫爲掉亂所持：被浮動不安所把持。「掉亂」即「掉舉」心浮動不安，是昏沉的對稱。相當的南傳經文作「心意被對法的掉舉緊緊地握持」。⑬化：化解了掉亂。⑭止觀和合俱行：止與觀融合並行。

(2)《解深密經》說：「爾時，慈氏菩薩摩訶薩白佛言：世尊！菩薩何依何住於大乘中修奢摩他、毘缽舍那？佛告慈氏菩薩曰：善男子！當知菩薩法假安立①，及不捨阿耨多羅三藐三菩提願②，為依、為住，於大乘中修奢摩他、毘缽舍那。慈氏菩薩復白佛言：如世尊說四種所緣境事③，一者有分別影像所緣境事④。二者無分別影像所緣境事⑤。三者事邊際所緣境事⑥。四者所作成辦所緣境事⑦。於此四中，幾是奢摩他所緣境事？幾是毘缽舍那所緣境事？幾是俱所緣境事⑧？佛告慈氏菩薩曰：善男子！一是奢摩他所緣境事，謂無分別影像。一是毘缽舍那所緣境事，謂有分別影像。二是

俱所緣境事，謂事邊際所作成辦。

慈氏菩薩復白佛言：世尊！云何菩薩依是四種奢摩他、毘缽舍那所緣境事，能求奢摩他、能善毘缽舍那？佛告慈氏菩薩曰：善男子！如我為諸菩薩所說法假安立，所謂契經、應誦、記別、諷誦、自說、因緣、譬喻、本事、本生、方廣、希法、論議⑨，菩薩於此善聽善受⑩，言善通利⑪，意善尋思⑫，見善通達⑬，即於如所善思惟法，獨處空閑作意思惟，復即於此能思惟心，內心相續作意思惟，如是正行多安住⑭故，起身輕安及心輕安⑮，是名奢摩他，如是菩薩能求奢摩他。彼由獲得身心輕安為所依故⑯，即於如所善思惟法，內三摩地所行影像⑰，觀察勝解捨離心相，即於如是三摩地影像所知義中，能正思擇，最極思擇，周遍尋思，周遍伺察，若忍若樂若慧若見若觀，是名毘缽舍那；如是菩薩能善毘缽舍那。」

〔大意〕止、觀、止觀雙運，三者之差別與關係。

A.修習止觀，除了聽法師說法，還須了解佛經的道理，熟記佛經內容，依據佛經而修，並鎖定「自己發下的成佛、度眾生的誓言」作爲修行目標。

B.修習止觀，要建立一個與佛法相應的「所緣境」，作爲培養專注力（止）與智慧力（觀）的工具。

C.修止、修觀、止觀雙運，三者之差別與關係。

ⓐ修止（奢摩他）：對「所緣境」不作分析，只是「無分別」地專注於其上，令散亂的心寂靜下來，就是修止。例如專注於呼吸，把呼吸當作目標（所緣境），只跟隨呼吸的出與入，就只有這樣，沒有別的。修止時不要思考、掛念或渴望任何事情，一切都該放下。若發現失念，立刻把心拉回到呼吸上，如此精進修行，就會得到身

心輕安，入定的現象，這就是修止。

ⓑ修觀（毘缽舍那）：對「所緣境」作分析、觀察、尋思、簡擇，就是在修觀。例如觀察五蘊身心世界，究竟怎麼一回事？經過仔細的觀察思考，知道身心世界的一切，全都是無常、苦、空、非我。如佛在《除蓋障菩薩所問經》說：「如實觀察諸法自性，是毘鉢舍那。」

ⓒ止觀雙運：觀察諸法生起的因緣（事邊際所緣境），及觀察諸法成就之因緣（所作成辦所緣境），就是止觀雙運。例如在定中，觀察我們爲何會老死？因爲出生所以會老死。於是知道不再投胎出生，才能根除老死。如佛在《長阿含經》說：「觀察於諸法，老死何緣有？從何而得滅？彼作是觀已，生清淨智慧，知老死由生，生滅老死滅。」另外，心念專注於所緣境（奢摩他），即能降伏煩惱妄想，如果止不住，則改用觀照（毘缽舍那）來降伏煩惱妄想。

〔註解〕①法假安立：佛法就是「假」借語言文字概念來「安」置，建「立」的教「法」。雖然佛經不是事實本身，但佛經卻是接引凡夫到達解脫彼岸的船筏。②阿耨多羅三藐三菩提願：立下我要成佛及廣度眾生的誓願。這個偉大誓言，能破除一切障礙，踏上成佛坦途。③所緣境事：指被我們的心所攀緣、認知的對象。如觀呼吸，呼吸就是所緣境事。④有分別影像所緣境事：對「所緣境」作分析、觀察、尋思、簡擇。如觀色無常，就是修觀。⑤無分別影像所緣境事：對「所緣境」不作分析、觀察、尋思、簡擇，而只是「無分別」地專注於所緣境，令心寂靜下來。如專注念佛，就是修止。⑥事邊際所緣境事：「事」指因緣所生法。因緣所生法都有緣起緣滅，到此爲止的邊際。觀察諸法生起的因緣，這是修止觀。⑦所作成辦所緣境事：觀察諸法成就的因緣，也是修止觀。⑧俱所緣境事？：止觀雙運。哪些是止與觀，共同要觀察的所緣境？⑨契經、應誦、記別、諷誦、自說、因緣、譬喻、本事、本生、方廣、希法、論議：佛說的法（佛經）的十二種體裁。⑩善聽善受：「善聽」專心聆聽；「善受」信受聽聞內容。⑪言善通利：讀誦流利。⑫意善尋思：記憶及思維內容。⑬見善通達：正確的理解與融會貫通。⑭安住：把心安置在「所緣境」上，即是安住。或失念時，立即把心拉回來。⑮輕安：修止時，由於心越來越專注及平靜，心安住於「所緣境」而不散亂時，亦即到達心一境性後，原本粗重的身心就轉變爲輕鬆、愉悅、舒暢與安穩。⑯身心輕安爲所依故：在止的基礎上修觀。⑰三摩地所行影像：在定中觀察所緣境。

〈以上大意及註解參考，如何修「止」，作者李嘉偉老師〉

（3）《圓覺經》：「若諸菩薩悟淨圓覺，以淨覺心。不取幻化及諸靜相①，了知身心皆為罣礙②。無知覺明③，不依諸礙永得超過礙無礙境④。受用世界及與身心。相在塵域⑤，如器中鍠，聲出於外⑥。煩惱涅槃不相留礙。便能內發寂滅輕安⑦，妙覺隨順寂滅境界⑧。自他身心所不能及。眾生、壽命皆為浮想⑨。此方便者名為禪那，善男子，此三法門，皆是圓覺親近隨順。十方如來因此成佛，十方菩薩種種方便，一切同異皆依如是三種事業，若得圓證即成圓覺⑩。」又說「若諸菩薩唯滅諸幻⑪，不取作用，獨斷煩惱，煩惱斷盡，便證實相⑫，此菩薩者名單修禪那。」

〔大意〕諸位菩薩知道自己有一顆清淨圓滿的覺心，便以此覺心，止觀雙修，了知身心世界都是修行的障礙。止觀成就後，無明黑暗即刻轉爲智慧光明，從此超越一切身心障礙，享受身心世界裡的一切。人生在世，全被我們的身體、思想、環境、物質慾望，所困所用。止觀成就後，便能反過來善用這個身心世界。這時一樣吃飯做事，但是身心寂靜、清醒，無論面臨老病死或涅槃解脫，完全自在沒有障礙。止觀成就便斷除貪嗔癡，身心生起無比的輕鬆安詳，整個世界，都是寂靜、清淨、快樂，超越人世間的一切，一切的我執（我相、人相、眾生相、壽者相）妄想都不復存在，了知宇宙人生一切眞相，這種修行就是禪那。

以上三種法門：一奢摩他（靜止）。二三摩鉢提（如幻觀）。三禪那（奢摩他與毘鉢舍那），皆能成就圓滿覺性。十方如來就是依靠這三種方法成佛。十方世界的菩薩有眾多修行法門，也是從這三種法門變化出來的。這三種法門若能修證圓滿，即能成就佛的智慧。

〔註解〕①不取幻化，及諸靜相：心不住觀（幻化），也不住止（靜相），即奢摩他與毘鉢舍那同時運行的止觀雙運。如《大乘理趣六波羅蜜多經》說：「云何名為菩薩摩訶薩修行靜慮波羅蜜多……清淨智慧，住奢摩他、毘鉢舍那止觀相應」。②了知身心皆為掛礙：例如坐禪才有一點進展，身體就這裡痛那裡不舒服；「心」總是胡思亂想，靜不下來。③無知覺明：「無知」與「覺明」是同一個心，未悟前是「無知」，悟道後是「覺明」。④不依諸礙，永得超過礙無礙境：照見五蘊皆空，便永超一切有障礙或無障礙的境界。⑤相在塵域：一切有形相的東西，都在物質領域。物質是由微塵粒子所組成。⑥如器中鍠，聲出於外：好像樂器中的簧片，所發的聲音不受樂器阻礙。⑦寂滅輕安：貪嗔癡滅了，身心便感受輕鬆安詳。⑧妙覺隨順寂滅境界：證悟佛智後，無論何時何處世界都是寂靜、清淨、快樂的。妙覺，佛的證智。⑨眾生壽命皆為浮想：你我的分別，壽命長短的概念，都不復存在。⑩圓覺：圓滿覺性、佛的證智。同無上正等正覺。⑪唯滅諸幻：照見眞相，幻相即滅。⑫實相：梵語 dharmatā。諸法實相的簡稱。指一切萬法之眞實相狀。系佛覺悟之內容。世俗感知之一切現象均為假相，唯有破除無明、貪瞋癡煩惱才能了知萬事萬物之眞相。

(4)《修行本起經》佛言:「知眾生惑五陰①自蔽,一色像②,二痛痒③,三思想,四行作④,五魂識⑤。皆習五欲,眼貪色,耳貪聲,鼻貪香,舌貪味,身貪細滑,牽於愛欲,惑於財色思望安樂,從是生諸惡本,從惡致苦。能斷愛習,不隨婬心大如毛髮⑥,受行八道⑦則眾苦滅。譬如無薪亦無火,是謂無為度世之道⑧。

〔大意〕坐禪時就知道,我們迷惑在自我的身心世界裡,是自己把自心的智慧光明給蒙蔽了。我們的身心包括「身體、感受、思想、意念、魂識」五個部分,統統在貪求五欲之樂,也就是「眼貪美色,耳貪妙聲,鼻貪好香,舌貪美味,身貪細滑觸感,整個身心被愛欲牽著走,以及迷惑金錢和淫欲,希望獲得一生的平安快樂。爲了要得到這些欲樂,便成爲造惡的根本,造下惡業後便導致生死輪迴的苦報。如果能,斷除五欲之貪愛及淫心,修持八正道,這樣就能消滅一切痛苦。好像你不去添加貪欲的柴火,貪瞋癡的火焰自然熄滅,也就解脫了,這就是所謂的「無爲救世之道」。「無爲」原本就存在非人爲造作而成。譬如,眾生本來成佛,去除妄想、執著就是佛。

〔註解〕①惑五陰:迷惑於五蘊,也就是貪愛五欲六塵的身心活動。②色像:身體及外在物質。③痛痒:感受。④行作:意念決定如何去做。⑤魂識:覺知與造業的儲存。⑥不隨婬心大如毛髮:不被一絲一毫的淫欲心牽引。⑦八道:八正道。正見、正思維、正語、正業、正命、正精進、正念、正定。

(5)《雜阿含經・第 1 經》說:「爾時,世尊告諸比丘:當觀色①無常②,如是觀者,則為正觀。正觀者,則生厭離③;厭離者,喜貪盡④;喜、貪盡者,說心解脫。如是觀受⑤、想⑥、行⑦、識⑧無常,如是觀者,則為正觀。正觀者,則生厭離;厭離者,喜貪盡;喜貪盡者,說心解脫。如是,比丘!心解脫者,若欲自證,則能自證：我生已盡，梵行已立，所作已作，自知不受後有⑨。如觀無常，苦⑩、空⑪、非我⑫亦復如是⑬。」

〔淺釋〕照見五蘊是，「無常、苦、空、非我」那時，佛陀教導弟子：應該觀察物質世界裡的一切現象，都是「無常」的，不斷變動的。知道它是虛假，而且會帶來憂「苦」和禍患。因爲一切都是因緣組成，所以必會敗壞歸「空」。我們所感知到的身體與心靈，都不是眞正的「我」。像這樣觀察這就是正確觀察，正確觀察就能看到身、心、世界的眞相，看清眞相，自然會討厭離開它，於是對物質世界的一切欲望、喜愛、貪欲的心不見了，貪欲心滅盡之時，心就能解脫。

就像這樣，繼續觀察自己內心的感受、想像、意念與覺知。全都是無常、痛苦、虛假與非我。像這樣觀察這就是正確觀察，正確觀察就會看到身、心、世界的眞相，了解眞相，自然會討厭離開它，於是對物質世界的一切欲望、喜愛、貪欲心不見了，貪欲心滅盡之時，心就能解脫。

就像這樣，一位內心解脫的出家人，自己就能證明：我不會再出生，我已經建立清淨的修行，該完成的都已完成，知道自己不會再受生死輪迴。

〔註解〕①色：物質世界的一切現象。②無常：不斷變動，無永恆存在。③厭離：知道它是虛假和痛苦，自然會討厭離開它。④喜貪盡：喜愛、貪欲的心不見了。⑤受：感受。⑥想：想像認知。⑦行：意念思考。⑧識：識知、覺知。⑨後有：後世輪迴，未來世的果報。⑩苦：難以忍受的狀況。如買一輛車，要養車、修車，這過程就會產生苦。⑪空：勤奮而得的金錢、權力、愛情，終究一場空。⑫非我：指非「眞我」。「眞我」謂永恆、不變、獨存、能主宰

的「我」，它是支配生命之主宰，也是輪迴的主體。我們把五蘊身心活動的「自我感覺」當成「眞我」。例如把身體，當成「我的眞實身體」，但身體死亡時，我在那裡？把六塵緣影心（攀緣外境，思慮之心）」，當成「我的眞心」，但六塵緣影心，隨六塵外境生滅，眞心又在哪裡？那「眞我」在哪裡？佛說，佛性才是眞我，佛性又稱如來藏、眞心、清淨覺心、如來淨圓覺心、本性、自性。然而佛性無形相，唯佛能見，凡夫看不見。如佛在《大般涅槃經》說：「我者即是如來藏義。一切眾生，悉有佛性，即是我義。如是我義，從本已來常爲無量煩惱所覆。是故眾生不能得見。……佛性無生無滅，不從一切因緣生。」⑬亦復如是：「無常」的觀法，也可以用苦、空、非我，替代置入。

（6）《雜阿含經・67 經》說：「常當修習方便禪思①，內寂其心②。所以者何？比丘！修習方便禪思，內寂其心已，如實觀察③。云何如實觀察？如實知此色③、此色集④、此色滅⑤；此受、想、行、識，此識集、此識滅。「云何色集，受、想、行、識集？愚癡無聞凡夫不如實知色集、色滅、色味⑥、色患⑦、色離⑧。不如實知故，樂著彼色，讚歎於色；樂著於色，讚歎色故取⑨；取緣有，有緣生，生緣老、死、憂、悲、惱、苦。如是純大苦聚⑩生，是名色集，受、想、行、識集。云何色滅，受、想、行、識滅？多聞聖弟子如實知色集、色滅、色味、色患、色離。如實知故，不樂著色，不讚歎色；不樂著、讚歎色故，愛樂滅；愛樂滅故取滅，取滅故有滅，有滅故生滅，生滅故老、病、死、憂、悲、惱、苦滅，如是純大苦聚滅。」

〔大意〕爲何要努力禪修，讓心平靜不起貪瞋癡呢？因爲內心寂靜，有了定慧力，才能完全明瞭五蘊（身心世界）的眞相，了知身心世界是無常、苦、空、非我的眞相後，便不再執著，於是→愛滅→取滅→有滅→生老病死憂悲惱苦滅。愚痴凡夫，由於內心躁動、紛亂，故不知道身心世界的眞相，因而不斷追求五欲六塵，結果輪迴於生老病死憂悲惱苦。精進禪修的佛弟子，能「如實觀察」身心世界的眞相，所以能解脫輪迴，消滅生老病死憂悲惱苦。

藉由止觀如實知五蘊（身心世界），不執著五蘊→愛滅→取滅→有滅→生老病死憂悲惱苦滅。換句話說，斷「愛欲」，即可滅掉十二因緣後續的苦果。

〔註解〕①方便禪思：精進於禪定。禪思，靜坐而專心思惟。②內寂其心：使心寂靜、安定、不起貪瞋癡煩惱。③如實觀察：因有一顆純淨的心，故能據實觀察不帶偏見。「如實」就是不添加任何人爲或主觀的感受。③色：泛指一切物質。④色集：色的起因。⑤色滅：色的解脫。⑥色味：色境（五欲六塵）的美好滋味。⑦色患：色境的禍患。⑧色離：色境的出離。⑨取：執取、執著。⑩純大苦聚：全是大苦的積聚。

〈以上大意及註解參考，好讀，雜阿含經〉

（7）《大乘理趣六波羅蜜多經》說：「欲修靜慮先應捨離一切世間治生、販賣、種殖根栽。何以故？若不捨離擾亂其心，何能安住甚深禪定？……復次……修靜慮者有五種障。一切有情皆被覆翳。所謂五蓋①：一者貪欲②、二者瞋恚③、三者掉悔④、四者昏眠⑤、五者疑蓋⑥。除此五蓋方得禪定身心不動。」

〔大意〕禪那解脫，必須捨離世俗工作，去除五蓋，否則就無法成就禪那。建議參加寺廟舉辦，爲期數天的禪修活動，此時就能與世隔絕，專心修習禪定。

〔註解〕①蓋：遮蓋眞心之智慧光明。②貪欲：貪求五欲六塵，而不知足。③瞋恚：生氣、忿怒。④掉悔：心情躁動，靜不下

來。掉，又譯爲「掉舉」，心躁動不安；悔，即「追悔」，於所作的事心懷憂惱。⑤昏眠：昏沉、想睡。⑥疑蓋：於所習之法，未下定決心、猶豫不決，因而遮蓋心性。

三、修禪定、小乘，應當往生淨土

1.《勝天王般若經》說：「勤行精進不生懈怠，修諸禪定，離散亂法，以微妙慧而習多聞。諸根不缺①，具足利智，常修大慈，遠離瞋惱。以是因緣生淨佛國。」

〔大意〕勤修禪定，多聞佛法，遠離散亂，此人不必捨棄禪修，只要以禪修功德，迴向願生淨土，就能往生淨土。蕅益大師說：「禪者，欲生西方，不必改爲念佛，但具信願，則參禪即淨土行也。」

〔註解〕①諸根不缺：眼、耳、鼻、手、足，身體各部器官完好無缺。

2.《大乘隨轉宣說諸法經》說：「時彼世尊，說法教化三乘眾生：為諸聲聞說四諦①法。為諸緣覺說十二因緣法。為諸菩薩說六波羅蜜法，甚深微妙諸善法要。令諸大眾安住法中各得解脫。……彼學法眾生一心了知四聖諦、四念處②、五根③、七覺支、八正道。如是等法一一修學已得到彼岸，生諸佛國。……非寂靜禪那，不能趣佛國。」

〔大意〕那時佛說法，教化小乘、緣覺乘、大乘三種根器的眾生。爲聲聞根器，說四聖諦。爲緣覺根器，說十二因緣。爲菩薩根器，說六度波羅蜜。使眾人安住在佛法中，各自得到解脫。……修小乘之人，只要依照佛經，精進修行，了知四聖諦、四念處、五根、七覺支、八正道。具足定慧，就能解脫生死，往生淨土。證阿羅漢，可在穢土實現，也可往生淨土後實現。

〔註解〕①四諦：又稱四聖諦。聖者所證「苦諦、集諦、滅諦、道諦」四項眞理。「苦諦」苦是世間眞相。體悟世間是苦，才會想要尋找苦的原因。「集諦」是苦的原因。找出苦因後，才知如何把集（苦因）給滅掉。「滅諦」滅除煩惱，到解脫彼岸。知道有解脫彼岸，就要找出解脫之道（無死之道）。「道諦」是解脫之道。如依小乘阿含經修行，就能邁向涅槃彼岸。②四念處：專注於當前的「身、受、心、法」四種目標之一，爲成就涅槃解脫方法。念，是能觀之智。處是，所觀之境。③五根：一信根，信三寶四諦。二精進根，勇猛修善。三念根，憶念正法。四定根，使心止於一境而不散亂。五慧根，觀察思惟眞理。此五根能生一切善法，故名爲根。

3.《稱讚淨土佛攝受經》：說「極樂世界淨佛土中，無量壽佛常有無量聲聞弟子，一切皆是大阿羅漢，具足種種微妙功德，其量無邊不可稱數。」

〔大意〕極樂世界眾多阿羅漢，從哪裡來？當然是從修禪定或小乘行者而來。

第 8 章　淨土法門

十方世界有無數的淨土（又稱佛國淨土、極樂世界、極樂淨土、安養國）。修持任何一尊佛、或大菩薩的經法，都能往生淨土。淨土法門，以淨土三經：《佛說觀無量壽經》、《佛說無量壽經》、《佛說阿彌陀經》作爲主要經典。因爲佛佛道同，所以要往生其他的淨土，也應瞭解淨土三經的理論。

無論您現在修任何法門，當老病降臨，都應該回歸淨土，因這是治病、延壽、解脫生死最穩當的法門！台灣近代高僧，廣欽老和尚、救世師父，禪定解脫後都推薦信眾要修持淨土。法鼓山聖嚴法師說：「晚年學佛的在家居士，應該專心念佛」。藏傳佛教學者張澄基教授說：「大乘佛法中……歷史證明只有禪、密、淨三宗能開花結果。但禪宗和密宗都需要過人的稟賦才行，良師、機緣和充足的福慧資糧準備，缺一不可，所以皆是『難行道』，而不是像淨土般的『易行道』。淨土宗的重要性在多方面都超過其他各宗，因爲它是一個淺顯、易行，不論稟賦環境和教育程度，人人皆能行持的教法。」

一、淨土特色與修行重點

（一）淨土是「適合所有人」修行的法門

淨土是簡單、方便，適合所有人修行的法門。念佛，三歲小孩，一教就會念佛。不拘場地、行住坐臥，到處都可念佛。不限智愚、貧富，縱然是五逆十惡之人，只要眞心懺悔，依法修行，一樣可以往生淨土。如佛在《無量壽經》說：「十方眾生，至心信樂，欲生我國。」在《過度人道經》說：「八方上下，諸無央數天、人民，及蜎飛蠕動之類。若前世作惡。聞我名字，欲來生我國者。即便反正自悔過，為道作善，便持經戒。願欲生我國不斷絕。……即生我國。」

（二）淨土是「世上最難信」的法門

只要念佛菩薩名字，就能療癒疾病、所求如願、往生淨土嗎？佛說，是的！淨土是世界上「最難相信的法門」。爲何難信？1.一般人看不見淨土，所以難信。2.淨土理論廣大深奧，因爲難以了解，所以難信。3.一般人追求「速效神通」，但佛法必須努力「聞思修」一段時間，才會有感應，所以難信。如佛在《無量壽經》說：「深廣無崖底，二乘非所測，唯佛獨明了……若聞斯經，信樂受持，難中之難，無過此難。」在《阿彌陀經》說：「為諸眾生，說是一切世間難信之法。」

（三）「多聞法」就能「生起信心」而「具足往生功德」

淨土是「難信之法」，所以修淨土的第一步就是要「生起信心」。只要信心足夠，即使沒有修行功夫也能往生淨土。如何才能生起信心？關鍵就是「多聞法」，只要勤於聞法，了解淨土的理論，及親身見證，心中自然生起堅定、足夠的信心。信心夠了，就會生起歡喜心，成就正知見。有足夠信心、正見之人，一定會發下往生淨土的誓願，依法修行。於是所求如願，臨命終時，往生淨土。淨界法師說：「淨土法門成敗的關鍵，就在于發願。」

如佛在《毘尼母經》說：「聞法有九利益：一生信心。二因信心歡喜……五正見①成就。六斷無明，智慧心生……內心踊躍，信心轉深不可狙壞，得離煩惱證涅槃道受解脫樂，以是義故應至心聽法。」在《華嚴經》說：「一切佛法以何為本？不離聞法為本……思惟是智慧，從於多聞起，如是籌量已，勤求多聞法。」在《妙法蓮華經》云：「若有聞法者，無一不成佛。」在《無量壽經》說：「佛告彌勒，其有得聞彼佛名號，歡喜踴躍，乃至一念，當知此人為得大利，則是具足無上功德②。」

〔註解〕①正見：正知見。正知見，就像眼睛，能看清楚修行的道路，故能穩當往生淨土。如佛在《大般涅槃經》說：「正見……速離生死，到解脫處。」②歡喜踴躍，乃至一念，當知此人爲得大利，則是具足無上功德：聽聞淨土教法，把疑惑盲點統統掃除，獲得深信心，此時心中自然雀躍歡喜至極，甚至只有一念的雀躍歡喜。應知此人，已經得到最大的利益，也就是具足往生淨土的所有功德。

如何「多聞法」？

1.聽善知識說法：佛經深奧，開始學佛，必須多聽、多看善知識的文章、作品。對淨土了解一分有一分信心，了解十分有十分信心。如佛在《華嚴經》說：「佛法無人說，雖慧莫能了。」在《大般涅槃經》說：「一切眾生以聽法故則具信根。得信根故樂行布施、持戒、忍辱、精進、禪定、智慧。得須陀洹果乃至佛果。是故當知得諸善法皆是聽法因緣勢力。」

2.讀經：佛在《無量壽經》勸勉我們要「閱讀了解佛經」前後講 16 次，可見讀經最重要。夢參老和尚說：「讀經就是與佛對話」。慧律法師說：「解如目，行如足。聽經聞法是修行人一生一世最重要的功課。」紹雲法師說：「如何才能確保今生今世就能往生極樂世界呢？你們需要把淨土宗的根本經典《大勢至菩薩念佛圓通章》、《阿彌陀經》、《無量壽經》、《觀無量壽經》這幾部經仔細看看」。淨空法師說：學佛，我們一定要記住，一天都不能離開經教……因爲今天的環境人複雜，名聞利養的誘惑力量太強大……你能夠抵擋得住嗎？除了天天聽經，天天讀經，時時刻刻提醒自己，沒第二個辦法。我自己六十年來能保得住，就是天天讀經。

學佛一定要記住一個大原則：「依法不依人」，法就是佛經。信願法師說：「能不能往生，誰說的都不算數，只有佛說的才算數。」又說：「無論出家或在家，無論修持多麼高，道德多麼好，凡是他所說的道理跟佛經不符合，就不能依、不能從；凡是他所說的道理，跟佛經相符合，就要依就要從，這樣才叫依法不依人。」如佛在《大寶積經》說：「依法不依人故，離四魔故。」

3.親身見證：除非親身經歷，否則難以深信。可到寺院道場，訪查修行人的感應事蹟。或參加蓮友助念，看別人的往生瑞相。或參加念佛共修，自己親身體驗念佛感應。這樣就能，建立堅固不壞的信心。

二、往生淨土的因緣（含改運、所求如願）

往生淨土需具備什麼因緣？這答案，佛在淨土三經已經有完整說明。淨土三經，包括：

（一）《佛說觀無量壽經》劉宋西域三藏法師畺良耶舍譯。

（二）無量壽經，漢譯有五種版本：1《佛說無量壽經》曹魏天竺三藏康僧鎧譯。2《大寶積經・無量壽如來會》大唐三藏菩提流志譯。3《佛說大乘無量壽莊嚴經》明教大師臣法賢譯。4《佛說阿彌陀三耶三佛薩樓佛檀過度人道經》吳月支國居士支謙譯。5《佛說無量清淨平等覺經》後漢月支國三藏支婁迦讖譯。其中以康僧鎧《佛說無量壽經》流通最廣。有些譯文差異頗大，故推測《佛說無量壽經》佛起碼說了兩次。

（三）阿彌陀經，漢譯有兩種版本：1《佛說阿彌陀經》姚秦三藏法師鳩摩羅什譯。2《稱讚淨土佛攝受經》三藏法師玄奘奉詔譯。

梵文、巴利文佛經，譯成漢文，可分「直譯」和「意譯」兩種。「直譯」依梵文逐句直譯，傾向於保持原文的結構成分，注重意義的準確傳達，但不利於讀者閱讀。「意譯」，通過換句，重述一個句子或詞組，傾向隱含成分，更加照顧如何和讀者溝通，譯爲漢文後，好讀、好記，有利於流通。由於同一部佛經的漢譯有多種版本與面貌。每種譯本都可能造成讀者誤解或意義損失，爲了補償或抵消翻譯所帶來的問題，所以對照多種譯本，更能窺知佛法眞義。

淨土法門廣大，眾生根性、福德因緣不同，上至等覺菩薩，下至五逆十惡。像這樣眾生的品類、修行千差萬別，自然相應果位眾多。所以佛在淨土三經，以各種方式來說明往生淨土的因緣。

阿彌陀佛、藥師佛、觀世音菩薩、地藏王菩薩，每一尊佛與大菩薩的經法都能治病、所求如願、往生淨土。一切佛菩薩的道法相通，所以也應該合併一起了解。可以專修一尊佛或菩薩的法門，也可複修、交替修。

了解淨土法門，也應當了解大乘佛經，因爲淨土經典就是建立在大乘佛經之上。正確的了解「往生淨土的因緣」才知道怎麼用功而安穩往生，這對我們來說非常重要。以下蒐集淨土三經多種譯本，方便讀者對照了解。

（一）淨業三福－《佛說觀無量壽經》

《觀無量壽佛經》說：「爾時，世尊告韋提希①：汝今知不？阿彌陀佛②，去此不遠，汝當繫念，諦觀彼國淨業③成者。我今為汝廣說眾譬，亦令未來世一切凡夫，欲修淨業者，得生西方極樂國土。

〔淺釋〕這時釋迦牟尼佛告訴韋提希夫人，你知道？阿彌陀佛淨土離我們這裡不遠。所以你應當專心思考、觀察往生淨土的修行人，如何修淨業才得以往生淨土。佛要爲韋提希夫人，及未來一切凡夫說很多譬喻，讓大家了解如何往生西方淨土。

〔註解〕①韋提希：阿闍世王之生母。阿闍世王企圖將其父頻婆娑羅王餓死，母韋提希爲救頻婆娑羅王而觸怒阿闍世王，故亦被禁。兩人乃於禁閉處，求佛爲之說法，佛遂顯神通，爲之演說《佛說觀無量壽經》。②阿彌陀佛：阿彌陀，譯爲無量壽、無量光。所以阿彌陀佛又稱無量壽佛、無量光佛。③淨業：清淨國土之業、往生

淨土之業因。修淨業之功德，迴向求生淨土，則必生淨土。三福又稱爲淨業。

欲生彼國者，當修三福①：一者，孝養父母，奉事師長，慈心不殺，修十善業。

〔淺釋〕想要往生淨土的人，應當修淨業三福：第一種福，「孝養父母」包括供給父母生活所需，使父母歡喜快樂。「奉事師長」世間的師長教我們知識、謀生技能。出世間的師長教我們了脫生死。對我們有恩的師長，應當恭敬、回報、護持，甚至幫他做事、奉養服侍。「慈心不殺，修十善業」修十善業首先要慈心不殺，不但不殺人，任何低等、微小動物，都不能殺害。還有不偷盜、不邪淫、不妄語、不兩舌、不惡口、不綺語、不貪欲、不瞋恚、不邪見等就是修十善。

〔註解〕①福：梵語 punya，巴利語 puñña。又稱福德。指能夠獲得世間、出世間幸福之行爲。大乘佛法將六度之行分爲福、智二業，智慧以外的行爲，稱爲福業，且視之爲成佛之因。

二者、受持三歸，具足眾戒，不犯威儀。

〔淺釋〕第二種福，「受持三歸」：一皈依佛，盡形壽不皈依天魔外道。二皈依法，盡形壽不皈依外道邪說。三皈依僧，盡形壽不皈依外道徒眾。歸依三寶後就成爲佛弟子，佛弟子應當護持三寶，依照佛經說的去做，這才是眞的歸依三寶。「具足眾戒」男居士、女居士，一般是受五戒，進一步可受菩薩戒。比丘要受二百五十條戒、比丘尼要受三百八十四戒條。受戒且沒違犯就是具足眾戒。「不犯威儀」佛弟子要注意自己的言行舉止，行住坐臥保持莊重儀態。淨空法師表示：受三皈五戒以上的佛弟子，一定要給社會大眾做最好的榜樣。如果你把佛教的形象敗壞了，那你的罪過很大。如佛在

《大般若經》說：「破戒、破見、破威儀、破淨命，由此當墮三惡趣中，受種種苦，輪轉生死，難得解脫。」

三者、發菩提心①，深信因果，讀誦②大乘，勸進行者。如此三事，名為淨業③。佛告韋提希：汝今知不？此三種業，乃是過去、未來、現在、三世諸佛，淨業正因④。」

〔淺釋〕第三種福，「發菩提心」菩提心就是想成佛、度眾生的心。發菩提心之後，要行菩薩道之六度萬行，才是真發菩提心。「深信因果」深入了解，善有善報，惡有惡報的因果法則，深信因果，必然是行善、斷惡，把解脫輪迴當作人生目標之人。「讀誦大乘」閱讀、朗誦大乘經典，以增長智慧因爲淨土法門的道理，就建立在大乘佛經裡面。「勸進行者」勸導眾生信仰佛法，依照佛說的經法去修行。如上所說三種福，叫做淨業。「淨業」就是往生淨土之業因。把修淨業的功德，迴向求生淨土，就必定能往生淨土。佛告訴韋提希夫人，你知道嗎？淨業三福，亦是過去、現在、未來三世諸佛，都以這三種行業來莊嚴他的淨土。

〔註解〕①發菩提心：菩提心，梵語 bodhi-citta，全名阿耨多羅三藐三菩提心。發菩提心包藏一切功德，修證圓滿就是佛。發菩提心有多義：（一）發願往生淨土，成佛之後，再回來普度眾生。（二）發願行菩薩道，修六度萬行，成佛之後，廣度眾生。（三）四弘誓願就是發菩提心：「眾生無邊誓願度，煩惱無盡誓願斷，法門無量誓願學，佛道無上誓願成。」②讀誦：閱讀、朗誦、背誦。③淨業：淨業三福，乃往生西方淨土之業因。因爲淨業三福這段文，乃韋提希夫人選擇西方極樂世界之後，釋迦牟尼佛教導，韋提希夫人往生淨土的方法。④正因：主要的原因叫做正因，若是次要的助力則叫做緣因。如佛在《大般涅槃經》說：「因有二種。一者正因。二者緣因。正因者如乳生酪。緣因者如醪煖等。從乳生故，故言乳中

而有酪性。」

（二）九品往生－《佛說觀無量壽經》

《觀無量壽佛經》：「佛告阿難，及韋提希。上品上生者：若有眾生，願生彼國者，發三種心，即便往生。何等為三？一者至誠心，二者深心①，三者回向發願心。具三心者，必生彼國。復有三種眾生，當得往生。何等為三？一者慈心不殺，具諸戒行。二者讀誦大乘方等經典②。三者修行六念，回向發願③，願生彼國。具此功德，一日乃至七日，即得往生。……

〔淺釋〕釋迦牟尼佛告訴阿難尊者和韋提希夫人，若有人想要往生淨土，發三種心就可以得到上品上生的品位。那三種心？一「至誠心」，最眞實的心。也就是，下定決心，無論如何一定要往生淨土。且佛經怎麼說我就怎麼做。二「深心」，深心信解。深信、了解佛經道理。對往生淨土，深信不疑，絕不動搖。三「回向發願心」，發下誓願今生要往生西方淨土，並將自己讀經、念佛、持咒、禪修、行善、孝養父母、奉事師長……一切功德，全都迴向求生淨土。具備以上三種心的人，必能往生極樂淨土。

煮雲法師說：迴向就等於儲蓄，將錢不斷的存於銀行中，最後才能致富。我們現在將所做善事及念佛功德，通通迴向西方極樂世界……到最後才有大力量使修行成功，獲得往生極樂之果報。

另外有三種眾生，也能得到上品上生的品位。那三種眾生？

第一種「慈心不殺」。愛護生命絕不殺害。「慈心」關愛，給予快樂。「不殺」指不殺人，及一切動物。殺，分爲一口殺，即教唆他人殺。二身殺，親自動手殺。三心殺，希望對方早點死掉，或見殺心裡高興。「具諸戒行」無論在家、出家，各依本分受持應受的戒，持戒清淨。

第二種「讀誦大乘方等經典」，廣泛讀誦大乘經典，就能了解佛法道理，了解後就能生起「信、願、行」往生淨土三資糧，所以讀誦大乘經典，也是往生淨土的業因。

第三種「修行六念」，一「念佛」佛具足無量智慧神通，常常念佛，祈求臨命終時，佛來接引往生淨土。二「念法」佛法能利益眾生，常念大乘經典，能開智慧。三「念僧」受過具足戒的是僧。僧是福田，我們能聽到淨土法門就是僧人所傳承。四「念戒」戒行有大勢力，戒能除眾惡，亦是往生淨土基礎。五「念施」。布施有大功德，心無悋惜，布施眾生。當然布施要有智慧，量力而為。六「念天」淨土是第一義天，所以常念佛國淨土。把修六念的功德迴向願生西方淨土。

以上四種眾生，無論是修一種、修二種、修多種統統迴向發願，就可以往生西方淨土。有的人一日就往生，有的人七日可往生。終生都這麼做，就可以往生，得到上品上生的品位。由此可知在家人也能得到上品上生的品位。

〔註解〕①深心：深心信解。如佛在《稱讚淨土佛攝受經》說：「若有淨信諸善男子或善女人，一切皆應於無量壽極樂世界清淨佛土，深心信解，發願往生。」②方等經典：大乘經典說的都是方正平等之理，所以大乘經典又稱方等經典。如佛在《佛說觀普賢菩薩行法經》說：「若有懺悔惡不善業。但當誦讀大乘經典，此方等經是諸佛眼，諸佛因是得具五眼。佛三種身從方等生，是大法印印涅槃海。如此海中，能生三種佛清淨身。此三種身，人天福田應供中最。其有誦讀大方等典，當知此人具佛功德，諸惡永滅從佛慧

生。」③回向：例如，我願以念佛功德「回向法界一切眾生，平等施一切，同發菩提心，往生安樂國。」

上品中生者：不必受持讀誦方等經典。善解義趣，於第一義①，心不驚動，深信因果，不謗大乘，以此功德迴向願求生極樂。……

〔淺釋〕上品中生之人：指證第一義諦，初果以上之聖者。此人修禪定，已證空慧，得正知見，所以這位聖者了解佛法的意義和目的，故對佛法心不驚動，深信因果。因此聖者不必讀誦大乘經典，他只要不毀謗大乘佛法，以證第一義功德，迴向求生淨土，就能獲得上品中生的品位。

〔註解〕①第一義：又稱第一義諦、勝義諦、見諦。這裡指初果（須陀洹果）以上聖人。此人已證空慧、得正知見，照見諸法實相。如佛在《雜阿含經》說：「如是。諸比丘！見諦者⑴所斷眾苦，如彼池水，於未來世，永不復生。」在《出曜經》說：「云何坐禪？夫坐禪，入定者得須陀洹果、斯陀含果、阿那含果、阿羅漢果。得初禪二禪三禪四禪。空處識處、不用處、有想無想處。復得四等慈悲喜護神足、天耳，知他人心智，自識宿命。復見眾生逝者生者，不憍慢之人入禪定意，辨此諸法成第一義……以第一義除心垢者……得第一義越過三界。」在《大乘理趣六波羅蜜多經》說：「菩薩摩訶薩以正智慧見第一義，了色性空猶如聚沫，以是因緣，名正知見。」在《佛說觀普賢菩薩行法經》說：「當勤修讀方等經典，思第一義甚深空法。令此空慧與心相應。」在《華嚴經》說：「若見清淨眞法界，甚深微妙第一義……不如實知第一義，故有無明，無明起業是名行色……菩薩住眞實，寂滅第一義。」在《出曜經》說：「大慧！我說常⑵不可思議，第一義常不可思議，與第一義相因果相應，以離有無故；以內身證相故；以有彼相故；以第一義智因相相應，以離有無故；以非所作故，與虛空涅槃寂滅譬喻相應故；是故常不可思議。」在《大乘理趣六波羅蜜多經》說：「菩薩摩訶薩善巧方便行深般若波羅蜜多時，住奢摩他、毘鉢舍那，住身寂靜，了因緣法如幻如化，順勝義諦，離有離無非斷非常，隨順因果。」⑴見諦者：見第一義者。即初果以上的聖者。⑵常：永恆。

上品下生者：亦信因果，不謗大乘，但發無上道心①，以此功德迴向，願求生極樂國。……

〔淺釋〕上品下生者：指小乘行者，他相信因果，不毀謗大乘佛法。他只要發成佛度眾生的菩提心，以此功德迴向，願生極樂淨土，就能得到上品下生的品位。

〔註解〕①發無上道心：發無上菩提心—發成佛的心。小乘行者，迴小向大，成爲大菩薩。

中品上生者：若有眾生，受持①五戒，持八戒齋，修行諸戒，不造五逆②，無眾過患，以此善根③，迴向願求，生於西方極樂世界。……

〔淺釋〕中品上生者：若有眾生，在家者受持五戒、八關齋戒。出家者受持沙彌、沙彌尼戒、比丘、比丘尼戒。他不造五逆罪，其他罪惡也沒造，持戒清淨。以此受戒、持戒的善行功德，迴向求生西方淨土，就能成就中品上生的品位。

〔註解〕①受持：受戒之後，再持戒。②五逆：一殺自己母親。二殺自己父親。三殺阿羅漢。四破壞僧團。五出佛身血。雖然自己不造五逆罪，但支持五逆者也是共犯。譬如某政黨團體造五逆罪，你用金錢或選票支持他們，你也是五逆罪共犯。如佛在《虛空藏菩薩經》說：「五逆罪，何等爲五？一者殺母。二者害父。三者殺

阿羅漢。四者破和合僧。五者出佛身血。如是五無間罪若犯一者，是則名爲犯根本罪。」③善根：持戒的善行，就像樹根穩固、吸收營養、成長，最終成就佛果。

中品中生者：若有眾生，若一日一夜，持八戒齋①。若一日一夜，持沙彌戒。若一日一夜，持具足戒②。威儀無缺，以此功德迴向願求生極樂國。……

〔淺釋〕中品中生之人：若有在家佛弟子，一日一夜受持八關齋戒。或出家人，一日一夜受持沙彌戒、沙彌尼戒，或比丘戒、比丘尼戒，所有的戒守住不犯。而且行住坐臥間也保持莊重的言行舉止。以此功德，迴向求生極樂淨土，就能成就中品中生的品位。

〔註解〕①八戒齋：又稱八關齋戒。即在家人一日一夜（二十四小時）遵守的八條清淨戒律：不殺生，不偷盜，不淫，不妄語，不飲酒，不著華鬘香油塗身，不歌舞觀聽，不坐臥高大廣床，過午不食。如佛在《菩薩本緣經》說：「云何名爲八戒齋法？龍王答言：八戒齋者，一者不殺；二者不盜；三者不婬；四者不妄語；五者不飲酒；六者不坐臥高廣床上；七者不著香華、瓔珞以香塗身；八者不作倡伎樂不往觀聽；如是八事莊嚴，不過中食，是則名爲八戒齋法。」②具足戒：就是比丘、比丘尼戒。

中品下生者：若有善男子，善女人，孝養父母，行世仁慈①，此人命欲終時②，遇善知識，為其廣說阿彌陀佛，國土樂事，亦說法藏比丘，四十八願。聞此事已，尋即命終。譬如壯士，屈伸臂頃，即生西方極樂世界。……

〔淺釋〕中品下生之人：若有善男子善女人，孝順父母，爲人仁慈厚道。此人臨命終時，遇善知識，爲他解說，阿彌陀佛的淨土如何快樂，阿彌陀佛未成佛之前叫法藏比丘，發四十八願，救渡十方眾生的過程。此人聽到淨土法門後就想往生，很快命終，就像壯士手臂屈伸，瞬間他的神識就生到西方淨土。

〔註解〕①仁慈：「仁」是同情心，見人家受苦就想辦法幫助他。「慈」是給人家好處，使人快樂。②命欲終時：將死但還沒死，奄奄一息狀態，或深度昏迷狀態，快要斷氣但還沒斷氣，這叫命欲終時。

下品上生者：或有眾生作眾惡業，雖不誹謗方等經典，如此愚人，多造惡法，無有慚愧。命欲終時，遇善知識，為說大乘十二部經①首題名字。以聞如是諸經名故，除卻千劫極重惡業。智者復教合掌叉手，稱南無阿彌陀佛②。稱佛名故，除五十億劫生死之罪。……

〔淺釋〕下品上生之人，有眾生造了很多罪業，雖然沒有誹謗大乘經典。但這個愚人，多造惡事，還不知羞愧。此人命欲終時，遇到善知識爲他介紹大乘佛經的經名。他聽到諸經名字，就消除千劫極重惡業。善知識，又教他合掌稱念「南無阿彌陀佛」。稱念佛名的緣故，就滅除五十億劫生死重罪。由於聽到大乘經典的經名及念「南無阿彌陀佛」，一生造惡的人也能往生淨土。爲何造惡之人，也能往生？因爲此人前世曾經修行佛法，所以今生在臨命終時，才會遇到善知識，前來說法。如佛在《無量壽經》說：「若不往昔修福慧，於此正法不能聞。」

〔註解〕①大乘十二部經：佛經共可分爲十二種不同的體裁，稱爲十二部。因此大乘十二部經，即泛指所有大乘佛經。例如無量壽經、藥師經、金剛經、心經都是。②南無阿彌陀佛：是梵語（Amitaba 或 Amita-buddha）的音譯，由「南無」、「阿彌陀」、「佛」三語連結而成。「南無」譯爲禮敬、歸依。「阿彌陀」譯爲無量光、

無量壽。「佛」譯爲覺者。阿彌陀佛將他所修的一切萬行功德，統統濃縮在這句阿彌陀佛名號之中，所以我們念一句「阿彌陀佛」就包含著無量的智慧光明，無量的壽命吉祥。另外我們的自性就是無量光、無量壽。所以念阿彌陀佛就是在喚醒我們的自性。我們依靠阿彌陀佛的萬德莊嚴，來消除我們的無明、貪瞋癡，顯發我們本心的智慧光明。

下品中生者：或有眾生，毀犯五戒，八戒，及具足戒。如此愚人，偷僧祇物①，盜現前僧物②。不淨說法③，無有慚愧。以諸惡業，而自莊嚴。如此罪人，以惡業故，應墮地獄。命欲終時，地獄眾火，一時俱至。遇善知識，以大慈悲，即為讚說阿彌陀佛，十力威德，廣讚彼佛，光明神力。亦讚戒、定、慧、解脫、解脫知見。此人聞已，除八十億劫生死之罪。地獄猛火，化為清涼風，吹諸天華，華上皆有化佛菩薩，迎接此人。」

〔淺釋〕下品中生之人：若有眾生，毀犯在家戒、出家戒。或偷十方僧人財物。或偷僧人之私人財物。或為了貪求名利而說法。像這樣的愚人，不僅不知慚愧，還沾沾自喜以為很厲害。像這種罪人，因爲造惡業的緣故，應當墮地獄。在臨命終時，地獄猛火出現，把他燒得死去活來。就在這時候遇到善知識，以大慈悲心爲他開示說：你已經看到地獄的猛火，你死後將墮地獄受極大苦，這時候只有阿彌陀佛能夠救你，阿彌陀佛有十種大智慧的威德力量，及無量光明，神通力量能夠救你。

又我們的自性心中有「自性五分法身香：戒香、定香、慧香、解脫香、解脫知見香」也能夠消除你的罪業。一「戒香」自心中本來無善惡、無貪瞋癡，名戒香。「定香」見一切善惡境界，自心不亂，名定香。「慧香」以智慧觀照自性清淨圓滿，名慧香。「解脫香」自心不攀緣，不思善，不思惡，自在解脫，名解脫香。「解脫知見香」自心既不攀緣善惡，故須廣學多聞，識自本心，通達佛理，直至菩提，名解脫知見香。如是「自性五分法身香」，各自內熏，進行無相懺悔法，即能滅三世罪，令得身口意三業清淨。

此人，聽到善知識的話，滅除八十億劫生死之罪。這個時候地獄猛火，變成了清涼風，清涼風吹著天空飄下的蓮花，蓮花上有化佛、化菩薩，來迎接此人，往生淨土。

〔註解〕①偷僧祇物：僧祇物屬十方出家人共有，偷十方常住的財物罪業極重。如佛在《地藏菩薩本願經》說：「若有眾生，偷竊常住財物谷米，飲食衣服，乃至一物不與取者，當墮無間地獄，千萬億劫，求出無期。」在《正法念處經》說：「取佛財物而自食用，不還不償，不信彼業而復更取，復叫他取……墮阿鼻大地獄黑肚小地獄。」②盜現前僧物：指偷出家人的私人財物。③不淨說法：指毀壞佛教的講經說法。

下品下生者：或有眾生，作不善業，五逆十惡①，具諸不善。如此愚人②，以惡業故，應墮惡道，經歷多劫，受苦無窮。如此愚人，臨命終時，遇善知識，種種安慰，為說妙法，教令念佛③，彼人苦逼，不遑念佛。善友告言：汝若不能念彼佛者，應稱無量壽佛④。如是至心，令聲不絕，具足十念⑤，稱南無阿彌陀佛。稱佛名故，所念念中，除八十億劫生死之罪。命終之時，見金蓮華，猶如日輪，住其人前，如一念頃，即得往生極樂世界。」

〔淺釋〕下品下生之人：若有人，造了最重的五逆十惡業，還有其他惡業也都造了。像這樣的愚人，由於造惡的緣故，應當墮入惡道之中，經歷長久劫，受盡無窮痛苦。但是這個愚人在臨死之時，也就是即將墮入阿鼻地獄之前，剛好遇到善知識，以種種方法來安慰他，爲他解說無量壽佛，救度眾生的法門，以及教他憶念無量壽佛的功德及名號。

此人因爲痛苦逼迫無法憶念無量壽佛的功德名號。善知識看到這種情形，於是換一個方式告訴他說，你如果無法憶念無量壽佛的功德名號，那就用嘴巴出聲念無量壽佛的名字。於是此人以最誠摯的心，呼喊南無阿彌陀佛、南無阿彌陀佛、南無阿彌陀佛……這樣持續念滿十聲。因爲念佛名字，所以在每一念、每一念之中，都滅除了八十億劫生死輪迴之重罪。此人在斷氣的時候，看見一朵金色大蓮花非常的明亮像太陽一般，出現在眼前迎接他，一念間，他就坐著這一朵金色蓮花往生西方極樂世界去了。

問：造五逆十惡，爲何能往生？答：臨命終時遇善知識，這必是過去世造下善根與佛有緣，否則就不可能遇善知識，縱然遇到也無法聽信進去！這是千百萬人當中難得一人有這種福報。蕅益大師說：下品逆惡之人，並是夙因成熟，故感臨終遇善友，聞便信願。此事萬中無一，豈可僥倖。如佛在《無量壽經》說：「若人無善本，不得聞此經。清淨有戒者，乃獲聞正法。曾更見世尊，則能信此事……宿世見諸佛，樂聽如是教。」

〔註解〕①十惡：身造殺、盜、淫；口造妄語、兩舌、惡口、綺語；意造貪、瞋、痴。②愚人：一個人相信因果，行善求解脫，佛稱此人是「智者」；一個人爲非作歹，佛稱此人是「愚人」，因爲此人不知道，造惡會招來苦報，才會一直造惡業，所以他是被愚癡矇蔽了心眼，不是故意的。③念佛：指心中思惟無量壽佛救度眾生的功德，及憶念阿彌陀佛的名號。④無量壽佛：阿彌陀佛的別名。⑤具足十念：嘴巴出聲念南無阿彌陀佛……念滿十聲。但「十念」只是一個代表，只要念佛相續，佛便應聲來迎。

（三）攝生三願－《佛說無量壽經》五譯本對照

1.《佛說無量壽經》說：（18 願）「設我①得佛，十方眾生②，至心③信樂④，欲生我國⑤，乃至十念⑥，若不生者不取正覺。唯除五逆⑦誹謗正法。」

〔淺釋〕法藏菩薩，在世自在王佛面前發下誓言說：假設我成佛（阿彌陀佛）之時，十方世界的眾生，凡是有人在臨終之時，以至誠懇切的心、信心、喜樂的心，想要往生到我的淨土，即使只念一遍、二遍或十遍的「南無阿彌陀佛」（出聲念或默念），就能往生到我的淨土。如果此人沒有往生到我的淨土，那我發誓，我就不成佛。唯一排除，他造了五逆罪，還有毀謗佛法，不能往生我的淨土。

為何平時沒修行，臨終一念就能往生？因為臨終之人，呼叫佛來救我！他把全部心力集中在這一念南無阿彌陀佛上面，故單憑強烈一念就能招感佛來接引。

何謂誹謗正法？正法，指佛說的一切聖語，包含小乘（南傳）、大乘（北傳）、密乘之佛經。誹謗正法的業很微細，譬如你認為哪一類佛法「善妙」，哪一類佛法「粗劣」，起這種心想就是誹謗正法。如果有人誹謗大小乘的其中一乘，或親近信受這位謗法者，他們都必會墮入無間地獄。如佛在《遍攝一切研磨經》說：「曼殊師利，毀謗正法，業障細微。曼殊師利，若於如來所說聖語與其一類，起善妙想。與其一類，起惡劣想，是為謗法。」在《大乘大集地藏十輪經》說：「聲聞乘法、獨覺乘法及大乘法，不應輕毀……若諸有情隨於三乘毀謗一乘，或復親近謗三乘人，諮稟聽受。由此因緣皆定當墮無間地獄受大苦惱難有出期。」

〔註解〕①我：指未成佛前的法藏比丘，即今日阿彌陀佛，又名無量壽佛。②十方眾生：十方世界一切眾生。包括三界六道凡夫及初果、二果、三果、四果聖者。③至心：最誠摯之心。④信樂：信心足夠就會生起喜樂之心。譬如確信自己將來能夠往生淨土，心中自然充滿喜樂。如佛在《大集經》說：「具足信心故便生歡喜。」⑤我國：我的佛國，指阿彌陀佛的西方極樂世界。⑥乃至十念：指一念、十念、乃至無數念。也就是臨終一念、十念、多念都能往生。慧淨法師說：乃至十念、乃至一念……是就臨終之機而言的，若是平生之機，則上盡一輩子的念佛……若完整的說，即是「平生之機，上盡一形；臨終之機，下至一念」的念佛。⑦五逆：指殺母、殺父、殺阿羅漢、出佛身血、破和合僧（破壞佛教僧團、道場）。這五種是違逆天理、敗亂人倫的滔天大罪業。犯五逆罪，將墮入無間地獄，長劫受極慘烈痛苦。

（19 願）設我得佛，十方眾生，發菩提心，修諸功德①，至心發願②，欲生我國。臨壽終時，假令不與大眾③圍遶現其人前者，不取正覺。

〔淺釋〕法藏菩薩，在世自在王佛面前發下誓言說：假設我成佛之時，十方世界的眾生，凡是發菩提心，修各種功德，並以至誠心，發願求生我的淨土，此人臨命終時，假如我（阿彌陀佛）不帶著極樂世界的菩薩、阿羅漢，出現在此人面前圍繞著他，迎接他往生我淨土。如果我做不到這點，那我發誓我就不作佛。

為何佛與聖眾圍繞現其人前？由於命欲終時，是一生算總賬時刻，此時一切善惡業障現前，行者四大分離痛苦非常。今生所造善惡業，也會一幕幕顯現出來，所以行者的心如何不亂、不顛倒？所以佛和大眾現前說法，並以神通護佑他令心不亂，讓行者安住於三昧中，隨佛往生淨土。如佛在《稱讚淨土佛攝受經》說：「是善男子或善女人臨命終時，無量壽佛與其無量聲聞弟子、菩薩眾俱前後圍繞，來住其前，慈悲加祐，令心不亂；既捨命已，隨佛眾會，生無量壽極樂世界清淨佛土。」在《悲華經》說：「是諸眾生臨命終時，悉令見我與諸大眾前後圍遶。我於爾時入無翳三昧。以三昧力故現在其前而為說法。以聞法故尋得斷除一切苦惱，心大歡喜。其心喜故得寶冥三昧。以三昧力故令心得念及無生忍，命終之後必生我界。」

〔註解〕①發菩提心，修諸功德：發菩提心，自然要修菩薩道之六度萬行功德，例如供養三寶、護持佛法、孝養父母、照顧病人……都是修諸功德。如佛在《佛說無量壽經》說：「多少修善，奉持齋戒，起立塔像，飯食沙門，懸繒然燈，散華燒香。」②至心發願：於佛前發下誓願，我今生一定要往生西方淨土，並把所有修行功德全都迴向往生淨土，這樣定能往生淨土。如何發願？比如佛在《華嚴經・普賢行願品》說：「願我臨欲命終時，盡除一切諸障礙，面見彼佛阿彌陀，即得往生安樂剎。」③大眾：指極樂世界的大菩薩、阿羅漢等聖人。

（20 願）設我得佛，十方眾生，聞我名號①，繫念我國②，殖諸德本③，至心迴向，欲生我國。不果遂④者，不取正覺。」

〔淺釋〕法藏菩薩，在世自在王佛面前發下誓言說：假設我成佛之時，十方世界的眾生，凡是有人聽聞到我的名字，知道我淨土的美好，而一心掛念著想要往生我淨土。他爲了實現這個願望，於是努力修諸善行功德，並將所修善行福德，以至誠心迴向求生我淨土。如果我不能實現他往生我淨土的願望，那我就不成佛。

以上可知，只要堅定往生淨土目標，平時盡量做好事、護持佛法、供養三寶，把所修的功德全都迴向往生極樂世界。如果能這樣做，到臨終就一定能往生淨土。

〔註解〕①聞我名號：聞我阿彌陀佛的名號。②繫念我國：心嚮往、掛念希求往生極樂世界，就像遊子思歸之情。③殖諸德本：種下各種功德善根、行善積德。④果遂：如願以償。

2.《大寶積經・無量壽如來會》(18 願)「若我證得無上覺時，餘佛剎中諸有情類。聞我名已所有善根①，心心迴向願生我國。乃至十念，若不生者，不取菩提。唯除造無間惡業②誹謗正法及諸聖人③。

〔淺釋〕如果我法藏比丘，成佛之時，其他世界眾生，聽到我成佛的名號：阿彌陀佛。除了稱念我的名號之外，並把所修善行，全都迴向願生我淨土。此人念一遍，或念滿十遍阿彌陀佛，就能往生到我淨土。如果此人沒有往生我淨土，那我誓不成佛。唯有排除，造了無間惡業，還有毀謗佛法，以及誹謗聖人之人，不能往生我的淨土。

〔註解〕①善根：將所修善行迴向願生淨土，比喻種下善的種子，會生根、發芽、最終長出佛果。②無間惡業：會墮入無間地獄的業，即是造五逆業。③諸聖人：聖人，指証果的修行人，例如：初果（須陀洹）、二果（斯陀含）、三果（阿那含）、四果（阿羅漢）聖者、僻支佛、菩薩、佛。除了此經及佛在悲華經也說毀謗聖人無法往生淨土。如佛在《悲華經》說：「世尊。我成阿耨多羅三藐三菩提已。令十方無量無邊阿僧祇世界現在諸佛稱讚於我。其餘眾生若得聞是稱讚我聲。願作善根速生我國，命終之後必生我國，唯除五逆、毀壞正法、誹謗聖人。」

（19 願）若我成佛，於他剎土。有諸眾生發菩提心。及於我所，起清淨念①。復以善根迴向願生極樂。彼人臨命終時②。我與諸比丘眾③，現其人前。若不爾者，不取正覺。

〔淺釋〕如果我法藏比丘，成佛之時，若有眾生，發起成佛、度眾生的菩提心，以及想要往生我淨土的這份心意，純淨不變、惦記不忘。此人勤修各種善行，並把所修善行功德，迴向願生我極樂淨土。此人生命欲終時，我便與淨土的菩薩、阿羅漢們，出現在此人面前，迎接他往生我的淨土。如果我做不到，我就誓不成佛。

〔註解〕①清淨念：「清淨」，心境潔淨，不受外擾。「念」，惦記、常常想。②臨命終時：一般指生命快要終了，但還未斷氣之前。但嚴格來說，佛教指的死亡是以「壽、暖、識」三者存在來判斷。「壽、暖、識」三者互相依持，生命得以持續。「壽」指壽命；「暖」指體溫；「識」指心識（阿賴耶識）。如佛在《雜阿含經》說：「壽、暖及與識，捨身時俱捨，彼身棄塚間，無心如木石。……捨於壽、暖，諸根悉壞，身命分離，是名為死。」③比丘眾：指極樂世界的菩薩、阿羅漢。

（20 願）若我成佛，無量國中所有眾生。聞說我名已，善根迴向極樂，若不生者，不取菩提。」

〔淺釋〕如果我法藏比丘，成佛之時，無量世界的一切眾生。聽聞知道念阿彌陀佛，就能夠往生我的淨土。於是他們勤修各種善行，然後把善行功德迴向，求生極樂世界，這份心意直到臨終不變，就能往生淨土。如果我無法令此人往生我淨土，我就誓不成佛。

3.《佛說大乘無量壽莊嚴經》（13 願）「世尊①，我得菩提成正覺已。所有眾生求生我剎②，念吾名號，發志誠心堅固不退，彼命

終時，我令無數苾芻③現前圍繞來迎彼人，經須臾間得生我剎，悉皆令得阿耨多羅三藐三菩提④。

〔淺釋〕法藏比丘（阿彌陀佛）在世自在王佛面前立下誓願說：世尊，當我覺悟成佛之時，一切眾生祈求往生我的淨土，稱念我阿彌陀佛的名號，發起往生淨土的志向抱負、真誠的心，而且堅定不退轉。那麼位行者，在命終之時，我便指示無數聖眾圍繞、迎接他往生淨土，經片刻便往生我淨土。凡是往生我淨土的人，我都能使他們成佛。

〔註解〕①世尊：指世自在王佛。②剎：國土、淨土。③苾芻：比丘。大菩薩、阿羅漢都現比丘相。④阿耨多羅三藐三菩提：無上正等正覺、成佛。

（14 願）世尊，我得菩提成正覺已，所有十方無量無邊，無數世界一切眾生，聞吾名號，發菩提心，種諸善根，隨意求生，諸佛剎土無不得生①，悉皆令得阿耨多羅三藐三菩提。

〔淺釋〕法藏比丘（阿彌陀佛）在世自在王佛面前立下誓願說：世尊，當我覺悟成佛之時，十方世界一切眾生，聽聞佛法知道念阿彌陀佛往生淨土的好處，於是發起成佛，度眾生的菩提心，並且修諸善行，把所修善行功德迴向求生淨土。如此便能隨著自己的意願，求生所有的佛國淨土。譬如想往生西方淨土就能往生西方淨土。想往生東方淨土就能往生東方淨土，往生之後，我都能使他們圓滿成佛。

〔註解〕①諸佛剎土無不得生：隨意往生十方任一淨土，不限於西方淨土。如佛在《藥師經》說：「願生西方極樂世界無量壽佛所聽聞正法而未定者，若聞世尊藥師琉璃光如來名號，臨命終時，有八大菩薩……乘空而來，示其道路，即於彼界種種雜色眾寶華中，自然化生。」

4.《佛說阿彌陀三耶三佛薩樓佛檀過度人道經》說：「第五願。使某作佛時。令八方上下，諸無央數①天、人民，及蜎飛蠕動之類②。若前世作惡。聞我名字，欲來生我國者。即便反正自悔過，為道作善，便持經戒。願欲生我國不斷絕。壽終皆令不復泥犁、禽獸、薜荔③。即生我國，在心所願。得是願乃作佛，不得是願終不作佛。

〔淺釋〕法藏比丘（阿彌陀佛）在世自在王佛面前立下誓願說：世尊，假設我成佛之時。十方世界，無數的天神、人類及動物。假設從前造惡，但自從聽到念阿彌陀佛，能夠往生淨土之後，便想要往生我淨土。而後懺悔不再造惡、修持佛法、行善積德，依照佛經和戒律說的去做，而且想往生我淨土的心願到臨終都不中斷。此人壽終我就能使他不墮三惡道，並且立即往生我淨土，以滿足他的心願。如果我能夠實踐這個誓言我才作佛，如果我不能實踐這個誓言我就不作佛。

〔註解〕①無央數：無數。極多，多得數不清。②蜎飛蠕動之類：指能飛翔或爬行的一切生物。③泥犁、禽獸、薜荔：泥犁，指地獄道。禽獸，指畜生道。薜荔，指餓鬼道。

第六願。使某作佛時。令八方上下。無央數佛國，諸天人民。若善男子善女人，欲來生我國。用我①故益作善。若分檀布施②。遶塔③。燒香④、散花⑤、然燈⑥。懸雜繒綵⑦。飯食沙門⑧。起塔作寺⑨。斷愛欲⑩。來生我國作菩薩。得是願乃作佛。不得是願終不作佛。

〔淺釋〕世尊，假設我成佛之時。十方世界，無數穢土世界的天神和人類。如果有善男子、善女人，想往生我的淨土。於是他們

更加努力修善，例如布施金錢、體力、智慧予以他人。繞塔禮敬佛。燒香、鮮花、燃燈供養諸佛菩薩。爲寺院懸掛彩色絲帛。以飯菜食物供養修行人。建造佛塔寺院。爲什麼要這麼做？因爲透過這些設施、器具和表象行爲，可以修正我們的身心，啓發智慧，成就善行。除了把善行迴向願生淨土外，還要斷除愛欲。爲什麼？因爲愛欲不斷，就無法脫離穢土，往生淨土。這樣此人就能往生我淨土當一位菩薩。如果我能夠實踐這個誓言才作佛，如果我不能實踐這個誓言就不作佛。

〔註解〕①用我：爲了往生我淨土。用，爲了某種目的。②分檀布施：布施。布施梵語音譯爲檀那、檀。分檀布施，即財施、無畏施、法施。或將自己所有之財物、體力、智慧施與他人。③遶塔：繞佛塔禮佛。索達吉堪布表示：繞塔時一定要右繞，《華嚴經》中也說「右繞三匝」。繞塔必須順時針，如果逆時針方向繞，不但沒有功德，反而有過失。④燒香：在佛像前焚香供佛。燒香虔誠，一炷香便可幻化無量功德。因爲修行的根本在修心，但心無形相，須依靠一些表象的東西來讓人們產生信念，成就善行。⑤散花：印度習俗把鮮花往空中拋灑來供佛，但華人傳統把鮮花插在花瓶裡供佛。花，象徵佛法的清淨善美！以鮮花供佛，可得諸功德，如《佛爲首迦長者說業報差別經》說：「若有眾生，奉施香華，得十種功德：一者處世如花；二者身無臭穢；三者福香戒香；四者隨所生處，鼻根不壞；五者超勝世間，爲眾歸仰；六者身常香潔；七者愛樂正法，受持讀誦；八者具大福報；九者命終生天；十者、速證涅槃。是名奉施香花得十種功德。」⑥然燈：指供奉於佛前的燈火。然燈，有薪火相傳，讓佛法永住人間的含義。因燈代表佛法，佛法代表智慧，智慧之光明能破無明之黑暗。⑦懸雜繒綵：在佛殿裡面或外面，懸掛，五色文彩的絲織品。⑧飯食沙門：供養出家人食物。沙門（Śrmaṇa）譯爲勤修佛道息諸煩惱。爲出家修行者的總稱。⑨起塔作寺：建造佛塔寺院。塔（stūpa）可分二類：一供奉佛舍利的塔。二以塔爲主，附有住僧眾的房舍，也稱爲塔。寺，是供佛菩薩、佛塔、弘法、安住僧眾的道場。⑩愛欲：愛欲範圍包括，對五欲六塵、及對親人的愛念、情執。

第七願。使某作佛時。令八方上下。無央數佛國。諸天人民。若善男子善女人。有作菩薩道，奉行六波羅蜜經①。若作沙門不毀經戒。斷愛欲齋戒清淨。一心念欲生我國。晝夜不斷絕。若其人壽欲終時。我即與諸菩薩阿羅漢。共飛行迎之。即來生我國。則作阿惟越致菩薩。智慧勇猛。得是願乃作佛。不得是願終不作佛。

〔淺釋〕世尊，假設我成佛之時。十方世界，無數穢土世界的天神和人類之中。如果其中有善男子、善女人，發菩提心，廣修六度萬行的大乘菩薩道。出家修行不違背經典和戒律，以及斷除愛欲，持戒清淨，全心全意想要往生我淨土，此心念日夜不斷。此人命欲終時，我便與淨土諸菩薩、阿羅漢，共同飛行前往迎接他，即刻往生我淨土，成爲不退轉菩薩，具備勇猛的大智慧。我能夠實踐這個誓言才作佛，如果不能實踐這個誓言我就不作佛。

〔註解〕①奉行六波羅蜜經：指六種能幫助我們度生死苦海，到涅槃彼岸的方法，包括：一、布施（檀波羅蜜）財施、無畏施、法施三種。二、持戒（尸羅波羅蜜）嚴守戒律，身心清涼。三、忍辱（羼提波羅蜜）忍受痛苦，使心安住於佛道中。四、精進（毘梨耶波羅蜜）專注勤修，增長善法。五、禪定（禪波羅蜜）心念集中一處，使心靜定。六、智慧（般若波羅蜜）了知諸法實相，到達解脫彼岸。此六波羅蜜，乃禪定與淨土的核心實踐法門。六波羅蜜，始於布施，終於智慧，無上智慧的境界即是佛。

5.《佛說無量清淨平等覺經》說：「諸天、人民、蠕動之類①聞我名字。皆悉踊躍來生我國。不爾者我不作佛。（18 願）我作佛時。諸佛國②人民有作菩薩道③者。常念我淨潔心。壽終時我與不可計比丘眾，飛行迎之共在前立。即還生我國作阿惟越致。不爾者我不作佛。」

〔淺釋〕法藏比丘（阿彌陀佛）在世自在王佛面前立下誓願說：世尊，我作佛時，他方穢土世界的天道、人道、畜生道等一切眾生。若有人發菩提心，修菩薩道，奉行六度萬行。而且心中常掛念，想要往生我的淨土，並懷著清淨純潔不變的心。此人壽命結束時，我便與無數的淨土聖眾，飛行到他面前，迎接他，隨即往生我淨土，成爲不退轉菩薩。如果我做不到，我就誓不成佛。

〔註解〕①蠕動之類：指能爬行的一切動物。②佛國：這裡的佛國，指十方諸佛所教化的穢土世界。③菩薩道：菩薩道，梵語 bodhisattva-caryā。菩薩道，即發菩提心，修六度（布施、持戒、安忍、精進、禪定、智慧）萬行，圓滿自利利他，成就佛果之道。故菩薩道乃成佛之正因，成佛乃菩薩道之結果；欲成佛，必先行菩薩道。

（十九願）我作佛時，他方佛國人民。前世①為惡，聞我名字，及正為道②。欲來生我國。壽終皆令不復更三惡道③，則生我國在心所願。不爾者我不作佛。

〔淺釋〕世尊，我作佛時，他方穢土世界人民，假設從前造惡，但自從聽聞淨土法門知道念阿彌陀佛，能夠往生淨土後，便改過自新，修持佛道，而且想往生我淨土。此人壽命結束不會墮入三惡道，能夠依照他的心願，往生我的淨土。如果我做不到，我就誓不成佛。

〔註解〕①前世：泛指從前，以往。②及正爲道：改邪歸正，修持佛道。③三惡道：地獄道、惡鬼道、畜生道。

（四）三輩往生－《佛說無量壽經》五譯本對照

1.《佛說無量壽經》：「佛告阿難：十方世界諸天人民，其有至心願生彼國，凡有三輩。其上輩者，舍家棄欲，而作沙門①，發菩提心②，一向專念無量壽佛③，修諸功德④，願生彼國⑤。此等眾生，臨壽終時，無量壽佛，與諸大眾，現其人前，即隨彼佛，往生其國，便於七寶華中，自然化生。住不退轉⑥，智慧勇猛，神通自在。是故阿難，其有眾生，欲於今世⑦見無量壽佛，應發無上菩提之心，修行功德，願生彼國。」

〔淺釋〕佛告訴阿難尊者：十方世界裡的一切天道、人道眾生，其中有以至誠心發願，欲往生西方淨土者，可分爲三輩。上輩往生的人：一須出家爲僧，拋棄世俗情欲。二發起上求佛道，下化眾生的菩提心。三一心嚮往西方淨土，專心勤念阿彌陀佛。四修持各種善行功德。五把所修功德，迴向願生西方淨土。以上所說的五個條件都具備了，此人在臨命終時，阿彌陀佛就帶著淨土的大菩薩和阿羅漢，出現在他面前。此人坐上蓮花台即隨阿彌陀佛到達淨土，之後就在七寶池的蓮花中自然化身，成爲不退轉菩薩，擁有強大智慧力，以及自在無礙的神通本領。由於這個原因，阿難！若有眾生，希望於今生見到阿彌陀佛，就應發起菩提心，廣修六度萬行功德，並且發下誓願，今生定要往生阿彌陀佛淨土。

〔註解〕①舍家棄欲，而作沙門：九品往生中並沒有說要出家，可見上輩往生者並不只限於出家人。②發菩提心：發誓要成佛，度眾生的心。對淨土行者而言，就是宣揚大乘佛法，引導眾生往生淨土。③一向專念無量壽佛：一向專念，指不管念任何佛菩薩

名號或修任何法門，統統迴向願生阿彌陀佛淨土，這就是一向專念的眞義。一向，一心向著阿彌陀佛淨土。專念，指專心念阿彌陀佛，並非指不能念別的佛號。因爲淨土法門，需讀經、聽法、修善。如果只念佛，其他修行都不做，這樣就誤解佛的意思。④修諸功德：修諸功德，包含六度萬行、淨業三福、持名念佛、供養三寶、護持佛法……都在修諸功德的範圍。⑤願生彼國：如果想往生淨土，就應在佛前發誓，我願意往生淨土。如果沒有發下誓言，就代表你還沒有眞正下決心，要往生淨土。⑥住不退轉：在淨土修行只會進步，不會退步。⑦今世：指今生臨命終時見佛。有些人能在禪觀，或夢中見佛。

佛語阿難：「其中輩者，十方世界諸天人民，其有至心①願生彼國。雖不能行作沙門，大修功德，當發無上菩提之心。一向專念無量壽佛。多少修善，奉持齋戒②。起立塔像③，飯食沙門，懸繒④然燈，散華燒香，以此回向，願生彼國。其人臨終，無量壽佛，化現其身⑤，光明相好，具如真佛，與諸大眾，現其人前。即隨化佛往生其國，住不退轉，功德智慧，次如上輩者也。」

〔淺釋〕佛告訴阿難，中輩往生的情況是這樣：十方世界所有的天道、人道眾生，其中有以至誠心發願，想要往生西方淨土者，他們雖不能出家，大修功德。但是他也應當發下成佛度眾生的菩提心。一心嚮往西方淨土，專心勤念阿彌陀佛。依照自己能力，多少做些善事。受持清淨戒律。「起立塔像」幫出家人建立道場。「飯食沙門」以飯菜食物供養出家人。現代人則以金錢或義工方式供養。「懸繒然燈，散華燒香」懸掛幢幡，燃點燈燭，散花燒香等，這些供佛方式，現代人常以金錢、物資與義工方式代替。以上所做功德，全都要迴向求生西方極樂淨土。這輩人於臨命終時，阿彌陀佛即化現其身，跟淨土聖眾，出現在此人面前。此人立即隨化佛往生淨土。此人在淨土修行將會一直進步，直到成佛。中輩人所得到的功德、智慧、神通，比上輩往生者較次一等。

〔註解〕①至心：極爲誠懇的心意。②奉持齋戒：受持清淨戒律。齋，清淨身心。戒，守戒。③塔像：塔，安置佛舍利的地方。像，指佛像。④懸繒：把絹帛做成的彩幡懸掛在佛殿中。⑤化現其身：從阿彌陀佛的眞身裡，再化出一個阿彌陀佛來，它的光明、相好就像眞佛一樣。

佛語阿難：「其下輩者，十方世界，諸天人民，其有至心，欲生彼國。假使不能作諸功德①，當發無上菩提之心。一向專意②，乃至十念。念無量壽佛，願生其國。

若聞深法，歡喜信樂，不生疑惑，乃至一念，念於彼佛，以至誠心，願生其國。此人臨終，夢見彼佛，亦得往生，功德智慧，次如中輩者也。」

〔淺釋〕佛告訴阿難尊者，下輩往生的情況是這樣的：十方世界所有天人和人類，凡是有人以極爲誠懇的心意，想要往生極樂淨土。假使他無法行善積德。但他應當做到這三點：一、應當要發我一定要成佛的菩提心。二、集中精神，一心念阿彌陀佛，念一聲乃至念滿十聲。三、想要往生極樂淨土。這樣就能往生淨土。

又有一類人，臨命終時，聽到善知識，開示深奧的淨土法門，心中充滿歡喜，信心和快樂，此時也沒有疑惑心。此人在生死之際，全心全意的念阿彌陀佛，縱使只念一聲阿彌陀佛，因爲至誠懇切想要往生淨土。此人在臨終時，就會在夢中見到阿彌陀佛前來接引，便能往生極樂國土。下輩往生者在功德、智慧方面，比中輩人次一等。

〔註解〕①假使不能作諸功德：爲何無法修諸功德？此人可能身處病危之時。功是指善行，德是指善心。②一向專意：集中精神的念阿彌陀佛，及欲生淨土。「專意」就是把心念完全集中在這上面。因爲有強烈決心想要往生，這一念就能感應阿彌陀佛來接引。

2.《大寶積經・無量壽如來會》：「阿難，若有眾生，於他佛剎①發菩提心。專念無量壽佛。及恒種殖眾多善根②。發心迴向願生彼國。是人臨命終時。無量壽佛與比丘眾③，前後圍繞現其人前。即隨如來④往生彼國得不退轉。當證無上正等菩提⑤。是故阿難。若有善男子善女人。願生極樂世界欲見無量壽佛者。應發無上菩提心。復當專念極樂國土⑥。積集善根應持迴向。由此見佛生彼國中。得不退轉乃至無上菩提。

〔淺釋〕佛告訴阿難尊者，若有眾生在他方穢土世界，發下成佛、度眾生的菩提心。此人，專心念阿彌陀佛，並且長期修善。並發願把所修善行，迴向求生阿彌陀佛淨土。此人臨命終時，阿彌陀佛與淨土聖眾，前後圍繞出現在此人面前，立即隨阿彌陀佛往生淨土，一旦往生淨土，成爲不退轉菩薩，必將成佛。所以阿難，若有善男子、善女人，願意往生淨土見阿彌陀佛，應當發菩提心，又要心繫念極樂淨土，以及累積各種善行，並把善行迴向願生極樂淨土，由此就能見佛，往生西方淨土，在淨土修行，不斷進步，以至於成佛。

〔註解〕①於他佛剎：指他方穢土世界。②恒種殖眾多善根：長期修善，這些善行，就好像種下善的種子，會生根、發芽、最終長出佛果。恒，長久、持續的。③比丘眾：指阿彌陀佛淨土的菩薩和阿羅漢，他們都現比丘相。④如來：佛的十種稱號之一。⑤證無上正等菩提：即成佛。⑥專念極樂國土：心繫念著想要往生阿彌陀佛的淨土。

阿難。若他國眾生，發菩提心。雖不專念無量壽佛。亦非恒種眾多善根。隨己修行諸善功德。迴向彼佛願欲往生。此人臨命終時。無量壽佛即遣化身。與比丘眾前後圍繞。其所化佛光明相好與真無異。現其人前攝受導引。即隨化佛往生其國。得不退轉無上菩提①。

〔淺釋〕佛告訴阿難尊者，若有他方世界眾生，發下成佛度眾生的誓願。此人，雖不能專心念阿彌陀佛，也沒有長期累積眾多善行。然而此人隨著自己力量，多少修一些善行功德，然後把所修的善行功德迴向阿彌陀佛淨土，欲求往生。此人臨命終時，阿彌陀佛即以神通變化的分身，帶領淨土的菩薩、羅漢等聖僧，出現此人前面，以神通力攝受接引他，即隨阿彌陀佛往生淨土，到了淨土，成爲不退轉菩薩，最終直到成佛。

〔註解〕①無上菩提：覺智，稱菩提；佛之覺智無上，故稱無上菩提。

阿難。若有眾生住大乘①者。以清淨心向無量壽如來。乃至十念念無量壽佛願生其國。聞甚深法即生信解。心無疑惑乃至獲得一念淨心。發一念心念無量壽佛。此人臨命終時。如在夢中見無量壽佛。定生彼國得不退轉無上菩提。」

〔淺釋〕佛告訴阿難尊者，若有眾生心懷慈悲救世精神，以純淨心，嚮往阿彌陀佛淨土，臨命終時，念十遍阿彌陀佛，至少念一遍，並且想要往生阿彌陀佛的淨土，就能往生。

又有一類人，臨命終時，聽到深奧淨土法門，便生起信心，了解其中道理。此時心中生起一份清淨信心，且不起疑心。此人在臨命終時，發起這份清淨信心，全心全意念阿彌陀佛。此人在臨命終時，宛如作夢中看見阿彌陀佛，這樣命終定能往生淨土，成爲不退轉菩薩，直到成佛。

〔註解〕①住大乘：以救世利他爲宗旨。

3.《佛說大乘無量壽莊嚴經》「阿難。若有善男子善女人，聞此經典受持①讀誦②書寫供養③，晝夜相續求生彼剎。是人臨終，無量壽如來與諸聖眾現在其前，經須臾間，即得往生極樂世界。不退轉於阿耨多羅三藐三菩提。

〔淺釋〕佛告訴阿難尊者，若有善男子善女人，聽聞此淨土經典，信受它、並依照經典說的去修行，而且常朗讀經典，背誦經典，抄寫經典，日夜修行沒有中斷，以求生阿彌陀佛淨土。此人臨終之時，阿彌陀佛與諸聖眾出現在他的面前，他很快便隨佛往生極樂淨土，並在淨土修持，持續進步以至於成佛。

〔註解〕①受持：「受」對佛講得經道，全盤接受叫受。「持」是實行，接受之後，依法修持叫持。②讀誦：「讀」是出聲朗讀經文，「誦」是背誦出經文。③書寫供養：抄寫佛經，這也是一種法供養。

阿難。若有善男子善女人。發菩提心已。持諸禁戒堅守不犯。饒益有情，所作善根悉施與之，令得安樂。憶念西方無量壽如來及彼國土。是人命終。如佛色相種種莊嚴。生寶剎①中賢聖圍繞。速得聞法，永不退轉於阿耨多羅三藐三菩提。

〔淺釋〕佛告訴阿難尊者，若有善男子、善女人，發下成佛、度眾生的菩提心後，受持各種戒律，堅持守戒不犯。做很多利益眾生的善事，心中常思念阿彌陀佛及其淨土，並把所做善事功德全部迴向求生淨土。此人命終，即往生淨土，往生後身相猶如阿彌陀佛般端正好看，淨土中到處都是菩薩、阿羅漢等聖人。很快就聽到阿彌陀佛說法，在此修行永不退轉，以至於成佛。

〔註解〕①憶念：想起、思念。②寶刹：國土、淨土。

阿難。若有善男子善女人。發十種心。所謂一不偷盜。二不殺生。三不婬欲。四不妄言。五不綺語。六不惡口。七不兩舌。八不貪。九不瞋。十不癡。如是晝夜思惟極樂世界無量壽佛，種種功德種種莊嚴，志心歸依頂禮供養。是人臨終，不驚不怖心不顛倒，即得往生彼佛國土。」

〔淺釋〕佛告訴阿難尊者，若有善男子、善女人，具備兩個條件：一個發十種心，也就是修十善：一不偷盜他人財物，及以不當手段謀取財物。二不殺人和動物。三不做不正當的性行爲。四不說謊騙人。五不花言巧語，或說令人生邪念、淫念、惡念與無意義的言語。六不罵人、不侮辱人。七不挑撥離間，不破壞人際關係。八不起貪念。九不起嗔恨心。十不迷糊，起邪見。第二個條件，讀經、聽法、念佛，日夜思維極樂世界的阿彌陀佛，種種功德莊嚴，誠心皈依頂禮，然後把所修功德迴向極樂世界。具備以上條件，此人臨終之時，佛菩薩現前圍繞迎接，令此人不恐懼、不顛倒，然後隨佛往生極樂世界。

4.《佛說阿彌陀三耶三佛薩樓佛檀過度人道經》：「佛告阿逸菩薩①。其世間人民，若善男子善女人。願欲往生阿彌陀佛國者，有三輩。作德有大小轉不相及。佛言，何等為三輩？最上第一輩者，當去家捨妻子斷愛欲，行作沙門，就無為之道②③。當作菩薩道，奉行六波羅蜜經者。作沙門不虧經戒。慈心精進不當瞋怒。不當與女人交通。齋戒清淨，心無所貪慕。至誠願欲往生阿彌陀佛國，常念至心不斷絕者。其人便於今世求道時，即自然於其臥止夢中，見阿彌陀佛及諸菩薩阿羅漢。其人壽命欲終時，阿彌陀佛即自與諸菩

薩阿羅漢，共翻飛行迎之。則往生阿彌陀佛國，便於七寶水池蓮華中化生，即自然受身長大，則作阿惟越致菩薩。便即與諸菩薩，共翻輩飛行，供養八方上下諸無央數佛。即逮智慧勇猛，樂聽經道，其心歡樂。所居七寶舍宅，在虛空中，恣隨其意，在所欲作為，去阿彌陀佛近。佛言，諸欲往生阿彌陀佛國者。當精進持經戒，奉行如是上法者。則得往生阿彌陀佛國，可得為眾所尊敬。是為上第一輩。

〔淺釋〕佛告訴彌勒菩薩，世上的善男子、善女人，想要往生阿彌陀佛淨土者，由於每個人所造的善行功德大小不一，所以可分爲三輩。一上輩往生：需出家修行，斷除淫欲，修成佛之道。應該行菩薩道，遵照佛經說的實行六波羅蜜（布施、持戒、安忍、精進、禪定、智慧），不犯出家戒。心懷慈悲精進修行，不起瞋怒心。不可以跟異性單獨相處。守戒清淨，心無貪愛、不戀慕任何事物。以至誠懇切的心，發願想往生阿彌陀佛淨土，且這份至誠心，持續不斷。具備以上條件，此人便會在修行或睡夢之中，看見阿彌陀佛與淨土聖眾。此人臨命終時，阿彌陀佛率領聖眾，一起飛行前來迎接此人。此人往生淨土後，便在七寶池的蓮花中化生，身體自然長大，成爲不退轉菩薩。之後便與淨土的菩薩一起飛行，前往十方世界供養諸佛。上輩往生之人，智慧勇猛有力，喜歡聽經聞法，心中充滿快樂。所住房子由七寶合成，漂浮在空中可以隨意移動，前往他處，這房子離阿彌陀佛很近。釋迦牟尼佛說，所有想要往生極樂淨土者，應當依照經典所說精進修行，且要守戒。依據以上所說去作，就能往生淨土，受到眾人尊敬。這就是上輩往生。

〔註解〕①阿逸菩薩：阿逸多菩薩，即彌勒菩薩。②無爲之道：成佛之道。無爲，梵語 asajskrta，無造作之意。由於眾生本來成佛，因心病才有生死輪迴。成佛之道，就是把心病去除，我們就跟佛一樣，永斷輪迴。由於成佛不是「有爲」造成，所以說成佛乃無爲之道。如佛在《佛般泥洹經》說：「何謂無爲之道乎？佛言，滅有（輪迴）歸本，不復生死，謂之無爲也。」

佛言，其中輩者。其人願欲往生阿彌陀佛國。雖不能去家捨妻子斷愛欲行作沙門者。當持經戒無得虧失。益作分檀布施。常信受佛經語，深當作至誠中信。飯食諸沙門，作佛寺起塔，散華燒香然燈，懸雜繒綵。如是法者，無所適莫②，不當瞋怒，齋戒清淨，慈心精進，斷愛欲念，欲往生阿彌陀佛國，一日一夜不斷絕者。其人便於今世，亦復於臥止夢中，見阿彌陀佛。其人壽命欲終時，阿彌陀佛即化，令其人目自見阿彌陀佛及其國土。往至阿彌陀佛國者，可得智慧勇猛。

〔淺釋〕佛說，中輩往生，可分兩種人：第一種人，首先須想要往生西方淨土。雖然此人無法出家修行，但是應當讀經、持戒勿犯，及更加努力布施。堅信接受佛經所說，並深入了解其中道理，把佛語當成心中信仰。供養出家人食物，發心修建塔寺。以鮮花、香、燈、絲帛供佛。如法修行，心無貪愛，不起瞋怒心。持戒清淨，常懷慈悲心，精進修行，斷除世俗貪愛，希求往生西方淨土的心念，一日一夜不斷不變。此人便於今生修行之時，或在睡夢之中見到阿彌陀佛。此人臨命終時，阿彌陀佛即以神通變化，使此人看見阿彌陀佛，及極樂淨土。此人往生淨土，便可獲得智慧勇猛。

〔註解〕①益作分檀布施：努力分送物資而布施。②無所適莫：平等心，不對哪個人事產生貪愛。對照《佛說無量清淨平等覺經》：「無所適貪」，相同。

佛言，其人奉行施與如是者。若其人然後復中悔，心中狐疑，不信分檀布施作諸善後世得其福。不信有彌陀佛國，不信有往生其國。雖爾者，其人續念不絕，暫信暫不信，意志猶豫無所專據。續

其善願為本故得往生。其人壽命病欲終時，阿彌陀佛，即自化作形像，令其人目自見之。口不能復言，但心中歡喜踊躍，意念言：我悔不知益齋戒作善，今當往生阿彌陀佛國。其人即心自悔過，悔過者小差少無所復及。其人壽命終盡，即往生阿彌陀佛國，不能得前至阿彌陀佛所，便道見阿彌陀佛國界邊自然七寶城中。

〔淺釋〕佛說，中輩往生，第二種人：此人依照以上所說修行，但卻中途反悔，懷疑佛經所說，不信今生布施來世得福。不信有極樂淨土，不信死後能往生。雖然如此，他還會常常想佛、想淨土持續不斷，對佛時信，時不信，心態猶豫，無法專一。但此人還是能往生，為什麼呢？因為他曾經發下往生淨土的善願，這善願就是根本，故能讓往生淨土接續不斷。當此人病危之時，看見阿彌陀佛前來迎接，心中高興雀躍不已，同時後悔自己沒有努力持戒修善。由於心中悔過，所以功德稍微減少一點而已。此人命終，立即往生阿彌陀佛淨土，但只到淨土邊地的自然七寶城中，無法前往阿彌陀佛的道場見佛。

心便大歡喜，便止其城中，即於七寶水池蓮華中化生。則受身自然長大在城中，於是間五百歲。其城廣縱各二千里，城中亦有七寶舍宅，中外內皆有七寶浴池，浴池中亦有自然華香繞，浴池上亦有七寶樹重行，亦皆復作五音聲。其欲飯食時，前有自然食，具百味飲食，在所欲得應意皆至，其人於城中亦快樂。其城中比如第二忉利天上自然之物。雖爾其人城中不能得出，復不能得見阿彌陀佛。但見其光明，心自悔責，踊躍喜耳。亦復不能得聞經。亦復不能得見諸比丘僧。亦復不能得見知阿彌陀佛國中諸菩薩阿羅漢狀貌何等類，其人愁苦，如是比如小適耳。佛亦不使爾身行所作自然得之，皆心自趣向道，入其城中。其人本宿命求道時，心口各異，言念無誠信，狐疑佛經。復不信向之，當自然入惡道中，阿彌陀佛哀愍，威神引之去爾。

〔淺釋〕此人進入七寶城，心中非常歡喜，即在七寶池的蓮花中化生，身體自然長大，於七寶城居住五百年。七寶城寬深各二千里，城中有住宅，裡外有七寶浴池，浴池有自然花香繚繞，浴池旁種植一行一行的七寶樹，風吹七寶樹，出現各種美妙音樂。吃飯的時候，百味飲食自然現前，其他生活需求也是隨意現前。此人在七寶城也是很快樂，物質享受就像忉利天。雖然生活快樂，但是在七寶城無法外出，雖能看見佛光卻看不到佛。所以自責信佛中悔，也慶幸能夠往生。另外也不能聽經聞法，看不到大菩薩、阿羅漢們，更不知道他們的長相如何。所以生活雖然舒適，心中卻有愁苦。此人能進入七寶城，乃是自己所發善願，加上阿彌陀佛的威神接引。假設沒有佛的接引，此人應當墮入惡道，因爲此人過去求道，心口不一，毫無誠信，懷疑佛經所說。

其人於城中，五百歲乃得出。往至阿彌陀佛所聞經，心不開解，亦復不得在諸菩薩阿羅漢比丘僧中聽經。以去所居處舍宅在地，不能令舍宅隨意高大在虛空中。復去阿彌陀佛甚大遠。不能得近附阿彌陀佛。其人智慧不明，知經復少。心不歡喜，意不開解。其人久久，亦自當智慧開解知經，明健勇猛，心當歡喜，次當復如上第一輩。所以者何？其人但坐前世宿命求道時。不大持齋戒，毀失經法。意志狐疑，不信佛語，不信佛經深。不信分檀布施作，善後世當得其福。復坐中悔，不信往生阿彌陀佛國。作德不至心，用是故爾，是為第二中輩。

〔淺釋〕此人在七寶城待了五百年之後才能出城，前往阿彌陀佛道場聽佛說法，然而聽法卻無法理解，因此就無法跟諸位菩薩、阿羅漢一起聽經。此人的住宅在地上，無法像菩薩、羅漢的住宅一樣，漂浮在空中，隨意往來，變大變小。又住宅離阿彌陀佛很遠，無法親近阿彌陀佛。此人智慧未開，知道的經典少，許多事理都不懂，所以心不快樂。此人經過相當長的一段時間，終於智慧開顯，

了解經典含意。能了解許多事物，思想敏捷，心中充滿歡樂，比上輩往生者，次一等。

爲何如此呢？因爲此人前世求道時，不太持戒，言行常違反佛經所說。心性多疑，不信佛說的聖言，不信佛經的深奧義理。不相信今生布施來世享受福報。雖然修持佛法，也做了許多好事，但卻中途反悔。不信行善修行，將來能往生極樂淨土，縱然行善，也缺乏至誠懇切的心。因爲如此，才屬於中輩往生的第二種類型。

佛言，其三輩者。其人願欲往生阿彌陀佛國。若無所用分檀布施，亦不能燒香散華然燈，懸雜繒綵，作佛寺起塔，飯食諸沙門者。當斷愛欲無所貪慕。得經疾慈心精進。不當瞋怒，齋戒清淨，如是法者。當一心念欲往生阿彌陀佛國。晝夜十日不斷絕者，壽命終即往生阿彌陀佛國。可得尊敬，智慧勇猛。

〔淺釋〕佛說，第三輩（下輩）往生，也有兩種人：第一種人，首先他必須想要往生西方淨土。他若無法布施行善，也無法用香、花、燈、絲帛供佛，或修建塔寺，或以食物供養出家人。但他應該斷除對世間的貪愛。要讀經、心懷慈悲、精進修行，不起瞋怒心、持戒清淨，如法修行。以及應該一心一意的想往生西方淨土，日夜十天持續不斷，以此功德迴向往生淨土。此人命終，即能往生西方淨土。這樣就可以得到眾人尊敬，智慧勇猛有力。

佛言。其人作是以後。若復中悔。心意狐疑。不信作善後世當得其福。不信往生阿彌陀佛國。其人雖爾。續得往生。其人壽命病欲終時，阿彌陀佛，即令其人，於臥止夢中，見阿彌陀佛土。心中大歡喜，意自念言：我悔不知益作諸善。今當往生阿彌陀佛國。其人但念是，口不能復言，即自悔過。悔過者差減少悔無所復及。其人命終，即生阿彌陀佛國，不能得前至。便道見二千里七寶城中，心獨歡喜，便止其中。亦復於七寶浴池蓮華中化生，即自然受身長大。其城亦復如前城法。比如第二忉利天上自然之物。其人亦復於城中，五百歲竟乃得出，至阿彌陀佛所，心中大喜。其人聽聞經，心不開解。意不歡樂，智慧不明，知經復少。所居舍宅在地，不能令舍宅隨意高大在虛空中，復去阿彌陀佛大遠，不能得近附阿彌陀佛，亦復如是，第二中輩狐疑者也。其人久久，亦當智慧開解，知經勇猛，心當歡樂，次如上第一輩也。所以者何？皆坐前世宿命求道時，中悔狐疑，暫信暫不信。不信作善得其福德，皆自然得之爾。」

〔淺釋〕佛說，第三輩往生的第二種人：此人依照以上所說去做，但卻中途反悔，懷疑佛經所說，不信今生布施來世得福。不信自己將來能夠往生淨土。雖然如此，此人還是能夠往生淨土。此人於病危時，阿彌陀佛，就使此人在睡夢之中，看見佛及淨土，並知道自己即將往生淨土。此人心裡非常歡喜。心裡又想：我很後悔，平時沒有努力修持各種善行。由於悔過，所以功德稍微減少一點而已。此人命終，立即往生阿彌陀佛淨土的邊地，無法直接進入淨土見佛。此人看見二千里七寶城，心中非常歡喜，便進入七寶城內。接著就在七寶浴池的蓮花中化生，身體自然長大。此人在七寶城有諸多物質享受，就像在忉利天那樣。此人在七寶城居住五百年結束，才能離開前往阿彌陀佛淨土，此時心中大喜。

此人前往阿彌陀佛道場聽佛講經，然而聽經卻無法理解。由於智慧不開，知道的經典很少，所以心裡不快樂。所住的房子就在地面，不能像菩薩、羅漢的房子一樣，浮在空中，隨意往來，而且房子離阿彌陀佛很遠，無法親近阿彌陀佛。其他情況，就像第二中輩狐疑者那樣。

此人經過相當長的一段時間，終於智慧開顯，很快了解經典，心情開朗，比上輩往生者，次一等而已。爲何如此？因爲此人前世求道時，中途反悔。對佛時信，時不信。不信行善能得福報，認爲福報來是自然而來，跟行善沒關係。

5.《佛說無量清淨平等覺經》:「佛告阿逸菩薩，其世間人民，若善男子善女人，欲願往生無量清淨佛①國者有三輩。作功德有大小轉不能相及。佛言。何等為三輩？其最上第一輩者，當去家捨妻子斷愛欲，行作沙門就無為道。當作菩薩道，奉行六波羅蜜經者。作沙門不當虧失經戒。慈心精進，不當瞋怒。不當與女人交通。齋戒清淨，心無所貪慕。至精願欲生無量清淨佛國。當念至心不斷絕者。其人便今世求道時，則自於其臥睡中，夢見無量清淨佛及諸菩薩阿羅漢。其人壽命欲終時，無量清淨佛，則自與諸菩薩阿羅漢，共翻飛行迎之，則往生無量清淨佛國。便於七寶水池蓮華中化生，則自然受身長大。則作阿惟越致菩薩。便則與諸菩薩，共番輩飛行，供養八方上下，諸無央數佛。則智慧勇猛，樂聽經道，其心歡樂。所居七寶舍宅，在虛空中，恣隨其意在所欲作為，去無量清淨佛近。佛言諸欲往生無量清淨佛國者，精進持經戒，奉行如是上法者。往生無量清淨佛國者，可得為眾所尊敬。是為上第一輩。

〔淺釋〕佛告訴彌勒菩薩，世界上，若有善男子、善女人，想要往生西方淨土，由於每個人所造的善行功德大小不一，所以可分爲三輩。哪三輩呢？一上輩者，應當出家修行，斷除淫欲，修成佛之道。應該修菩薩道，遵照佛經說的實行六波羅蜜（布施、持戒、安忍、精進、禪定、智慧），不犯出家戒。心懷慈悲，精進修行，不起瞋怒心。不可以跟異性單獨相處。守戒清淨，心無貪愛、不戀慕任何事物。以至誠懇切的心，發願想往生阿彌陀佛淨土，且這份至誠心，持續不斷。具備以上條件，此人便會在修行或睡夢之中，看見阿彌陀佛與淨土聖眾。此人臨命終時，阿彌陀佛率領聖眾，一起飛行前來迎接此人。此人往生淨土後，便在七寶池的蓮花中化生，身體自然長大，成爲不退轉菩薩。之後常與淨土的菩薩一起飛行，前往十方世界供養諸佛。上輩往生之人，智慧勇猛有力，喜歡聽經聞法，心中充滿快樂。所住房子由七寶合成，漂浮在空中可以隨意前往他處，這房子離阿彌陀佛近。釋迦牟尼佛說，所有想要往生極樂淨土者，應當依照經典所說精進修行，且要守戒。依據以上所說去作，就能往生西方淨土，受到眾人尊敬。這就是上輩往生。

〔註解〕①無量清淨佛：阿彌陀佛的別名。

佛言，其中輩者。其人願欲往生無量清淨佛國。雖不能去家捨妻子斷愛欲行作沙門者。當持經戒無得虧失。益作分檀布施。常信受佛語深當作至誠忠信。飯食沙門。而作佛寺起塔。燒香、散華、然燈、懸雜繒綵。如是法者，無所適貪，不當瞋怒。齋戒清淨，慈心精進，斷欲念，欲往生無量清淨佛國，一日一夜不斷絕者。其人於今世。亦復於臥睡夢中。見無量清淨佛。其人壽欲盡時。無量清淨佛。則化令其人自見無量清淨佛及國土。往生無量清淨佛國者。可得智慧勇猛。

〔淺釋〕佛說，中輩往生者，可分兩種人：第一種人，首先他須想要往生西方淨土。雖然此人無法出家修行，但是應當讀經、持戒勿犯，及更加努力布施。堅信接受佛經所說，並深入了解其中道理，把佛語當成心中信仰。供養出家人食物，發心修建塔寺。以香、花、燈、絲帛供佛。如法修行，心無貪愛，不起瞋怒心。持戒清淨，常懷慈悲心，精進修行，斷除世俗貪愛，希求往生西方淨土的心念，一日一夜不斷不變。此人便於今生修行之時，或在睡夢之中見到阿彌陀佛。此人臨命終時，阿彌陀佛即以神通變化，使此人看見阿彌陀佛，及極樂淨土。此人往生淨土，便可獲得智慧勇猛。

佛言，其人奉行施與，如是者。若其然後中復悔，心中狐疑。不信分檀布施作諸善後世得其福。不信有無量清淨佛國。不信往生其國中。雖爾其人續念不絕。暫信暫不信。意志猶豫無所專據。續結其善願名本，續得往生。其人壽命病欲終時。無量清淨佛，則自化作形像，令其人目自見之。口不能復言，便心中歡喜踊躍。意念言：我悔不知益齋作善。今當生無量清淨佛國。其人則心中悔過。悔過者過差少。無所須及。其人壽命終盡。則生無量清淨佛國。不能得前至無量清淨佛所。

〔淺釋〕佛說，中輩往生，第二種人：此人遵照以上布施、修行。但卻中途反悔，懷疑佛經所說，不信今生布施來世得福。不信有極樂淨土，不信死後能往生。雖然如此，他還會常常想佛、想淨土持續不斷，對佛時信，時不信，心態猶豫，無法專一。但此人還是能往生，為什麼呢？因為他曾經發下往生淨土的善願，這善願就是根本，故能讓往生淨土接續不斷。當此人病危之時，看見阿彌陀佛前來迎接，心中高興雀躍不已，同時後悔自己沒有努力持戒修善。由於心中悔過，所以功德稍微減少一點而已。此人命終，立即往生阿彌陀佛淨土，但只到淨土邊地，無法前往阿彌陀佛的道場見佛。

便道見無量清淨佛國界邊自然七寶城。心中便大歡喜。道止其城中。則於七寶水池蓮華中化生。則受身自然長大。在城中於是間五百歲。其城廣縱各二千里。城中亦有七寶舍宅。舍宅中自然內外皆有七寶浴池。浴池中亦有自然華繞。浴池上亦有七寶樹重行。皆復作五音聲。其飲食時。前亦有自然食。具百味食。在所欲得，其人於城中快樂，其城中比如第二忉利天上自然之物。其人於城中不能得出。復不能得見無量清淨佛。但見其光明。心中自悔責，踊躍喜耳。亦復不能得聞經。亦復不能得見諸比丘僧。亦復不能得見知無量清淨佛國中諸菩薩阿羅漢狀貌何等類。其人若如是比而小適耳。佛亦不使爾身諸所作自然得之。皆心自趣向道入其城中。其人本宿命求道時。心口各異言念無誠。狐疑佛經。復不信向之。當自然入惡道中。無量清淨佛哀愍。威神引之去耳。

〔淺釋〕此人看見極樂淨土邊界之七寶城，心中非常歡喜，便進入七寶城中，而在七寶池的蓮花中化生，身體自然長大，再七寶城中住了五百年。此城寬深各二千里，城中有七寶住宅，裡外有七寶浴池，浴池中有自然花香繚繞，浴池旁種植一行一行的七寶樹，風吹七寶樹出現各種美妙音樂。吃飯之時，百味飲食自然現前，其他生活需求也是隨意現前。此人在七寶城也是很快樂，物質享受就像忉利天。雖然生活快樂，但是在七寶城無法外出，無法看見阿彌陀佛，只能看見佛光。所以後悔自責之前對佛懷疑不信，但也慶幸自己能夠往生。另外也不能聽經聞法，也看不到大菩薩、阿羅漢們，更不知道他們的長相如何。所以生活雖然舒適，心中卻有愁苦。此人能進入七寶城，乃是自己曾經發下往生淨土的善願，加上阿彌陀佛的威神接引。假設沒有佛的接引，此人應當墮入惡道，因爲此人過去求道，心口不一，毫無誠信，懷疑佛經所說。

其人於城中，五百歲乃得出，往至無量清淨佛所聞經，心不開解，亦復不得在諸菩薩阿羅漢比丘僧中聽經。以去所居處舍宅在地，不能令舍宅隨意高大在虛空中。復去無量清淨佛甚大遠，不能得近附無量清淨佛。其人智慧不明，知經復少，心不歡樂意不開解。其人久久，亦自當智慧開解知經，明健勇猛，心當歡樂，次當復如上第一輩。所以者何？其人但坐其前世宿命求道時。不大持齋戒虧失經法。心意狐疑不信佛語，不信佛經深。不信分檀布施作善後世當得其福，復坐中悔。不信往生無量清淨佛國，作德不至心。用是故為第二中輩。

〔淺釋〕此人在七寶城待了五百年後才能出城，前往阿彌陀佛道場聽佛說法，然而聽佛說法卻無法理解，所以就無法跟諸位菩

薩、阿羅漢一起聽經。此人的住宅在地上，無法像菩薩、羅漢的住宅一樣，漂浮在空中，隨意往來，變大變小。又住宅離阿彌陀佛很遠，無法親近阿彌陀佛。此人智慧未開，知道的經典少，許多事理都不懂，所以心不快樂。此人經過相當長的一段時間，終於智慧開顯，了解經典含意。能了解許多事物，思想敏捷，心中充滿歡樂，比上輩往生者，次一等。

爲何如此呢？因爲此人前世求道時，不太持戒，言行常違反佛經所說。心性多疑，不信佛說的聖言，不信佛經的深奧義理。不相信今生布施來世享受福報。雖然修持佛法，也做了許多好事，但卻中途反悔。不信行善修行，將來能往生極樂淨土，縱然行善，也缺乏至誠懇切的心。因爲如此，才屬於中輩往生的第二種類型。

佛言，其三輩者。其人願欲生無量清淨佛國。若無所用分檀布施。亦不能燒香散華然燈懸繒綵作佛寺起塔飲食沙門者。當斷愛欲無所貪慕。慈心精進不當瞋怒。齋戒清淨。如是清淨者。當一心念欲生無量清淨佛國。晝夜十日不斷絕者。壽終則往生無量清淨佛國。可復尊極智慧勇猛。

〔淺釋〕佛說，第三輩（下輩）往生，也有兩種人：第一種人，首先他必須想要往生西方淨土。他若無法布施行善，也無法用香、花、燈、絲帛供佛，或修建塔寺，或以食物供養出家人。但他應該斷除世間的貪愛。要讀經、心懷慈悲、精進修行，不起瞋怒心、持戒清淨，如法修行。以及應該一心一意的想往生西方淨土，日夜十天持續不斷，以此功德迴向願生淨土。此人命終，即能往生西方淨土。這樣就可以得到眾人尊敬，智慧勇猛有力。

佛言。其人作是已後。若復中作悔心，意用狐疑。不信作善後世當得其福。不信往生無量清淨佛國。其人雖爾續得往生。其人壽命病欲終時，無量清淨佛，則令其人於臥睡夢中，見無量清淨佛國土。其人心中歡喜，意自念言，我悔不知益作善。今當生無量清淨佛國。其人但心念是，口不能復言，則自悔過，悔過者過差減少，悔者無所復及。其人命終，則生無量清淨佛國，不能得前至。

〔淺釋〕佛說，第三輩往生的第二種人：此人依照以上所說修行，但是中途反悔，懷疑佛經所說，不信今生行善來世得福。不信人們能夠往生淨土。雖然如此，此人還是能夠往生。此人於病危之時，阿彌陀佛，就使此人在睡夢之中，看見佛及淨土，並知道自己即將往生淨土。此人心裡非常歡喜。心裡便想：我很後悔，平時沒有努力修善。由於悔過，所以功德稍微減少一點而已。此人命終，立即往生阿彌陀佛淨土的邊地，但無法直接進入淨土見佛。

便道見二千里七寶城，心中獨歡喜，便止其中。復於七寶水池蓮華中化生，則自然長大。其城亦復如前城法，比第二忉利天上自然之物。其人亦復於城中五百歲，五百歲竟乃得出。生無量清淨佛所，心中大歡喜。其人聽聞經，心不開解，意不歡喜，智慧不明，知經復少。所居舍宅在地，不能令舍宅隨意高大在虛空中。復去無量清淨佛，亦復如是。第二輩狐疑者。其人久久，亦當智慧開解知經。勇猛心當歡樂。次如上第一輩也。所以者何？皆坐前世宿命求道時。中悔狐疑，暫信暫不信。不信作善後得其福德，皆自然得之耳。隨其功德有鉉不鉉，各自然趣向，說經行道卓德萬殊超不相及。」

〔淺釋〕此人看見二千里七寶城，心中非常歡喜，便進入七寶城內。接著就在七寶浴池的蓮花中化生，身體自然長大。七寶城的情況就如前面所述，在七寶城的物質享受，就像在忉利天那樣。此人在七寶城居住五百年結束，才能離開前往阿彌陀佛淨土，離開時心中大喜。

此人前往阿彌陀佛道場聽佛講經，然而卻無法理解。由於智慧不開，知道的經典很少，所以心裡不快樂。所住的房子就在地面，不能像菩薩、羅漢的房子一樣，浮在空中，隨意變大，自由往來。又房子離阿彌陀佛很遠，無法親近阿彌陀佛。其他情況，就像第二中輩狐疑者那樣。

此人經過相當長的一段時間，終於智慧開顯，了解經典，心情開朗，比上輩往生者，次一等而已。爲何如此？因爲此人前世求道時，中途反悔。對佛時信，時不信。不信行善能得福報，認爲福報來是自然而來，跟行善沒關係。

（五）持名念佛－《佛說阿彌陀經》二譯本對照

阿彌陀經有兩種譯本。一《佛說阿彌陀經》姚秦三藏法師鳩摩羅什譯，採「意譯」。「意譯」通過換句，重述一個句子或詞組，注重如何和讀者溝通，因此《佛說阿彌陀經》好讀好記，廣受歡迎。二《稱讚淨土佛攝受經》三藏法師玄奘-採「直譯」。「直譯」依梵文逐句直譯的方法，注重意義的準確傳達，但閱讀起來，難以吸引讀者興趣。但各種譯法都有不足，爲了補償或抵消翻譯所帶來的誤解或意義損失，以下對照二譯本。

1.《阿彌陀經》說：「舍利弗①，不可以少善根福德因緣②得生彼國。舍利弗，若有善男子善女人，聞說阿彌陀佛，執持名號③，若一日、若二日，若三日，若四日，若五日，若六日，若七日，一心不亂④，其人臨命終時，阿彌陀佛，與諸聖眾，現在其前。是人終時，心不顛倒⑤，即得往生阿彌陀佛極樂國土。」

〔淺釋〕佛告訴舍利弗尊者說，善根福德因緣，數量不多的眾生無法往生淨土。又舍利弗，若有善男子或善女人，聽到念阿彌陀佛具有無量的功德利益，思考後，於是稱念「南無阿彌陀佛」或出聲念或心裡默念，或念一天、或念兩天，或念三天，或念四天，或念五天，或念六天，或念七天，專心念佛。此人生命快結束之時，阿彌陀佛率領聖眾，出現在他的眼前，加持護佑，令此人心不顛倒，即刻往生極樂淨土。

〔註解〕①舍利弗：舍利弗尊者。佛陀智慧第一的大弟子。②善根福德因緣：善根，比喻種下善的種子，會生根發芽，長出佛果。「善根福德因緣」指淨土三經所說的一切善行。③執持名號：指心中持續憶念「南無阿彌陀佛」無論出聲念或心裡默念。④一心不亂：很多人以爲一心不亂，指達到一種禪定境界；臨終心不顛倒才能往生，但對照其他譯本就知道這是天大誤會。林光明教授說：我整理《阿彌陀經》，對照漢、英、梵、日文譯本，除了鳩摩羅什的《佛說阿彌陀經》，玄奘大師《稱讚淨土佛攝受經》外，並有梵文本的英譯，日譯及藏文本的日譯，連同這些的中文譯本，共選擇十二版本逐句對照。《阿彌陀經》所說「一心不亂」如何翻譯，除了玄奘大師譯爲「繫念不亂」，其他的版本全都僅表示「心不散亂地持念」並沒有一般叫我們的如入禪定，或淨其心地或攝住心意或打退妄念的念佛。⑤心不顛倒：對照《稱讚淨土佛攝受經》《佛說無量壽經》即知這不是自己功夫，是佛加持護佑，才使念佛人心不顛倒。

2.《稱讚淨土佛攝受經》說：「舍利子，生彼佛土諸有情類，成就無量無邊功德①。非少善根，諸有情類，當得往生無量壽佛極樂世界清淨佛土。又舍利子，若有淨信諸善男子或善女人。得聞如是，無量壽佛無量無邊不可思議功德名號，極樂世界功德莊嚴。聞已思惟，若一日夜，或二或三，或四或五，或六或七，繫念不亂②。是善男子或善女人。臨命終時。無量壽佛與其無量聲聞弟子菩薩眾俱。前後圍繞來住其前。慈悲加祐令心不亂③。既捨命已隨佛眾會。生無量壽極樂世界清淨佛土。」

〔淺釋〕佛告訴舍利弗尊者說，往生到西方極樂淨土的眾生，皆成就無量無邊的功德，所以少善根的眾生無法往生淨土。換句話說，善根福德因緣必須很多，才能往生淨土。又舍利弗，若有信心清淨的善男子善女人，聽到念阿彌陀佛具有無量功德利益，及往生淨土非常美好。於是心中默念或出聲念阿彌陀佛，或念一天、或念兩天，或念三天，或念四天，或念五天，或念六天，或念七天，心中銘記這句佛號，念念分明。具備這些條件，此人生命快要終了之時，阿彌陀佛即率領聖眾，出現在他的眼前，加持護佑，使此人心不顛倒，即刻往生極樂淨土。

〔註解〕①成就無量無邊功德：包括發菩提心、淨業三福、供養三寶、護持佛法、念佛都是。②繫念不亂：念頭專注在佛號上，一句接一句，念念清楚分明。大安法師表示：繫念並沒有說要斷煩惱。繫念就是我的心，念念都繫住這句佛號，不讓他忘失、漂走。所以玄奘翻譯「繫心不亂」與鳩摩羅什翻譯「一心不亂」就有互補性理解。③慈悲加祐令心不亂：命終之時，神識非常靈敏。例如可隨心念立即前往任何地方，知道他人起心動念，無論何人呼喚他，不論遠近，都能即刻知道聽到看到。因此命終之時，若沒有佛菩薩，事先來護持、接引。過去的善惡業力，一旦浮現便不能自主。所謂「如人負債，強者先牽；心緒多端，重處偏墜。」

（六）一切佛菩薩法門，都能改運、所求如願、往生淨土

佛、菩薩都是大醫王，無論修哪一位佛菩薩的法門，或修哪一部佛經，都能改運、治病、滿足所求，命終往生淨土。因爲一切佛菩薩的道法相同，任何一尊佛菩薩皆具全部本領。佛經以眾多佛菩薩作「角色扮演」，是爲了讓人深入佛法。如果只看少數經典，容易

造成誤解與偏見。所以無論修哪位佛菩薩的經法，都須了解其他佛菩薩的經典，因爲他們都是互通的，相輔相成，所以佛才要我們讀誦大乘經典。另外，佛菩薩法門可以專修，也可以「主」修一尊佛菩薩法門，其他作「伴」，這就是主伴圓融，攝盡一切佛法。如佛在《大寶積經》說：「一切眾生貪瞋痴病非餘醫藥而能差①愈。唯有如來無上醫王、法身菩薩②，以大願力而得除滅。」在《華嚴經》說：「譬如阿伽陀藥③，眾生見者，眾病悉除；菩薩成就如是無量法藏，眾生見者煩惱諸病皆悉除愈，於白淨法④心得自在。」在《觀無量壽經》說：「欲修淨業者，得生西方極樂國土……當……讀誦大乘。」

〔註解〕①差：病癒。通「瘥」。②法身菩薩：又名法身大士。不久將成佛的菩薩。如佛在《無量義經》說：「是諸菩薩，莫不皆是法身大士……其心禪寂，常在三昧……處處爲眾作大導師……大醫王……不久得成阿耨多羅三藐三菩提。」③阿伽陀藥：梵語 agada 音譯阿伽陀。意譯長生不死藥、萬病總治藥。意思是說，不管什麼病，佛菩薩，所說的這個「法藥」統統能治癒。④白淨法：清淨法。

以下由淺到深，摘錄四大醫王（地藏王菩薩、觀世音菩薩、藥師佛、阿彌陀佛）的經典片段，作簡介：

1.地藏法門

（1）《地藏菩薩本願經》說：「聞是菩薩名字，或讚歎或瞻禮，或稱名或供養，乃至彩畫刻鏤塑漆形像，是人當得百返生於三十三天①，永不墮惡道。……能於是十齋日②，對佛菩薩諸賢聖像前讀是經一遍……是人若是業報合受重病者，承斯功德尋即除癒壽命增

益。是人若是業報命盡，應有一切罪障業障合墮惡趣者，承斯功德命終之後，即生人天受勝妙樂，一切罪障悉皆銷滅。……每日念菩薩名千遍，至于千日，是人當得菩薩遣所在土地鬼神終身衛護，現世衣食豐溢無諸疾苦，乃至橫事不入其門……或多病疾或多凶衰……如是人等聞地藏名見地藏形，至心恭敬念滿萬遍，是諸不如意事漸漸消滅，即得安樂衣食豐溢……發殷重心慎五辛③，酒肉邪淫及妄語……地藏名字人若聞，乃至見像瞻禮者，香華衣服飲食奉，供養百千受妙樂，若能以此迴法界，畢竟成佛超生死。……佛告虛空藏菩薩……若未來世有善男子善女人，見地藏形像及聞此經，乃至讀誦、香華、飲食、衣服、珍寶、布施供養讚歎瞻禮，得二十八種利益，一者天龍護念，二者善果日增，三者集聖上因，四者菩提不退，五者衣食豐足，六者疾疫不臨，七者離水火災，八者無盜賊厄，九者人見欽敬，十者神鬼助持，十一者女轉男身，十二者為王臣女，十三者端正相好，十四者多生天上，十五者或為帝王，十六者宿智命通，十七者有求皆從，十八者眷屬歡樂，十九者諸橫銷滅，二十者業道永除，二十一者去處盡通，二十二者夜夢安樂，二十三者先亡離苦，二十四者宿福受生，二十五者諸聖讚歎，二十六者聰明利根，二十七者饒慈愍心，二十八者畢竟成佛。」

〔大意〕每日勤念、禮拜、供養地藏王菩薩，及閱讀本經。今生能得衣食豐足，生活安樂。生病者，能依靠修地藏王菩薩功德，除病、延壽；如壽命已盡，就能轉生天神。如果把修持功德迴向法界一切眾生，就能解脫輪迴，最終成佛。

〔註解〕①三十三天：忉利天（梵語 त्रयस्त्रिंश）意譯爲三十三天，是欲界的第二層天。②十齋日：農曆的初一、初八、十四、十五、十八、廿三、廿四、廿八、廿九、三十等十天。③五辛：蔥、蒜、韭、薤小蒜、洋蔥。

（2）《占察善惡業報經》說：「應於一切時一切處，常勤誦念我之名字……此人捨身，終不墮惡道……亦能隨願往生他方淨佛國土。……若人欲生他方現在淨國者，應當隨彼世界佛之名字，專意誦念，一心不亂，如上觀察者，決定得生彼佛淨國，善根增長，速獲不退。」

〔淺釋〕應於一切時一切處，勤念我地藏王菩薩名號，如果念地藏王菩薩名號……此人命終，絕不會墮惡道……也能隨著自己意願往生他方佛國淨土。……如果想往生他方佛國淨土，應該念彼佛名號，專注念佛，心不散亂，這樣修行、修觀，定能往生彼佛淨土，且善根快速增長，獲得菩薩不退轉階位。

2.觀音法門

（1）《妙法蓮華經・觀世音菩薩普門品》說：「若有無量百千萬億眾生，受諸苦惱，聞是觀世音菩薩。一心稱名①，觀世音菩薩，即時觀其音聲，皆得解脫……生老病死苦，以漸悉令滅……若有眾生，多於淫欲，常②念恭敬觀世音菩薩，便得離欲。若多瞋恚，常念恭敬觀世音菩薩，便得離瞋。若多愚痴，常念恭敬觀世音菩薩，便得離痴。無盡意，觀世音菩薩，有如是等大威神力，多所饒益，是故眾生，常應心念。若有女人，設欲求男，禮拜供養觀世音菩薩。便生福德智慧之男。設欲求女，便生端正有相之女，宿植德本，眾人愛敬。無盡意，觀世音菩薩有如是力。若有眾生恭敬禮拜觀世音菩薩，福不唐捐。是故眾生，皆應受持觀世音菩薩名號。無盡意，若有人受持六十二億恒河沙菩薩名字。復盡形供養飲食、衣服、臥具、醫藥。於汝意云何？是善男子善女人，功德多不。無盡意言，甚多，世尊。佛言。若復有人，受持觀世音菩薩名號。乃至一時禮拜供養，是二人福，正等無異。於百千萬億劫，不可窮盡。……觀世音淨聖，於苦惱死厄，能為作依怙。……持地菩薩即

從座起，前白佛言：世尊，若有眾生，聞是觀世音菩薩品自在之業，普門示現神通力者，當知是人功德不少。」

〔大意〕若有無量眾生，受諸苦惱，一心稱念觀世音菩薩，就能解脫苦惱。若能勤念觀世音菩薩聖號，心中的淫欲心、忿怒怨恨心、愚痴心等一切煩惱，都會逐漸遠離。若有母親想要生一個男孩，恭敬禮拜觀世音菩薩，就會生一個，有福德智慧的男孩。如果想生女孩，就會生一個，相貌端正品德良好，受人敬愛的女孩。念觀世音菩薩名號，及禮拜供養，功德非常的大，直到百千萬億劫也沒有窮盡。

觀世音菩薩，清淨神聖，當人們遭受苦惱與死亡之時，能夠作爲依靠。最後，持地菩薩說：如果得到觀世音菩薩的神通感應，代表此人功德不少。換句話說，念菩薩名號，還未獲得感應，代表福德因緣，還沒具足。因此只要持續努力遲早會有感應。慧律法師說：沒有福德因緣，就會碰到庸醫。

〔註解〕①一心稱名：一心，專注、純一的心。例如，我 19 歲那年，有一次騎機車與逆向機車對撞，千鈞一髮之際，我心裡拼命念一聲「南無觀世音菩薩」，對撞後，我噴飛天空翻轉，掉落地面雙腳站立，毫髮無傷，結果兩部機車全毀，對方手部縫了 40 多針。我當時因爲「一心稱名」才招感觀世音菩薩救我。②常：時時、一次又一次，表示頻繁的意思。

（2）《千手千眼觀世音菩薩廣大圓滿無礙大悲心陀羅尼經》：「觀世音菩薩……白佛言世尊，我有大悲心陀羅尼咒今當欲說，為諸眾生得安樂故，除一切病故，得壽命故，得富饒故，滅除一切惡業重罪故……速能滿足一切諸希求故。……發是願已，至心稱念我之名字，亦應專念我本師阿彌陀如來，然後即當誦此陀羅尼神咒，一宿①誦滿五遍，除滅身中百千萬億劫生死重罪。觀世音菩薩復白佛言，世尊若諸人天，誦持大悲章句者，臨命終時十方諸佛皆來授手，欲生何等佛上，隨願皆得往生……誦持大悲神咒者，於現在生中一切所求若不果遂者，不得為大悲心陀羅尼也，唯除不善除不至誠。……誦持此神咒者，世間八萬四千種病，悉皆治之無不差②者……若諸眾生現世求願者，於三七日淨持齋戒，誦此陀羅尼必果所願。……一切惡業重罪悉皆消滅，即得轉生他方淨土，蓮華化生不受胎身濕卵之身。……善男子此觀世音菩薩，不可思議威神之力，已於過去無量劫中，已作佛竟號正法明如來……一切人天常須供養專稱名號，得無量福滅無量罪，命終往生阿彌陀佛國。……一切患苦縈身者，以此陀羅尼治之無有不差者，此大神咒咒乾枯樹尚得生枝柯華果，何況有情有識眾生，身有病患治之不差者必無是處。」

〔大意〕修念大悲咒者能除病、長壽、生活富足，一切所求如願。及滅無量罪業，臨命終時十方諸佛皆現身，伸手迎接，欲往生哪一位佛淨土，就能往生該淨土。又觀世音菩薩，早已成佛，名叫正法明如來。修念觀世音菩薩聖號，命終往生西方極樂世界。

〔註解〕①一宿：一個晚上。②差：病癒。通「瘥」。

3.藥師法門

《藥師經》說：「佛告曼殊師利：東方去此，過十殑伽沙等佛土，有世界名淨琉璃，佛號藥師琉璃光如來……彼世尊……發十二大願，令諸有情，所求皆得：……第七大願：願我來世得菩提時，若諸有情眾病逼切，無救無歸，無醫無藥，無親無家，貧窮多苦；我之名號一經其耳，眾病悉除，身心安樂，家屬資具悉皆豐足，乃至證得無上菩提。……以我福德威神力故，皆得解脫一切憂苦！……彼佛土，一向清淨……亦如西方極樂世界，功德莊嚴，等

無差別。……諸有信心善男子、善女人，應當願生彼佛世界……聞世尊藥師琉璃光如來名號，由此善因，今復憶念，至心歸依。以佛神力，眾苦解脫，諸根聰利，智慧多聞，恆求勝法，常遇善友，永斷魔罥①，破無明殼，竭煩惱河，解脫一切生老病死憂愁苦惱。」

〔大意〕藥師琉璃光如來，行菩薩道時發下十二大願：若人至心皈依、及勤念藥師如來的聖號，此人即能消除身心疾苦，衣食豐饒，所求如願，命終之後，往生藥師佛的東方琉璃淨土。藥師佛東方琉璃淨土，跟阿彌陀佛西方極樂淨土都一樣好。爲什麼念藥師佛，能夠解脫憂苦，所求如願，往生淨土？因爲這是仰仗藥師佛的福報、德行、威儀、神通力的緣故。

〔註解〕①永斷魔罥：永遠斷除魔的纏縛。

……時彼世尊，入三摩地，名曰除滅一切眾生苦惱。既入定已，於肉髻中出大光明，光中演說，大陀羅尼①曰：『南謨薄伽伐帝，鞞殺社窶嚕　薜琉璃　缽喇婆　喝囉闍也　怛陀揭多耶　阿囉喝帝三藐三勃陀耶。怛姪他：唵　鞞殺逝　鞞殺逝　鞞殺社　三沒揭帝　娑訶！』……若見男子、女人有病苦者，應當一心，為彼病人，常清淨澡漱，或食、或藥、或無蟲水、咒一百八遍，與彼服食，所有病苦悉皆消滅。若有所求，志心念誦，皆得如是無病延年；命終之後，生彼世界，得不退轉，乃至菩提。

〔大意〕勤修念藥師佛的咒語--藥師灌頂眞言，能消除病苦，延年益壽，所求如願，命終之後往生藥師佛的東方琉璃淨土。

〔註解〕①大陀羅尼：此陀羅尼，又稱藥師灌頂眞言。

……若此經寶流行之處，有能受持，以彼世尊藥師琉璃光如來本願功德，及聞名號，當知是處無復橫死；亦復不為諸惡鬼神奪其精氣，設已奪者，還得如故①，身心安樂。……復應念彼如來本願功德，讀誦此經，思惟其義，演說開示。隨所樂求，一切皆遂：求長壽，得長壽，求富饒，得富饒，求官位得官位，求男女得男女……若能志心稱名禮讚，恭敬供養彼如來者，眾苦皆除。所生之子，身分具足，形色端正，見者歡喜，利根聰明，安隱少病，無有非人，奪其精氣。

〔大意〕讀誦受持藥師經，了解經典義理，爲人解說，一切所求皆能如願。

〔註解〕①諸惡鬼神奪其精氣，設已奪者，還得如故。

爾時、世尊告阿難言：如我稱揚彼世尊藥師琉璃光如來所有功德，此是諸佛甚深行處，難可解了……阿難！一切聲聞、獨覺，及未登地諸菩薩等，皆悉不能如實信解，唯除一生所繫菩薩。阿難！人身難得；於三寶中，信敬尊重亦難，可得聞世尊藥師琉璃光如來名號，復難於是。」

〔大意〕爲什麼修持藥師佛法門，能得到那麼多好處？因爲這是佛所從事的甚深行動，此事很難解釋和理解，就連阿羅漢、僻支佛，及未登地的菩薩，也無法據實的相信和理解。除了觀音、地藏、文殊、普賢這等級的大菩薩，才能信解。

4.彌陀法門

《阿彌陀佛根本祕密神咒經》說：「阿彌陀佛名號具足無量無邊、不可思議、甚深祕密、殊勝微妙、無上功德。……是故彼佛名號，即是為無上真實至極大乘之法，即是為無上、殊勝、清淨、了義妙行……阿字十方三世佛，彌字一切諸菩薩，陀字八萬諸聖教，三字之中是具足……若有眾生，聞說阿彌陀佛不可思議功德，歡喜

踴躍，至心稱念，深信不懈，於現在身，受無比樂。或轉貧賤，獲得富貴。或得果免宿業所追病患之苦。或轉短命，得壽延長。或怨家變（無）恨。得子孫繁榮，身心安樂，如意滿足……專持名號，以稱名故，諸罪消滅，即是多善根福德因緣。其人臨命終時，阿彌陀佛與諸聖眾現在其前，是（故其）人終時心不顛倒，即得往生阿彌陀佛極樂國土。」

〔大意〕釋迦牟尼佛佛說，阿彌陀佛的名號，具足無量無邊、不可思議……至高無上的功德。念阿彌陀佛聖號，便是至高無上、最殊勝、最清淨、最究竟的修行方法。因爲「阿」字代表所有的佛；「彌」字代表所有的菩薩；「陀」字代表一切佛法。若有眾生知道，念阿彌陀佛有這麼多好處，心中非常歡喜，並以極爲虔誠的心意，念阿彌陀佛。且十分相信念阿彌陀佛的好處，及努力不怠惰的稱念。此念佛人今生就能得到身心安樂、富貴如意、病癒延壽、化解冤仇、子孫興旺的果報。專念阿彌陀佛的名號，各種罪業都能消滅，同時會遇到各種美好的福德因緣。此人臨死之前，阿彌陀佛便會率領極樂世界的眾多聖人，出現在他面前，令他心不顛倒，接引他往生極樂世界。

5.修其他法門也能往生

（1）《妙法蓮華經》說：「若有女人，聞是經典，如說修行，於此命終即往安樂世界①，阿彌陀佛，大菩薩眾，圍繞住處，生蓮華中，寶座之上。不復為貪欲所惱，亦復不為瞋恚愚癡所惱，亦復不為憍慢嫉妒諸垢所惱。」

〔大意〕依法修持《妙法蓮華經》命終，就能隨願往生西方極樂世界。

〔註解〕①安樂世界：西方極樂世界的別名。

（2）《實相般若波羅蜜經》說：「我此經典難可得聞，若有得聞乃至極少至於一字，應知是人過去已曾供養諸佛，於諸佛所種諸善根。何況有人具足聽聞讀誦之者，當知是人決定已曾供養恭敬尊重讚歎八十億那由他恒河沙等諸佛。若是經典所在之處，此地則為有諸佛塔。若復有人愛重此經，常隨守護不離身者，是人應受一切世間恭敬供養；是人當得宿命智通，能知過去無量劫事；不為一切天魔波旬之所擾亂，四天大王及餘諸天常隨衛護；一切諸佛及諸菩薩恒共攝受，十方淨土隨願往生。」

〔大意〕聽聞、讀誦本經，十方淨土隨願往生。推測佛意，聽聞、讀誦《大般若波羅蜜多經》、《金剛經》、《心經》……等般若經典，也是十方淨土隨願往生。

（3）《大寶積經》說：「阿難，若他國眾生發菩提心，雖不專念無量壽佛，亦非恆種眾多善根，隨己修行諸善功德，回向彼佛願欲往生。此人臨命終時，無量壽佛即遣化身，與比丘眾前後圍繞，其所化佛光明相好與真無異，現其人前攝受導引，即隨化佛往生其國，得不退轉無上菩提。」

〔大意〕發起成佛，度眾生的菩提心之人，即使不專念阿彌陀佛，也不經常種善根，但能隨自己修習的善業功德，發願回向，而往生極樂世界。

（4）《佛說無量壽經》云：「何因何緣，彼國人民，胎生？……若有眾生，以疑惑心，修諸功德，願生彼國。不了佛智……疑惑不信。然猶信罪福，修習善本，願生其國。此諸眾生，生彼宮殿，壽五百歲；常不見佛，不聞經法……是故於彼國土，謂之胎生。」

〔大意〕行善迴向願生淨土，也能往生淨土。所以只要眞心想往生（至心發願，也就是發下往生淨土的誓願），做善事功德迴向願生淨土，無論採用什麼方法，都能往生淨土。

6.勤念佛號，持之以恆，一切障礙終能化解

《文殊師利問經》:「文殊師利。如須彌山……如是等山悉是障礙①。若人一心念佛②十號③。此等諸山不能為障。何以故？以正念故，佛威神故。復次文殊。念佛十號猶如虛空。以知如虛空，故無有過失。以不失故，得無生忍。如是依名字增長正念。」

〔大意〕假如有人專心、勤念佛的聖號，每天數千、數萬遍，一輩子持之以恆，世間的所有障礙都不是障礙。爲何如此？因爲念佛人心中充滿正念，再加上佛的威神加持護佑。世間所有的阻礙、挫敗、苦難都將離去，轉成光明坦途。

〔註解〕①等山悉是障礙：用山比喻人生困境。②一心念佛：一心念佛者，通常每天會念數千、一萬，乃至六萬聲佛號。③十號：指佛都有十個名號，即如來、應供、正遍知、明行足、善逝、世間解、無上士調御丈夫、天人師、佛、世尊。

問：造五逆十惡，為何能往生？

三、禪淨雙修，乃第一善根

1.《雜阿含經 • 550 經》說:「聖弟子念如來、應、等正覺所行法淨，如來、應、等正覺、明行足、善逝、世間解、無上士、調御丈夫、天人師、佛世尊。聖弟子念如來、應所行法故，離貪欲覺、離瞋恚覺、離害覺①。如是，聖弟子出染著心。何等為染著心？謂五欲功德②，於此五欲功德離貪、恚、癡，安住正念正智，乘於直道，修習念佛，正向涅槃。」

〔大意〕修習念佛法門，能遠離貪欲心、瞋恨心及害人之心，到達解脫、涅槃境界。在小乘《雜阿含經》就存在，念佛能使人邁向解脫、涅槃的道理。這跟佛在大乘經的說法，互相輝映。

〔註解〕①害覺：想要加害別人的意向。②五欲功德：色欲、聲欲、香欲、味欲、觸欲的作用。

2.《楞嚴經，大勢至菩薩圓通章》說：「若眾生心憶佛念佛……都攝六根，淨念相繼，得三摩地，斯為第一！」

〔大意〕念佛人，把六根（眼耳鼻舌身意）收攝起來，專心念佛，心無雜念，持續不斷，久而久之，就能得到三摩地的境界，這個修行功德最爲第一。

3.《大乘金光明經‧捨身品》說：「是舍利者，是無量六波羅蜜功德所重。」又說：「舍利者，是戒定慧之所薰修，甚難可得，最上福田。」

〔大意〕舍利子由戒定慧薰修而成。許多念佛人，往生後能燒出舍利子，證明念佛能成就戒定慧。

4.《占察善惡業報經》說：「應於一切時一切處，常勤誦念我之名字。若得一心①，善根增長，其意猛利。當觀我法身②，及一切諸佛法身，與己自身，體性平等，無二無別，不生不滅，常樂我淨③，功德圓滿，是可歸依。又復觀察己身心相④，無常、苦、無我、不淨，如幻如化，是可厭離。若能修學如是觀者，速得增長淨信之心，所有諸障，漸漸損減。何以故？此人名為學習聞⑤我名者，亦能學習聞十方諸佛名者；名為學至心禮拜供養我者，亦能學至心禮拜供養十方諸佛者；名為學受持讀誦大乘深經者；名為學遠離邪見，於深正義中不墮謗者；名為於究竟甚深第一實義中學信解

者；名為能除諸罪障者；名為當得無量功德聚者。此人捨身，終不墮惡道、八難⑥之處，還聞正法，習信修行，亦能隨願往生他方淨佛國土。

復次，若人欲生他方現在淨國者，應當隨彼世界佛之名字，專意誦念，一心不亂⑦，如上觀察者，決定得生彼佛淨國，善根增長，速獲不退。當知如上一心繫念⑧，思惟諸佛平等法身，一切善根中，其業最勝。

〔淺釋〕地藏王菩薩說：應於一切時，一切處，勤念我地藏王菩薩名號，如果念我名號，而能淨念相續，得到一心的話（這是修止—奢摩他），就會增長定慧，思想敏捷銳利。另外也應該觀察我的法身，與一切諸佛的法身，體性平等，無二無別（這是修觀—毘婆舍那）。法身，不生不滅，常樂我淨，圓滿具足，所以法身（佛性、如來藏）就是修道者的依止處。又觀察自己的身心相（五蘊色受想行識）：無常、苦、非我、不淨、如幻如化，這是該厭離的。如果能這樣修習止觀，就能破煩惱開智慧，迅速增長淨信之心，所有業障漸漸消滅。爲什麼呢？因爲此人被稱爲，聞信地藏菩薩名號功德者，也就是聞信十方諸佛名號功德者（念地藏菩薩名號，等同念諸佛名號）；又稱爲，至誠禮拜供養我者，以及至誠禮拜供養十方諸佛者；又稱爲，受持讀誦大乘甚深經典者；又稱爲，遠離邪見，了解深奧眞理者、不誹謗正法者；又稱爲，對於究竟甚深第一義諦，深信悟解者；又稱爲，能除各種罪障者；又稱爲，得到無量功德聚集者。此人命終後，絕對不會墮入惡道，及八難之處。此人能聽聞正法，信受奉行，也能隨著自己意願往生他方佛國淨土。

如果想往生他方佛國淨土，應該念彼佛名號，專注念佛，心不散亂。這樣念佛，修止觀，定能往生彼佛淨土，而且善根快速增長，獲得菩薩不退轉位。所以應如以上所說，一心繫念，佛的名號，思維自己與諸佛法身平等，這樣在一切善根之中，此善第一。

慧律法師表示：持名念佛，猶如持金磚敲門（開悟之門）。意思是你一心念佛，就算沒有開悟，但也一定往生極樂世界。所以用念佛來修禪定，是最穩妥的方法，是最上乘的修行。

〔註解〕①一心：專注、純一的心。專注於某種對象，不起妄念，稱爲一心。一心有時也是「定」的別名。②法身：自性之身。即諸佛所證的眞如法性之身。法身，又稱如來藏、眞心、眞我。如《勝鬘經》說：「如來法身，不離煩惱藏，名如來藏。」在《央掘魔羅經》說：「如來常及恒，第一不變易，清淨極寂靜，正覺妙法身，甚深如來藏，畢竟無衰老。」③常樂我淨：法身具有四德：一常，法身永恆常住，不滅不變。二樂，法身住涅槃之大樂。三我，法身即眞我。四淨，法身清淨無染。④身心相：五蘊身心及世界相。即色、受、想、行、識的五蘊身心與世界外境之互動。⑤聞：聽聞而信解之，稱爲聞。⑥八難：八個難以學佛的地方，指地獄、餓鬼、畜生、長壽天（長壽安穩。外道修行多生此處，障於見聞佛法）、北拘盧洲（此處樂報殊勝，貪享樂不受教化，不得見聞佛法）、聾啞（見佛聞法難）、邪見（雖然聰利，但耽習外道經書，不信正法）、佛前佛後，中間無佛法之時。⑦一心不亂：心志專一，心不散亂。⑧繫念：掛念、思念、惦記、想念。

所謂勤修習者，漸漸能向一行三昧①，若到一行三昧者，則成廣大微妙行心，名得相似無生法忍。以能得聞我名字故，亦能得聞十方佛名字故。以能至心禮拜供養我故，亦能至心禮拜供養十方諸佛故。以能得聞大乘深經故，能執持書寫供養恭敬大乘深經故。能受持讀誦大乘深經故，能於究竟甚深第一實義中不生怖畏，遠離誹謗，得正見心。能信解故，決定除滅諸罪障故，現證無量功德聚故。所以者何？謂無分別菩提心，寂靜智②現，起發方便業種種願行故。能聞我名者，謂得決定信利益行故，乃至一切所能者，皆得

不退一乘③因故。若雜亂垢心④，雖復稱誦我之名字，而不名為聞，以不能生決定信解，但獲世間善報，不得廣大深妙利益。如是雜亂垢心，隨其所修一切諸善，皆不能得深大利益。

〔淺釋〕如上所說，勤念地藏王菩薩名號，就能漸漸趨向一行三昧。若「證一行三昧」就能成就廣大微妙心行，此人即被稱爲，得相似無生法忍。能聞信地藏王菩薩名號，具足無量功德；也能聞信，十方諸佛名號具足無量功德。能以至誠心禮拜供養地藏王菩薩，也能以至誠心禮拜供養十方諸佛。能聞信大乘深奧經典，所以能修持、書寫供養大乘深奧經典。能受持讀誦大乘深奧經典，所以對於究竟甚深第一義諦，不生恐懼，並遠離誹謗正法，得正知見。能淨信理解第一義諦，所以必能消除各種業障，當下證得無量功德。爲什麼呢？因爲發菩提心者，當他「證一行三昧」得到定慧後，自然會生起救度眾生的廣大行願。能聞信地藏名號功德者，能得到決定的信心、利益，乃至於得到一切佛法的力量，最後將會成佛。所以說，專念一佛名，或一菩薩名，證一行三昧，乃是成佛之因。

如果以雜亂心、煩惱心來念地藏菩薩名號，雖然念菩薩名號，卻缺乏定力和智慧，所以無法聞信地藏菩薩說的法，所以不能生起決定的信心和理解。以雜亂心、煩惱心修持佛法，只能獲得世間福報，無法得到廣大深妙利益。以雜亂心、煩惱心，修一切善法，都不能得到深遠廣大的利益。

〔註解〕①一行三昧：念佛三昧的別名。指專心念地藏王菩薩名號（念其他佛菩薩名號也一樣），心與名號融爲一體，其他念頭不起：此時便進入正定狀態，具足定力和智慧。三昧，三昧即是正定，即具足定慧。如佛在《文殊般若經》說：「若善男子善女人，欲入一行三昧，應處空閑，捨諸亂意，不取相貌，繫心一佛，專稱名字，隨佛方所，端身正向，能於一佛，念念相續，即是念中，能見過去未來現在諸佛。」②寂靜智：定慧、靜慧。身口意三業靜止，所生的智慧。③一乘：佛乘。乘，載運之義。指佛雖然說五乘（人乘、天乘、聲聞乘、緣覺乘、菩薩乘），但最終目的是要引導眾生成佛。「人乘」做人處世的道理。「天乘」生天的道理爲十善。聲聞乘、緣覺乘、菩薩乘，解脫輪迴的道理。如佛在《法華經》說：「無數諸法門，其實爲一乘。」④雜亂垢心：雜亂心，及心中充滿煩惱。垢，指貪瞋癡心垢。

善男子！當知如上勤心修學無相禪者①，不久能獲深大利益，漸次作佛。深大利益者，所謂得入堅信之位②，成就信忍③故；入堅修位④，成就順忍⑤故；入正真位，成就無生忍故。又成就信忍者，能作如來種性⑥故；成就順忍者，能解如來行故；成就無生忍者，得如來業故。漸次作佛者，略說有四種。何等為四？一者，信滿法故作佛。所謂依種性地，決定信諸法不生不滅，清淨平等，無可願求故。二者，解滿法故作佛。所謂依解行地，深解法性，知如來業，無造無作，於生死涅槃，不起二想，心無所怖故。三者，證滿法故作佛。所謂依淨心地，以得無分別寂靜法智⑦，及不思議自然之業，無求想故。四者，一切功德行滿足故作佛。所謂依究竟菩薩地，能除一切諸障，無明夢盡故。

〔淺釋〕善男子，應當知道依上面所說，一心念佛（修止），靜觀法身（修觀），證念佛三昧，心不著相，即是「勤心修學無相禪」之人。此人不久就能獲得深廣大利益，逐漸邁向成佛。所謂深廣大利益，即此人，入堅信位，對於佛法眞理，堅信不疑，成就「信忍」。入堅修位，堅定修持佛法，對一切境界逆來順受，安於忍受，成就「順忍」。入正眞位，無所貪著，一切煩惱不生、諸惡不造，成就「無生法忍」。又成就「信忍」者，佛性種子顯現。成就「順忍」者，能悟解佛道修行。成就「無生法忍」者，得佛之業行。於是逐漸邁向成佛，簡單說有四種，哪四種呢？

一對佛說的道理，有百分之百信心，必能成佛。所謂依靠自己本有，不生不滅，清淨平等的佛性，心無願求，就能成佛。

二了解佛法，臻於圓滿，必能成佛。所謂解行並重，深解佛法，了知眾生本來成佛，因心病故有輪迴。心病去除就能成佛。所以成佛是「無造無作」的無為之道，所以面對生死輪迴或涅槃解脫，心無所懼。

三修行佛法，臻於圓滿，必能成佛。所謂依靠，淨化自心，得到定力和智慧，及眞心之自然智。即使心無所求，亦能成佛。

四修行功德，臻於圓滿，必能成佛。所謂依究竟菩薩道修行，就能消除一切業障，從無明幻夢覺醒而成佛。

〔註解〕①無相禪：一心念佛（修止），靜觀五蘊身心世界（修觀），證念佛三昧，得清淨心，心不著相，故稱無相禪。如佛在《大寶積經》說：「一切諸法本性皆空……以無相故，彼得清淨。」在《摩訶般若波羅蜜經》說：「菩薩知是三昧無相、無所有性。」②堅信之位：信佛法僧及戒。歸依後，具有根力，其信堅固不壞，故謂堅信之階位。③信忍：對佛法眞理，信受不疑。④堅修位：堅定修行之位階。⑤順忍：深信眞理後，對一切境界皆能逆來順受，心中隨順眞理，安忍於心，順趣菩提。⑥種性：具有顯現佛性種子之人，為證得佛道之本性。⑦寂靜法智：身口意三業止息，所生的大智慧。寂靜，身口意三業止息。

第9章　「活著」往生，眞善美的淨土世界

一、「活著」往生淨土世界

修學佛法成就者，就會進入「不會死亡的智慧境界」，因此佛法又稱爲「死亡解藥、無死之道或不死法門」。例如淨土成就者，臨命終時，佛菩薩現前接引「活著」往生淨土。淨空法師說：念佛人往生時，沒有病苦，預知時至……往生是活著往生的，不是死了往生……所以到極樂世界是活著去的。如佛在《華嚴經》說：「令一切眾生得一切命，永入不死智慧境界」在《菩薩瓔珞經》說：「諸佛深奧藏……為說無死法」在《別譯雜阿含經》說：「如來無上醫，所可療治者，拔毒盡苦際，畢竟離生死……甘露不死藥，咸當至心服」在《大般涅槃經》說：「是處（淨土）無死即是甘露，是甘露者即真解脫。」

〔實例〕我的啓蒙老師林看治居士，編輯《念佛感應見聞記》弘揚淨土法門。老師於往生前 2 年，每日勤念 6 萬聲阿彌陀佛，往生前一週即向蓮友說：「吾將回家矣！」並連續說：「眞實有極樂世界」。往生前一日說：「已見阿彌陀佛，定蒙接引往生」。次日晨 7 時 20 分，在蓮友及眷屬助念阿彌陀佛聖號中，正念分明，頃刻之間，隨佛往生。見其滿面笑容，見聞者咸贊歎不已。老師火化後得舍利子數百餘顆。延伸閱讀《林看治老居士往生記》。

林看治居士，預先知道自己什麼時候往生淨土。這叫「預知時至」。往生前後記憶沒中斷，往生後知道自己過去、現在、未來發生的事，這叫「活著」往生淨土。如佛在《過度人道經》說：「若其人壽欲終時，我即與諸菩薩阿羅漢，共飛行迎之。即來生我國，則作阿惟越致菩薩，智慧勇猛……悉皆洞視徹聽，見知八方上下去來現在之事……自知前世所從來生億萬劫時宿命善惡存亡，現在卻知無極①。」

〔註解〕①知道自己過去億億年無數次生死輪迴的一切經歷，從現在到遙遠未來會發生甚麼事都知道。

二、真善美到極點的「身、心、世界」

（一）身：身體強健、美貌、妙音、壽命無量

｛以下淺釋、註解，參考大安法師、智圓法師、淨界法師、徐醒民老師、雲水等之著作｝

1.《無量壽經》

《佛說無量壽經》說：「國中天人①，壽命無能限量，除其本願修短自在②……悉成滿三十二大人相③……得金剛那羅延身④……具足如是清淨色身，諸妙音聲，神通功德……

〔淺釋〕往生淨土的天道或人道眾生，壽命都是無量。除了一種例外，就是他發願要捨淨土壽命，去穢土世界救度眾生。……身體像佛一樣具備三十二種尊貴的相貌……擁有強健的金剛不壞之

身。身體清淨，說話聲音美妙，有神通功德，頭頂有光明。

〔註解〕①國中天人：剛到淨土尚未證果，所以還是天神或人類。②除其本願修短自在：譬如有人發願，往生淨土馬上返回人間救渡眾生。但沒有證果就回來，救度眾生的能力就比較小。③三十二大人相：如佛的三十二大人相：1.腳掌圓滿，蹈地安隱。2.手掌和足掌有千幅光明相照。3.腳跟長，腳踝圓起。4.手指和腳指纖長。5.手指和腳指間有網縵，像鵝王。6.皮膚細緻柔軟。7.腳背、手背、雙肩、頸後七處都飽滿。8.腿肚子，像鹿王的腿肚子圓滿結實。9.男根隱藏在內，如良馬王。10.上半身像獅王的上身寬闊。11.肩膀和脖子沒有凹陷，而是隆起渾圓。12.身體膀臂渾圓結實，脊背平直。13.手臂柔軟，伸手超過膝蓋，不必俯身。14.身體後面有清淨無垢的圓光。15.胸有卍字。16.臉頰像獅王的平廣相。17.牙齒上下各有二十顆。18.牙齒緊密無間。19.牙齒，方整齊平。20.牙齒潔白，像海螺。21.吐出舌頭能覆蓋臉部。22.身體有無量殊勝妙味。23.語言妙相，包括一自然發出像迦陵頻伽鳥那樣悅耳的音聲。二聲音非常清澈，在極遠處都聽得非常清楚。24.修長眼睛，如青蓮葉般的黑白分明。25.睫毛像牛王的睫毛，濃密、油黑。26.雙眉間有白毫柔軟細澤，右旋而住。27.佛的肉髻見不到頂端，即使以神通也見不到頂。28.皮膚爲黃金色，光滑、清淨、細薄，不受塵穢。29.身體每個毛孔生一根毛髮，很細很柔，向上右旋。30.紺青色的頭髮，像無垢的琉璃色澤。31.身體長寬比例，和諧對稱。32.金剛不壞之身：一堅固不壞、二正直、三各方面都具足莊嚴。如佛在《中阿含經·三十二相經》說：「三十二相者……大人足安平立。」在《長阿含經》說：「說三十二相……」④得金剛那羅延身：擁有力量強大的金剛不壞之身。金剛，喻堅固不壞。那羅延爲大力士天神的名字，喻強健無比。

顏貌端正，超世稀有，容色微妙，非天非人，皆受自然①虛無之身②，無極之體③。……

他們的身體顏色好看、相貌端正，超過他方世界眾生，這種身體在十方世界中極爲稀少。他們的身體結構不像天神也不像人類。他們得到的身體就像「虛」空一樣「無」老病死之變化，身體壽命「無」有「極」限。

〔註解〕①自然：自然，指蓮花化生，自然美貌，非人工美化。如佛在《佛說無量清淨平等覺經》說：「生阿彌陀佛國者，皆於七寶水池，蓮華中化生，便自然長大。亦無乳養之者，皆食自然之飲食。其身體亦非世間人之身體，亦非天上人之身體；皆積眾善之德，悉受自然虛無之身、無極之體，甚姝好無比。」②虛無之身：指身體像「虛」空那樣，「無」老病死變化。來去自如，可隱可現，「無」有障礙。③無極之體：身體壽命無極限。

計如帝王，雖人中尊貴，形色端正，比之轉輪聖王①，甚為鄙陋，猶彼乞人在帝王邊。轉輪聖王，威相殊妙，天下第一，比之忉利天王②，又複醜惡，不得相喻萬億倍也。假令天帝，比第六天王③，百千億倍不相類也。設第六天王，比無量壽佛國菩薩、聲聞，光顏容色，不相及逮④，百千萬億不可計倍。」

〔淺釋〕極樂世界的眾生，好看到什麼程度？佛作個比喻。譬如相貌端正的帝王，站在轉輪聖王身旁，就像乞丐站在帝王身邊那樣醜陋、憔悴。雖然轉輪聖王的威嚴、相貌天下第一，但跟天帝（忉利天王）相比，又比天帝醜陋萬億倍。天帝相貌跟第六天王相比，又輸百千億倍。假使第六天王的光明、面貌、神色跟極樂世界的菩薩、聲聞相比又輸百千萬億倍。

〔註解〕①轉輪聖王：往古統治世界之君主。彼王擁有四種兵及七寶：飛輪、象、馬、珠、女、居士、主兵臣。具足四德：健康、長壽、容貌第一、國土豐饒人民和樂。②忉利天王：欲界第二天之天王。又稱天帝、釋提桓因、因陀羅等名。③第六天王：娑婆世界有三界（欲界、色界、無色界），欲界包括三惡道、人道、天道。欲界有六層天，一層比一層好，最高第六層叫他化自在天，此天王乃欲界天中相貌、神色最好的。④不相及逮：比不上的意思。

2.《阿彌陀三耶三佛薩樓佛檀過度人道經》

《佛說阿彌陀三耶三佛薩樓佛檀過度人道經》說：「我國中諸菩薩身，皆紫磨金色。三十二相，八十種好①，皆令如佛……皆智慧勇猛，頂中皆有光明……女人往生，即化作男子……其諸菩薩阿羅漢。面目皆端正。淨潔絕好。悉同一色。無有偏醜惡者也。……其語言音響，如三百鍾聲②……諸生阿彌陀佛國者，皆於七寶水池蓮華中化生，便自然長大，亦無乳養之者，皆食自然之飲食。其身體亦非世間人之身體，亦非天上人之身體。皆積眾善之德，悉受自然虛無之身，無極之體，甚姝好無比……帝王雖於人中好無比者，當令在遮迦越王③邊住者，其面形類甚醜惡不好，比如乞人在帝王邊住耳。其帝王面目，尚復不如遮迦越王面色姝好，百千億萬倍。如遮迦越王於天下絕好無比，當令在第二天王邊住者，其面甚醜不好，尚復不如帝釋面類端正姝好，百千億萬倍。如天帝釋，令在第六天王邊住者，其面類甚醜不好，尚復不如第六天王面類端正姝好，百千億萬倍。如第六天王，令在阿彌陀佛國中諸菩薩阿羅漢邊住者，其面甚醜，尚復不如阿彌陀佛國中，菩薩阿羅漢面類端正姝好，百千億萬倍……身體輕便，終無痛痒，極時行步坐起，悉皆才健勇猛……諸菩薩阿羅漢頂中，皆悉自有光明。」

〔註解〕①八十種好：八十隨好。如佛在《大般若經》說：「云何如來、應、正等覺八十隨好？善現！世尊指爪狹長薄潤，光潔鮮淨如花赤銅，是爲第一。世尊手足指圓纖長，傭直柔軟節骨不現，是爲第二。世尊手足各等無差，於諸指間悉皆充密，是爲第三。世尊手足圓滿如意，軟淨光澤色如蓮華，是爲第四。世尊筋脈盤結堅固深隱不現，是爲第五。世尊兩踝俱隱不現，是爲第六。世尊行步直進庠審如龍象王，是爲第七。世尊行步威容齊肅如師子王，是爲第八。世尊行步安平庠序，不過不減猶如牛王，是爲第九。世尊行步進止儀雅猶如鵝王，是爲第十。世尊迴顧必皆右旋，如龍象王舉身隨轉，是第十一。世尊支節漸次傭圓妙善安布，是第十二。世尊骨節交結無隙猶若龍盤，是第十三。世尊膝輪妙善安布堅固圓滿，是第十四。世尊隱處其文妙好，威勢具足圓滿清淨，是第十五。世尊身支潤滑柔軟，光悅鮮淨塵垢不著，是第十六。世尊身容敦肅無畏常不怯弱，是第十七。世尊身支堅固稠密善相屬著，是第十八。世尊身支安定敦重，曾不掉動圓滿無壞，是第十九。世尊身相猶如仙王，周匝端嚴光淨離翳，是第二十。世尊身有周匝圓光，於行等時恒自照曜，是二十一。世尊腹形方正無欠，柔軟不現眾相莊嚴，是二十二。世尊臍深右旋，圓妙清淨光澤，是二十三。世尊臍厚不窊不凸周匝妙好，是二十四。世尊皮膚遠離疥癬，亦無黶點、疣贅等過，是二十五。世尊手掌充滿柔軟，足下安平，是二十六。世尊手文深長明直潤澤不斷，是二十七。世尊脣色光潤丹暉，如頻婆果上下相稱，是二十八。世尊面門不長不短、不大不小如量端嚴，是二十九。世尊舌相軟薄廣長如赤銅色，是第三十。世尊發聲威震深遠，如象王吼明朗清徹，是三十一。世尊音韻美妙具足如深谷響，是三十二。世尊鼻高脩而且直，其孔不現，是三十三。世尊諸齒方整鮮白，是三十四。世尊諸牙圓白光潔漸次鋒利，是三十五。世尊眼淨青白分明，是三十六。世尊眼相脩廣，譬如青蓮華葉甚可愛樂，是三十七。世尊眼睫上下齊整稠密不白，是三十八。世尊雙眉長而不白緻而細軟，是三十九。世尊雙眉綺靡順次紺琉璃色，是第四十。世尊雙眉高顯光潤形如初月，是四十一。世尊耳厚廣大脩長輪埵成就，是四十二。世尊兩耳綺麗齊平離眾過失，是四十三。世尊容儀能令見者無損無染皆生愛敬，是四十四。世尊額廣圓滿平正形相殊妙，是四十五。世尊身分上半圓滿，如師子王威嚴無對，是四十六。世尊首髮脩長紺青稠密不白，是四十七。世尊首髮香潔細軟潤澤旋轉，是四十八。世尊首髮齊整無亂亦不交雜，是四十九。世尊首髮堅固不斷永無褫落，是第五十。世尊首髮光滑殊妙塵垢不著，是五十一。世尊身分堅固充實逾那羅延，是五十二。世尊身體長大端直，是五十三。世尊諸竅清淨圓好，是五十四。世尊身支勢力殊勝無與等者，是五十五。世尊身相眾所樂觀嘗無厭足，是五十六。世尊面輪脩廣得所，皎潔光淨如秋滿月，是五十七。世尊顏貌舒泰光顯，含笑先言唯向不背，是五十八。世尊面貌光澤熙怡，遠離顰蹙青赤等過，是五十九。世尊身皮清淨無垢常無臭穢，是第六十。世尊所有諸毛孔中常出如意微妙之香，是六十一。世尊面門常出最上殊勝之香，是六十二。世尊首相周圓妙好，如末達那亦猶天蓋，是六十三。世尊身毛紺青光淨，如孔雀項紅暉綺飾色類赤銅，是六十四。世尊法音隨眾大小不增不減應理無差，是六十五。世尊頂相無能見者，是六十六。世尊手足指約分明，莊嚴妙好如赤銅色，是六十七。世尊行時其足去地如四指量而現印文，是六十八。世尊自持不待他衛，身無傾動亦不逶迤，是六十九。世尊威德遠震一切，惡心見喜恐怖見安，是第七十。世尊音聲不高不下，隨眾生意和悅與言，是七十一。世尊能隨諸有情類言音意樂而爲說法，是七十二。世尊一音演說正法，隨有情類各令得解，是七十三。世尊說法咸依次第，必有因緣言無不善，是七十四。世尊等觀諸有情類，讚善毀惡而無愛憎，是七十五。世尊所爲先觀後作，軌範具足令識善淨，是七十六。世尊相好，一切有情無能觀盡，是七十七。世尊頂骨堅實圓滿，是七十八。世尊顏容常少不老好巡舊處，是七十九。世尊手足及胸臆前俱有吉祥喜旋德相，文同綺畫色類朱丹，是第八十。善現！是名八十隨好。」②其語言音響，如三百鍾聲：說話音聲清澈悅耳，在極遠處都聽得非常清楚。③遮迦越王：轉輪聖王。

3.《阿彌陀經》

《阿彌陀經》說：「彼佛壽命，及其人民，無量無邊阿僧祇劫①，故名阿彌陀。」

〔註解〕①阿僧祇劫：極久遠的時間。「阿僧祇」爲印度一種數目名稱，爲極大之數。「劫」是一極長的時間單位。

4.《稱讚淨土佛攝受經》

《稱讚淨土佛攝受經》說：「極樂世界淨佛土中，佛有何緣名無量壽？舍利子！由彼如來及諸有情，壽命無量無數大劫①；由是緣故，彼土如來名無量壽。」

〔註解〕①大劫：世界成、住、壞、空，四個中劫相續循環一次爲一大劫。成劫（世界形成期）、住劫（世界安穩存住期）、壞劫（世界毀壞期）、空劫（世界空無期）。

（二）心：心住禪定，有無比的智慧、神通、辯才、快樂

1.《無量壽經》

《佛說無量壽經》說：「識宿命①……知百千億那由他諸劫

事。……得天眼……見百千億那由他諸佛國……得天耳……聞百千億那由他諸佛所說。……得見他心智……知百千億那由他諸佛國中眾生心念。……得神足……能超過百千億那由他諸佛國。

〔淺釋〕極樂世界的眾生，具有一「宿命通」能知自、他過去無量劫中所造的一切善惡果報。二「天眼通」能見無量世界一切事，不論遠近粗細都能看見。三「天耳通」普聞十方世界音聲，能聽到十方諸佛說法。四「他心通」能清楚知道十方世界眾生之心想。五「神足通」又名心如意通，具有分身變化自在的能力，且能於極短時間內，想到那裡就到那裡。

〔註解〕①識宿命：指宿命通。

若起想念貪計身①者，不取正覺。……住定聚②，必至滅度③。……演說一切智④……得辯才智慧……常修梵行至成佛道。……

〔淺釋〕對自己美好的身體，不會生起貪愛執著的念頭……心住於正定，最後必能滅除一切煩惱，到達涅槃彼岸。……遍知世間諸法，善巧演說一切佛法。……得到無礙的智慧辯才……守戒清淨，直到完成佛道。

〔註解〕①貪計身：貪計身，就是身見，凡夫因貪愛這個身體，才會造業輪迴。②住定聚：眾生往生，心立即安住在正定、三摩地的境界中。如佛在《佛說無量壽經》說：「其有眾生，生彼國者，皆悉住於正定之聚。所以者何？彼佛國中，無諸邪聚，及不定聚。」③滅度：「滅」是熄滅一切貪瞋癡煩惱（心病）。「度」是從生死此岸，度到解脫彼岸。滅度與涅槃、圓寂、寂滅同義。如佛在《中阿含經》說「彼到安隱樂，現法得滅度。」在《大樓炭經》說「得安隱甚快樂，即見在得滅度。」在《增壹阿含經》說「一切行

無常，生者必有盡，不生則不死，此滅爲最樂」。④一切智：佛智。了知一切法。如佛在《梵摩渝經》說：「得一切智，尊號爲佛也。」

國中天人，所受快樂，不如漏盡比丘①者，不取正覺……彼佛國土，清淨安穩，微妙快樂，次於無為泥洹之道②。

〔淺釋〕極樂世界的眾生，所受的快樂不輸給阿羅漢。在無量壽佛淨土，一切清淨安全穩當，且有極微妙的快樂，這種妙樂，僅比完全斷除貪瞋癡煩惱進入涅槃狀態之人，次一等而已。反觀我們人類，無論多麼有錢，地位多麼崇高，都無法到達，像淨土那樣「坦然自在不復憂慮的境界」。

〔註解〕①漏盡比丘：「漏盡」煩惱斷盡，證阿羅漢者叫漏盡比丘。阿羅漢有多快樂？我們不知道。但參加佛法共修，心靜之時，就能體驗法喜禪悅，像泉水不斷湧出，這種妙樂勝過世俗之樂。②無爲泥洹之道：「泥洹」即涅槃。涅槃是斷除貪瞋癡（心病）後產生的極樂。爲何說「無爲」？因涅槃不是修出來的，「心的原樣」就是涅槃、就是極樂。

……智慧成滿，深入諸法……神通無礙①，諸根明利②。

〔淺釋〕因爲智慧成就圓滿，所以能夠深入了解一切法。……擁有神通自在的本領，沒有任何侷限和障礙。六根敏銳，無論多麼遙遠都能馬上看到、聽到、知道。

〔註解〕①神通無礙：鬼、神或外道成就者，多少有神通，但修練到極處只有五神通，又這些神通不僅有障礙、侷限，還會隨轉世或其他因緣而消失。極樂世界的羅漢、菩薩有無礙、無侷限的六神通，所以神通永不消失。②諸根明利：諸根，指六根。明利，明白敏銳。譬如我們透過手機，才能遠距溝通；極樂世界的人，六根明利，無論多遙遠都能馬上看到、聽到、知道。

2.《阿彌陀三耶三佛薩樓佛檀過度人道經》

《佛說阿彌陀三耶三佛薩樓佛檀過度人道經》說：「令我國中，諸菩薩、阿羅漢①，皆同一心。所念所欲，言者豫相知意……皆無有淫泆之心……終無有瞋怒愚癡者。……皆令心相敬愛，終無相嫉憎者……皆坐禪一心②……皆智慧勇猛，自知前世億萬劫時，宿命所作，善惡卻知，無極皆洞視徹，知十方去來現在之事。……皆心淨潔，無所貪慕，終無瞋怒淫泆之心，愚癡之態。無有邪心念婦女意，悉皆智慧勇猛，和心歡樂好喜經道，自知前世所從來生億萬劫時，宿命善惡存亡，現在卻知無極。」

〔註解〕①國中諸菩薩、阿羅漢：往生到佛國淨土，自然成爲菩薩或阿羅漢。②坐禪一心：因爲坐禪一心，便生大智慧，所以無淫欲心、瞋怒心、愚痴心，及具備各種神通。

3.《阿彌陀經》

《佛說阿彌陀經》說：「彼土何故名為極樂？其國眾生，無有眾苦，但受諸樂，故名極樂。……極樂國土，眾生生者，皆是阿鞞跋致①。」

〔註解〕①阿鞞跋致：修行不退轉，也就是修行會不斷進步。

4.《稱讚淨土佛攝受經》

《稱讚淨土佛攝受經》說：「何因何緣，彼佛世界名為極

樂？……由彼界中諸有情類，無有一切身心憂苦，唯有無量清淨喜樂，是故名為極樂世界。……若諸有情生彼土者皆不退轉，必不復墮諸險惡趣、邊地下賤蔑戾車中，常遊諸佛清淨國土，殊勝行願念念增進，決定當證阿耨多羅三藐三菩提①。」

〔註解〕①決定當證阿耨多羅三藐三菩提：往生者一定會成佛。阿耨多羅三藐三菩提，譯為無上正等正覺，即成佛。

（三）世界：衣食自然、良師益友、六塵說法、療癒心病

1.《無量壽經》

《佛說無量壽經》說：「攝取二百一十億諸佛妙土清淨之行……自地以上，至於虛空，宮殿樓觀，池流華樹。國土所有一切萬物，皆以無量雜寶百千種香而共合成。嚴飾奇妙，超諸天人①，其香普熏十方世界。菩薩聞者，皆修佛行②……

〔淺釋〕極樂世界挑選 210 億世界之優點構建而成。……從地面以上，一直到虛空，有一層一層的宮殿、樓閣之類的高大建築物。建築物外面有池塘、流水、鮮花、樹木。國土一切萬物，全都以無量珍寶及百千種好聞的香味結合而成。這種莊嚴紋飾非常奇妙，超過一切天道、人道所擁有的珍品。香氣普熏十方世界，十方世界的菩薩，一聞到這個氣味，全都引發修持佛法的心思。香氣能改變心思？是的，就像寺院供佛的香，就能引發修道的心思，這是正香。另外像有些味道，能引發淫心，那是邪香。

國中天人，欲得衣服，隨念即至，如佛所贊應法妙服，自然在身……

〔淺釋〕在淨土的眾生，想要得到衣服，念頭一起衣服就到。如同佛所稱讚合宜，看起來美觀舒適的衣服，不必動手，它自然就穿在身上了。

其佛國土，自然七寶①，金、銀、琉璃、珊瑚、琥珀、硨磲、瑪瑙合成為地，恢廓曠蕩，不可限極。悉相雜廁，轉相間入，光赫煜爍，微妙奇麗，清淨莊嚴，超踰十方一切世界眾寶中精，其寶猶如第六天寶。……無四時春夏秋冬，不寒不熱，常和調適。

〔淺釋〕極樂世界由自然生成的七寶（金、銀、琉璃、珊瑚、琥珀、硨磲、瑪瑙）合成爲大地。極樂世界空間廣大，沒有界線，無法用長寬來形容它。七寶互相融合的大地會發出燦爛光明，微妙希奇美麗，清淨莊嚴，超過十方世界一切寶物。淨土七寶猶如第六天的寶物。爲什麼說像第六天的天寶呢？因爲有神通的佛弟子都能看第六天的天寶。……極樂世界沒有春夏秋冬四季，溫度冷熱適中，永遠都是那樣涼爽舒適。

〔註解〕①七寶：「七」是表徵。極樂世界的寶物種類繁多不止七種，而且七寶質地也跟人間的七寶不同。

又無量壽佛其道場樹，高四百萬里①，其本周圍五千由旬②，枝葉四布二十萬里③。一切眾寶自然合成。以月光摩尼持海輪寶，眾寶之王，而莊嚴之。周匝條間，垂寶瓔珞④，百千萬色，種種異變，無量光炎，照曜無極。

〔淺釋〕極樂世界遍佈七寶樹，其中以無量壽佛的道場樹最爲奇特。道場樹高四百萬里，靠根部的幹周圍長五千由旬，枝葉向四周伸展達二十萬里。道場樹全由無量的珍寶自然融合生成，樹上裝飾著眾寶之王「月光摩尼持海輪寶」。於枝條之間懸掛著由珠玉串成的瓔珞，呈現出百千萬種色彩及各種變化，並發出如同火焰般的無

量光明，遍照十方沒有極限。

〔註解〕①四百萬里：930,000公里。計算方式4000000÷30里＝133333.33由旬×7公里＝930,000公里。一由旬有三十里、四十里、五十里、六十里等四種說法，在此採三十里計算。一由旬約 7、8 公里，採7公里計。②五千由旬：35,000公里。5000×7公里＝35,000公里。一由旬約7、8公里，採7公里計。③二十萬里：4,667公里。④瓔珞：用珠玉穿成的裝飾物。

珍妙寶網，羅覆其上，一切莊嚴，隨應而現。微風徐動，吹諸寶樹，演出無量妙法音聲，其聲流布，徧諸佛國。聞其音者，得深法忍①，住不退轉②，至成佛道。耳根清徹，不遭苦患③。目睹其色，鼻知其香，口嘗其味，身觸其光，心以法緣，皆得甚深法忍，住不退轉至成佛道。六根清徹，無諸惱患。

〔淺釋〕又以珍妙寶網覆蓋於道場樹之上，寶網顯現一切莊嚴景象，隨著眾生的心念想看就能看到，不想看就看不到。微風徐徐吹拂，吹動樹上的枝葉、瓔珞、月光摩尼持海輪寶，而發出無量的妙法音聲，音聲遍傳他方世界。譬如有人臨命終時聽到天樂盈空，就是極樂世界傳來的妙法音聲。凡是聽到這種清淨法音的眾生，就能證得甚深法忍，安住在不退轉的菩薩階位上，直到成佛。聽到這清淨法音，耳根就清淨了，耳根清淨六根也就跟著清淨，六根接觸六塵，不再生起貪瞋癡，不造惡業，所以也就遠離一切苦患。又眾生的眼睛看到道場樹的景色，鼻子嗅到道場樹的芳香，口嘗到道場樹的果實的味道，身體接觸到道場樹放出的光明，心感受到道場樹的妙法因緣。六根被道場樹的「清淨六塵」去除污垢，於是全都契入甚深的無生法忍，持續進步，直到成佛。六根清淨後，就不再貪戀六塵而造惡業，所以一切苦惱禍患也就沒有了。

〔註解〕①法忍：忍，指忍波羅蜜，忍是智慧、體悟，這一念心能夠安住在佛法之中，叫法忍。忍波羅蜜有五義（一）伏忍：三賢位菩薩，能依止對眞如的信心，調伏煩惱使令不起。（二）信忍：初地到三地的菩薩，對眞如佛性產生眞實不退的信心。（三）順忍，四地到六地菩薩，念念之間能夠隨順眞如佛性，念念觀照眞如佛性。（四）無生忍，七地到九地菩薩，證悟空性，不造諸業，得大神通。（五）寂滅忍，就是十地菩薩以上乃至於成佛，這時惑業斷盡，身心寂靜，清淨無爲。如佛在《仁王護國般若波羅蜜多經》說：「諸菩薩摩訶薩依五忍法以爲修行，所謂：伏忍、信忍、順忍、無生忍——皆上中下，於寂滅忍而有上下，名爲菩薩修行般若波羅蜜多。」②不退轉：入不退轉位，有三不退：一位不退，既修得之果位不退失。二行不退，於所修之行法不退失。三念不退，正念永不退失。③耳根清徹不遭苦患：耳根清澈，就是耳根清淨。由於六根互用，耳根清淨六根也就跟著清淨。眼耳鼻舌身意稱爲六根，也就是神經官能。凡夫的六根被六塵染污，所以眼根貪形色、耳根貪聲、鼻根貪香、舌根貪味、身根貪細滑、意根貪樂境；就這樣六根成爲六塵奴隸，成爲造業受苦的導火線。六根清淨後，六根不受六塵幻象所惑和支配，不再造業、輪迴，也就遠離一切苦患。

阿難！若彼國土天人，見此樹者，得三法忍：一者音響忍①；二者柔順忍②；三者無生法忍③。比皆無量壽佛威神力故，本願力故，滿足願故，明瞭願故，堅固願故，究竟願故。

〔淺釋〕阿難尊者！如果往生淨土的天道、人道眾生，接觸道場樹的「清淨六塵」說法，就能得到三種法忍：一音響忍，道場樹發出自然妙法音聲，震撼身心，心垢貪瞋癡即被清除，得音響忍。二柔順忍，道場樹放光，去除心垢，身心柔軟，剛強習氣，馬上被調柔，淨信佛法，隨順正見，得柔順忍。三無生法忍，道場樹的「清淨六塵」，令人證入無生法忍，從此貪瞋癡和我執皆熄滅。照見五蘊皆空，不造諸業，了知諸法如夢如幻，得殊勝大神通，即使遭人咒罵、刀杖殺害，也不起一念怨恨心。

爲何接觸道場樹，能使六根清淨、得三法忍？因這是無量壽佛六種威神、願力加持的緣故：（一）威神力：無量壽佛具有無上的威德神通力，一旦往生淨土就能獲得佛力加持，故能得三法忍。（二）本願力：極樂世界裡的一切依正莊嚴，全部來自無量壽佛，因地發四十八願，經兆載永劫積累的功德力，故能令往生者見道場樹，便能證得三法忍。（三）滿足願：佛的大悲願能滿足眾生所求，雖然自己沒做什麼，但道場樹具無量功德，能攝受你的六根，加被你的心，滿足賜予你遠離煩惱垢染，顯發自性功德之大利。（四）明瞭願：佛力能開明眾生的本心，透過道場樹的光色、音聲、香氣加持，能立即開明本心智慧，照見諸法實相，得三法忍。（五）堅固願：佛願堅固，意在摧毀眾生無明，故六根接觸道場樹之清淨六塵，就能令人六根清淨，正見堅固不壞，得三法忍。（六）究竟願：無量壽佛因地發願，目的是爲了普度眾生究竟成佛，所以道場樹具備巨大的能量、加持力，能夠使無量眾生六根清淨、得三法忍，邁向究竟成佛之路。

〔註解〕①音響忍：聽到妙法音聲，心垢貪瞋癡即被清除，心中喜樂，得音響忍。如佛在《七佛所說神呪經》說：「三種毒箭（貪瞋癡）自然拔出，得音響忍，法音光明入毛孔中，所有欝蒸三垢重罪自然湧出。」在《佛說如來興顯經》說：「何謂爲音響忍？諸所聞音，不懷恐怖，不畏不懅，喜樂思順，諸所遵行，無所違失，是音響忍。」②柔順忍：觸其光明，心垢貪瞋癡被清除，身心柔軟，淨信佛法，隨順正見。如佛在《大乘造像功德經》說：「心生淨信，獲柔順忍。」在《佛藏經》說：「一切凡夫都無正見，但有隨順正見得柔順忍。」在《佛說如來興顯經》說：「何謂柔順法忍？菩薩隨順應遊法生，而觀察法。造立行等，不爲逆亂設使諸法。應柔順者，當度度之。志性清淨，遵修平等，勤加精進，順入成就，是柔順法忍。」③無生法忍：證無生法忍者，不起我執，不生貪瞋癡煩惱，不造惡業，觀諸法如幻，得殊勝大神通，假使遭人咒罵或殺害，亦不起一念瞋心。證無生忍即是七地到九地菩薩。如佛在《大般若經》說：「云何名爲無生法忍？……乃至少分惡不善法亦不得生，是故說名無生法忍。此令一切我及我所、慢等煩惱究竟寂滅，如實忍受諸法如夢、如響、如像、如光影、如陽焰、如幻事、如尋香城、如變化事，此忍名智，得此智故說名獲得無生法忍……既得菩薩無生法忍，便得菩薩殊勝神通。既得菩薩殊勝神通……假使一切有情各持種種刀杖、瓦石競來加害，是菩薩摩訶薩不起一念忿恨之心。……云何名爲無生法忍？謂令一切煩惱不生，微妙智慧常無間斷，及觀諸法畢竟不生，是故名爲無生法忍。」在《妙法蓮華經》說：「不復爲貪欲所惱，亦復不爲瞋恚愚癡所惱，亦復不爲憍慢嫉妬諸垢所惱，得菩薩神通、無生法忍。」在《大方廣佛華嚴經》說：「菩薩摩訶薩已習七地微妙行慧……入諸法本來無生、無起、無相、無成、無壞、無來、無去、無初、無中、無後，入如來智，一切心、意、識憶想分別，無所貪著；一切法如虛空性，是名菩薩得無生法忍，入第八地，入不動地，名爲深行菩薩。」

……佛告阿難：世間帝王有百千音樂，自轉輪聖王，乃至第六天上，伎樂音聲，輾轉相勝千億萬倍。第六天上萬種樂音，不如無量壽國諸七寶樹一種音聲千億倍也！亦有自然萬種伎樂，又其樂聲，無非法音。清暢哀亮①，微妙和雅，十方世界音聲之中，最為第一。

〔淺釋〕佛告訴阿難，人間帝王有百千種音樂。自轉輪聖王到欲界第六層天：第一層四大王天、第二層忉利天、第三層夜摩天、第四層兜率天、第五層化樂天、第六層他化自在天。他們的音樂一層比一層天，好聽勝千億萬倍。可是如果拿最好聽的第六層天音樂，來跟極樂世界比，極樂世界七寶樹的一種音聲，就勝過第六層天萬種音樂千億倍！

在無量壽佛的國土，還有自然而成的萬種音樂。這些樂聲全都是說法的音聲。這些法音非常的清淨，猶如佛菩薩對眾生所發的慈悲、憐愛的聲音，法音微妙和諧優雅，在十方世界的所有音聲之中，排名第一。

〔註解〕①哀亮：亮，很響亮。哀，指像佛菩薩心裡發出，對眾生慈悲、憐愛的聲音。

其講堂①、精舍②、宮殿、樓觀③，皆七寶莊嚴，自然化成，復以真珠、明月、摩尼眾寶以為交絡覆蓋其上。內外左右有諸浴池④。或十由旬，或二十三十，乃至百千由旬。縱廣深淺，皆各一等。八功德水⑤，湛然盈滿，清淨香潔味如甘露。

〔淺釋〕極樂世界的講堂、精舍、宮殿與樓觀，全都由七寶自然合成，又以眞珠、明月珠、如意珠等眾多珍寶交織、裝飾在這些建築物上面。這些建築物的裡外四周，有很多七寶浴池，其大小，從十由旬、二十由旬、三十由旬，直到百千由旬，每個浴池的長寬深淺，各有適當比例。七寶池充滿八功德水，水質澄澈明亮，清淨香潔，味道像甘露一樣。

〔註解〕①講堂：說法的地方。②精舍：修行的地方。③宮殿、樓觀：居住的地方。宮殿，泛指高大華麗的房屋。樓觀，泛指樓殿之類的高大建築物。④浴池：其他經譯爲，七寶池或七妙寶池。如佛在《稱讚淨土佛攝受經》說：「極樂世界淨佛土中，處處皆有七妙寶池，八功德水彌滿其中。」⑤八功德水：此水具有八種功能利益，如佛在《稱讚淨土佛攝受經》說：「何等名爲八功德水？一者澄淨（清澈潔淨），二者清冷（清涼），三者甘美（味道甜美），四者輕軟（輕柔），五者潤澤（滋潤），六者安和（不會泛濫成災），七者飲時除飢渴等無量過患，八者飲已定能長養諸根四大（滋養六根身體）；增益種種殊勝善根，多福眾生常樂受用。」

黃金池者底白銀沙。白銀池者底黃金沙。水精池者底琉璃①沙。琉璃池者底水精沙。珊瑚池者底琥珀②沙。琥珀池者底珊瑚沙。車磲③池者底瑪瑙沙。瑪瑙池者底車磲沙。白玉池者底紫金④沙。紫金池者底白玉沙。或二寶三寶。乃至七寶轉共合成。其池岸上有栴檀樹，華葉垂布香氣普熏。天優缽羅華、缽曇摩華、拘物頭華、分陀利華。雜色光茂彌覆水上。

七寶浴池由各種珍寶組成：黃金池的池底，鋪滿白銀沙；白銀池的池底，鋪滿黃金沙；水晶池的池底，鋪滿琉璃沙；琉璃池的池底，鋪滿水晶沙；珊瑚池的池底，鋪滿琥珀沙；琥珀池的池底，鋪滿珊瑚沙；硨磲池的池底，鋪滿瑪瑙沙；瑪瑙池的池底，鋪滿硨磲沙；白玉池的池底，鋪滿紫金沙；紫金池的池底，鋪滿白玉沙；又有以兩種、三種以至七種寶物轉換共同合成。又有些浴池由二種、三種乃至由七種珍寶共同組成。

七寶池岸邊有很多紫檀香木，樹上的花葉，垂下來散發香味，到處都聞得到。七寶池上有青色蓮花、紅色蓮花、黃色蓮花與白色蓮花，這些蓮花都會放光，多種色光，互相輝映，瀰漫覆蓋於水面上。另外，我們只要發願往生極樂世界，七寶池裡，就會生出一朵蓮花來，這朵蓮花隨著我們的修行一天一天的增長茂盛。

〔註解〕①琉璃：青色寶玉。②琥珀：松柏等樹脂的化石。③硨磲：車渠乃海中大蛤，外殼上有似壟之紋，如車輪之渠，其殼內白皙如玉。後世多以大蛤及白珊瑚所製之物為硨磲。④紫金：一種珍貴礦物。

彼諸菩薩及聲聞眾，若入寶池，意欲令水沒足，水即沒足；欲令至膝，即至於膝；欲令至腰，水即至腰；欲令至頸，水即至頸；欲令灌身，自然灌身；欲令還複，水輒還複。調和冷暖，自然隨意，開神悅體，蕩除心垢①。

那裡的所有菩薩及聲聞，如果進入七寶池洗澡，水會隨著意念而流動：想水到腳水就到腳；想水到膝部水就到膝部；想水到腰部水就升到腰部；想水到頸部水就升到頸部；想灌洗全身，水就灌洗全身，想要復原，水就恢復原狀。還有池水的冷熱，完全隨心所欲。經沐浴後，精神爽朗、身體舒暢，所有的心垢（貪、瞋、癡、慢、疑、邪見等）都蕩除淨盡。

〔註解〕①蕩除心垢：心垢，指貪、瞋、癡、慢、疑、邪見諸煩惱，這些就像污泥一樣，把眞心一層一層的垢蔽。在七寶池裡洗澡，就能將羅漢、菩薩的心垢一層一層洗淨，恢復眞心的萬德萬能。

清明澄潔，淨若無形，寶沙映徹，無深不照。微瀾回流，轉相灌注，安詳徐逝，不遲不疾。波揚無量自然妙聲，隨其所應，莫不聞者。或聞佛聲，或聞法聲，或聞僧聲、或寂靜聲①、空無我聲②、大慈悲聲、波羅蜜聲，或十力無畏③不共法④聲、諸通慧⑤聲、無所作⑥聲、不起滅⑦聲、無生忍聲、乃至甘露灌頂，眾妙法聲。如是等聲，稱其所聞，歡喜無量。

〔淺釋〕七寶池的水質非常潔淨、透明，好像沒有形體似的。池底寶砂晶瑩剔透，無論多深都能照見。池水生起微小波紋，波紋互相激盪，水流安詳慢慢消逝，不慢也不快。忽然掀起波浪，池水發出自然美妙法音，隨著個人的根性程度，每個人都能聽到屬於自己的妙法聲音：或聽到佛說法的聲音，或聽到八萬四千法的聲音，或聽到聖僧說法的聲音，或聽到寂靜之音，或聽到空無我聲，或聽到大慈悲聲，或聽到六波羅蜜聲（布施、持戒、忍辱、精進、禪定、般若）。或聽到如來的十力、四無畏、十八不共法聲，或聽到各種神通智慧聲，或聽到無爲之聲，或聽到無生滅變化之聲，或聽到無生法忍聲。乃至於聽到佛灌頂之聲。以上十種微妙法音，都能對應每個人而得法益，產生無量歡喜。

〔註解〕①寂靜聲：音聲性寂靜，引人進入寂靜狀態。寂靜，指身口意三業靜止的狀態，也就是禪定狀態。②空無我聲：聞空無我聲，能得諸空定甚深三昧。空，不是沒有，而是無量、無障礙的有。空是一種證量，言語道斷。若認爲空是沒有，就會否定因果，更大膽造惡業！「無我」指五蘊（身心活動）感知的我，不是眞我。眞我（又稱眞心、佛性）凡夫感知不到。如佛在《悲華經》說：「微風吹此金多羅樹出微妙聲，所謂苦、空、無我、無常等聲，聞是聲者，皆得光明三昧，以三昧力故，得諸空定甚深三昧。」在《小品般若波羅蜜經》說：「甚深相者，即是空義，即是無相，無作無起，無生無滅……無量者，即是空義……若空即是無盡，若空即是無量……但以名字方便故說……諸法實相不可得……一切法空相，不可得說。」在《大乘本生心地觀經》說：「我以眾喻明空義……如空飛鳥無所礙……若能觀心體性空，惑障不生便解脫。……若執空理爲究竟者。空性亦空，執空作病亦應除遣。何以故？若執空義爲究竟者，諸法皆空無因無果。」在《增壹阿含經》說：「無我者空。以空無我、彼空。如是智者之所觀也。痛、想、行、識亦復無常、苦、空、無我。其實空者彼無我空。如是智者之所學也，此五盛陰皆空」。③無畏：佛說法時具有四種無畏：（一）一切智無所畏：一切法門無所不知，對大眾說法無所畏懼。（二）漏盡無所畏：佛已斷盡一切煩惱，故永無恐懼心。（三）說障法無畏：對任何非難、障害佛道的一切法門，通曉無礙，而能對機說法，降伏外道，無所畏懼。（四）說出道無畏：宣說出離生死苦海之正道而無所畏。④不共法：十八不共法。指唯佛獨有的功德：（一）身無失。（二）口無失。（三）意無失。（四）無異想。（五）無不定心。（六）無不知捨心。（七）欲無減。（八）精進無減。（九）念無減。（十）慧無減。（十一）解脫無減。（十二）解脫知見無減。（十三）一切身業隨智慧行。（十四）一切口業隨智慧行。（十五）一切意業隨智慧行。（十六）智慧知過去世無礙。（十七）智慧知未來世無礙。（十八）智慧知見現在世無礙。這叫十八不共法。如佛在《雜阿含經》：說「如來成就十種力，得四無畏，知先佛住處，能轉梵輪，於大眾中震師子吼言：此有故彼有，此起故彼起，謂緣無明行……廣說乃至純大苦聚集，純大苦聚滅。」在《勝天王般若波羅蜜經》：說「坐菩提樹，爲成就十力，四無畏，十八不共法，轉大法輪，作師子吼，以法布施，令諸眾生皆悉飽滿；爲欲清淨眾生法眼，無上正法降伏外道。」⑤諸通慧聲：諸通，指六種神通，神足通、天眼通、天耳通、他心通、宿命通、漏盡通。神通以慧爲體。如佛在《長阿含經》：說「云何六證法。謂六神通。一者神足通證。二者天耳通證。三者知他心通證。四者宿命通證。五者天眼通證。六者漏盡通證。」在《普曜經》：說「成一切智慧，以逮諸通慧。」⑥無所作：無造作之意。如佛在《長阿含經》：說「身得止息樂，心得善解脫，無爲無所作，正念不傾動，了知一切法，不起諸亂覺。」⑦不起滅：無因緣造作（因此也不會隨因緣而滅）。離生滅變化而絕對常住之法。例如涅槃。

隨順清淨離欲寂滅真實之義，隨順三寶、力、無所謂、不共之法，隨順通慧菩薩，聲聞所行之道。無有三塗苦難之名，但有自然快樂之音，是故其國，名曰極樂。

〔淺釋〕聽聞微妙法音之後，即能隨著這些音聲，得到清淨、離欲、滅除煩惱，照見諸法實相的利益。以及隨順佛法僧三寶、十力、四無畏、十八不共法，而得到這些道法。亦能隨順諸通慧菩薩、羅漢所行的道法，而得到這些法益。又那裡沒有三惡道，沒有苦難，只有自然快樂之聲，所以這個佛國淨土，名爲極樂世界。

阿難！彼佛國土，諸往生者，具足如是清淨色身，諸妙音聲，神通功德。所處宮殿，衣服飲食，眾妙華香，莊嚴之具，猶第六天自然之物。若欲食時，七寶缽器，自然在前。金、銀、琉璃、硨磲、瑪瑙、珊瑚、琥珀、明月、真珠，如是諸缽，隨意而至。百味飲食，自然盈滿。雖有此食，實無食者，但見色聞香，意以為食①，自然飽足。身心柔軟，無所味著，事已化去，時至複現。

〔淺釋〕阿難！往生到無量壽佛淨土的眾生，都具足清淨身體，說話聲音美妙，擁有神通功德。他們所居住的宮殿，穿的衣服，吃的食物，以及種種香花與裝飾用品，都類似第六天的自然形成的物品。爲什麼拿第六天作比喻呢？因爲人間的東西沒辦法比，只好舉出天上最美的來比喻。

當他們要吃飯的時候，七寶合成的餐具，自然出現在眼前。金、銀、琉璃、硨磲、瑪瑙、珊瑚、琥珀、明月、眞珠各種餐具，想要那種餐具，那種餐具就隨念出現。百種美味的食物、飲料，自然裝滿在餐具裡。雖然有這些美食，但不像人間用嘴巴去吃，只是看看食物的形狀顏色，聞聞氣味，這樣就自然飽足了。吃飽後身心柔軟，也不會執著食物的美味。用餐完畢，餐具、食物就自動消失，到了下次要吃飯的時候，那些七寶餐具、飲食又再出現。

〔註解〕①意以爲食：眾生有四種食：（1）段食：如人吃飯菜，由嘴巴、牙齒分段咀嚼、吞嚥吃下去，故稱段食。（2）觸食：動物的蛋。如《集異門足論》說：「如鵝、雁、孔雀、鸚鵡、鴿、春鸚、離黃、命命鳥等，既生卵已，時時親附，時時覆育，時時溫暖，令生樂觸。（3）思食：又稱念食、意食，如佛在《長阿含經》說：「有眾生因念食得存，諸根增長，壽命不絕。」（4）識食：如無色界天神即以識爲食。如佛在《增一阿含經》說：「云何爲識食？所念識者，意之所知，梵天爲首，乃至有想無想天，以識爲食。」

彼佛國土，清淨安隱，微妙快樂，次於無為泥洹之道。彼佛國土，清淨安隱，微妙快樂，次於無為泥洹之道。其諸聲聞菩薩天人，智慧高明，神通洞達，咸同一類，形無異狀①，但因順餘方，故有天人之名。顏貌端正，超世希有；容色微妙，非天非人。皆受自然虛無之身，無極之體。

〔淺釋〕無量壽佛的淨土清淨無染、安全穩當，充滿微妙之樂，這種妙樂只比涅槃之樂，次一等而已。在淨土的聲聞、菩薩、天人，全都具足高明智慧，無礙的神通力，而且全部具足三十二相、八十種好，及紫磨眞金色身，在相貌上也沒有好醜之別。由於順應他方世界習慣，所以仍有天人名稱。他們的身體顏色好看、相貌端正，超過他方世界眾生，這種身體在十方世界中極爲稀少。他們的身體是自然形成的，就像虛空，無老病死之變化，且壽命無有極限。

〔註解〕①咸同一類，形無異狀：所有聖眾全具有紫磨眞金色身。又身體在形貌、光色上也完全平等，沒有高矮、胖瘦、美醜的差別。如佛在《無量壽經說》說：「設我得佛，國中天人，不悉眞金色者，不取正覺。……設我得佛，國中天人，形色不同，有好醜者，不取正覺。」

佛告阿難：無量壽國，其諸天人，衣服、飲食、華香、瓔珞、繒蓋幢幡①、微妙音聲、所居舍宅宮殿樓閣，稱其形色，高下大小，或一寶二寶，乃至無量眾寶，隨意所欲，應念即至。又以眾寶妙衣，遍佈其地，一切天人踐之而行。無量寶網，彌覆佛土，皆以金縷、真珠、百千雜寶奇妙珍異，莊嚴校飾，周匝四面，垂以寶鈴，光色晃曜，盡極嚴麗。

〔淺釋〕佛告訴阿難尊者，在無量壽佛國的眾生，穿的衣服、吃的飲食、花、香、裝飾珠玉、幢幡寶蓋、各種微妙法音，以及居住的房舍、宮殿、樓閣，這些建築物的形狀、顏色、高低、大小都恰到好處。還有生活上的各種用品、寶物，不必尋找，只要動個念頭，用品寶物自然出現眼前。又以眾多珍寶妙衣遍佈地上，一切天人踩在上面行走。無量寶網覆蓋大地，寶網有金絲、眞珠、百千種奇珍異寶，莊嚴地裝飾。四周垂掛寶鈴，發出鮮明光色，莊嚴美麗到了極點。

〔註解〕①繒蓋幢幡：繒蓋，傘狀或圓形的寶蓋，由高貴布料製成。幢幡，一個很高的竿子，竿頂裝上珠寶、裝飾品，然後用很細的絲織品垂下來，長條形旗幟。繒蓋幢幡，代表一種威德、力量。表徵佛菩薩現身時，所用的儀仗器具。

自然德風，徐起微動。其風調和，不寒不暑，溫涼柔軟。不遲不疾吹諸羅網，及眾寶樹，演發無量微妙法音，流布萬種溫雅德香。其有聞者，塵勞垢習①，自然不起。風觸其身，皆得快樂，譬如比丘，得滅盡三昧②。

〔淺釋〕自然和風，微微吹動，和諧流暢，不冷不熱，吹在身上柔軟舒適。和風不慢也不快，吹向眾寶網、寶樹，演奏出無量微

妙法音，以及吹送萬種溫潤典雅的香氣。凡聞到聲音、香氣的眾生，他的一切煩惱、習氣自然不會生起。微風吹到身上，就感到無比快樂。這種快樂，就像比丘入了滅盡定，那樣的快樂！

〔註解〕①塵勞垢習：貪瞋癡的污垢、習氣，致使身心疲勞不已。「塵勞」，煩惱的別名。因煩惱能染心猶如塵垢，又能驅使身心疲勞。②滅盡三昧：又稱滅盡定。六識心所已滅之精神統一狀態，此時身口意三業活動已經停止，但識不離身，仍然活著，且有體溫。此爲九次第定之最高境界。如佛在《雜阿含經》說：「滅盡定者，身、口、意行滅，不捨壽命，不離於暖，諸根不壞，身命相屬。」

又風吹散華，遍滿佛土，隨色次第，而不雜亂，柔軟光澤，馨香芬烈。足履其上，蹈下四寸，隨舉足已，還複如故。華用已訖，地輒開裂，以次化沒，清淨無遺。隨其時節，風吹散華，如是六反①。

〔淺釋〕又和風吹拂七寶行樹，樹上的妙花隨風飄散，遍滿整個極樂國土。飛花飄落，依照不同顏色，在地面上形成各種美妙圖案，沒有絲毫雜亂。妙花的質地柔軟還具有光澤，並且會散發出濃郁的芳香。腳踩在花上，便陷下四寸，腳提起來又恢復原狀。妙花使用完畢，大地自然裂開，妙花埋入地下，地上又是一片乾淨，不留一點痕跡。隨著時辰變化，風又再次吹起，花又再次落下，像這樣每天循環六次。

〔註解〕①六反：極樂世界晝夜分六個時辰。這六個時辰會從天空落下天花。如佛在《稱讚淨土佛攝受經》說：「極樂世界，淨佛土中，晝夜六時，常雨種種，上妙天花，光澤香潔，細軟雜色。」

又眾寶蓮華，周滿世界。一一寶華，百千億葉，其華光明，無量種色。青色青光、白色白光，玄黃朱紫，光色赫然，煒燁煥爛，明曜日月。一一華中，出三十六百千億光，一一光中，出三十六百千億佛，身色紫金，相好殊特。一一諸佛，又放百千光明，普為十方說微妙法。如是諸佛，各各安立無量眾生於佛正道。

〔淺釋〕又有眾寶所成的蓮花，鋪滿整個極樂世界，每一朵蓮花，各有百千億片的花瓣。蓮花發出光明，呈現出無量種光色。青色的花發出青光，白色的花發出白光，黑色、黃色、紅色、紫色，每種花，都發出非常醒目的光色。光明燦爛，如同日月。每一朵寶花，都發出三十六百千億道光，每一道光，都現出三十六百千億尊佛，每一尊佛身紫磨真金色，相貌美好殊特。每一尊佛，又放百千道光明，並廣為十方眾生演說微妙佛法。像這樣眾多的佛，各各接引無量眾生安立在佛法的正道上。

……佛語阿難，彼國菩薩，承佛威神①，一食之頃，往詣十方無量世界，恭敬供養，諸佛世尊。隨心所念，華香、伎樂、衣蓋、幢幡，無數無量供養之具，自然化生，應念即至。珍妙殊特，非世所有，輒以奉散諸佛，及諸菩薩聲聞之眾。在虛空中化成華蓋②，光色昱爍，香氣普熏。其華周圓四百里者，如是轉倍，乃覆三千大千世界，隨其前後，以次化沒。其諸菩薩僉然③欣悅，於虛空中，共奏天樂，以微妙音，歌歎佛德，聽受經法，歡喜無量。供養佛已，未食之前，忽然輕舉，還其本國。」

〔淺釋〕佛對阿難說：極樂世界的菩薩，承受無量壽佛的威神助力。能夠於一頓飯的時間內，前往十方無量世界拜訪、恭敬供養諸佛。又隨其心念，所有的花、香、伎樂、衣蓋、幢幡等無量供養物品都自然出現，並隨著意念立即到來。這些供品珍妙奇特，非世間所有。他們就以這些供品分別獻給諸佛、菩薩及聲聞眾。

他們獻出的花朵，在每尊佛世界的虛空中化成花蓋，花蓋光色閃耀，香氣普薰十方。花蓋圓周四百里，然後不斷放大倍增，直到遍覆三千大千世界。隨著獻花先後次序，花蓋依次化沒。所有菩薩全都歡欣喜悅，並在虛空之中合奏天樂，以微妙的聲音，歌頌讚嘆佛的功德。結束後，聽佛講經說法，領受經典義理，感到無限歡喜。供養諸佛結束後，便於用餐之前，輕舉雙足，飛回極樂世界。

〔註解〕①威神：威，威德，指道德力量。神，指神通力量。②在虛空中化成華蓋：每尊佛教化的世界是一個三千大千世界，在那個大千世界的虛空之中化成花蓋。③僉然：和諧貌。

佛語阿難：無量壽佛，為諸聲聞菩薩天人頒宣法時，都悉集會七寶講堂，廣宣道教①，演暢②妙法，莫不歡喜，心解得道。即時四方自然風起，吹七寶樹，出五音聲。無量妙華，隨風四散，自然供養，如是不絕。一切諸天，皆齎天上百千華香，萬種伎樂，供養其佛，及諸菩薩聲聞之眾。普散華香，奏諸音樂，前後來往，更相開避，當斯之時，熙怡③快樂，不可勝言。」

〔淺釋〕佛告訴阿難：無量壽佛要為聲聞、菩薩、天人說法之時，他們全都會來七寶講堂集會。無量壽佛廣說成佛之道，詳細解說微妙佛法，每個人聽了都很歡喜，而且全都心開意解，證得道果。就在此時各地自然起風，吹動七寶樹，奏出五種音樂。寶樹上無量妙花，隨風飄散，供養無量壽佛，及會場大眾，像這樣的大自然供養相繼不絕。這時所有天人獻上百千種香花，萬種伎樂，供養無量壽佛、所有菩薩、聲聞聖眾。他們遍撒妙花、妙香，演奏各種音樂，前後往來互相禮讓。正當此時，充滿和樂喜悅，這種快樂，不是語言可以形容。

〔註解〕①道教：成佛之道的教育。道，成佛之道。教，教導。②演暢：闡明、詳細說明。③熙怡：和樂、喜悅的意思。

佛告阿難：生彼佛國諸菩薩等，所可講說，常宣正法，隨順智慧，無違無失。於其國土所有萬物，無我所心①，無染著心②。去來進止，情無所系。隨意自在，無所適莫③，無彼無我，無競無訟。于諸眾生，得大慈悲饒益之心。柔軟調伏，無忿恨心。離蓋④清淨，無厭怠心。等心。勝心。深心。定心。愛法樂法喜法之心。滅諸煩惱，離惡趣心。究竟一切菩薩所行，具足成就無量功德。得深禪定⑤，諸通明慧⑥，遊志七覺⑦，修心佛法。

〔淺釋〕佛對阿難說：往生極樂世界的所有菩薩，常在合適的時間地點爲眾生宣講正法，他們說的都能契合無量壽佛的智慧，沒有違背也無忘失。對於淨土萬物，既沒有想要據爲已有的心，也沒有貪愛迷戀的心。無論去留心中沒有牽掛，一切隨意自在，無論到那裡都好。不執著於我，也不執著於他，不與人競爭，也不與人爭論。對所有眾生，都以大慈悲心關懷救度，不管眾生多惡劣，不堪教化，都能心情柔軟平靜，即使眾生惡言相向，也不生忿怒憎恨心。因爲菩薩心，已經遠離五蓋（貪欲、瞋恚、睡眠、掉舉、懷疑）所以心境永遠清淨；在幫助眾生時，也從不生起厭惡或懈怠心。

淨土菩薩常懷「等心」視一切眾生平等。「勝心」生起殊勝菩提心。「深心」深入諸法實相。「定心」心住定中。「愛法、樂法、喜法之心」對正法充滿愛樂歡喜之心。「滅諸煩惱，離惡趣心」消除貪瞋癡煩惱，心不迷惑、不造惡業，故遠離惡道輪迴。他們修滿一切菩薩六度萬行，具足和成就無量功德，得甚深禪定，獲得六通、三明智慧，能自在安住於七覺支，及修心的佛法之上。

〔註解〕①我所心：這是我的，那也是我的，就是我所心。我執，就是造惡的因！②無染著心：心不被沾染黏著，因爲靜定，心無所求。③無所適莫：無論到哪裡都好，沒有適合或不適合。④蓋：五蓋。心、佛、眾生三無差別，因爲五蓋：貪欲蓋、瞋恚蓋、睡眠蓋、掉舉蓋（心浮動靜不下來）、懷疑蓋，把心的本性給遮蓋，而無法證得佛的智慧、神通、快樂。⑤得深禪定：往生淨土之人，在獲得智慧、神通之前，必然經過「得深禪定」的過程。⑥諸通明慧：「諸通」指六神通：天眼通、天耳通、神足通、他心通、宿命通、漏盡通。「明」指三明。⑦遊志七覺：遊志，謂將注意力投向某一方面。七覺，又名七覺支、七菩提分。「七覺支」指覺悟的七個要素。「支」即要素的意思。七覺支的次序：⑴念覺支，思憶、領悟佛法眞理。⑵擇法覺支，領悟佛理後，選擇一個適合自己修行的法門。⑶精進覺支，擇法後，一直精進不懈的修行下去。⑷猗覺支，又譯爲輕安覺支。精進的結果，身心輕鬆安穩。⑸喜覺支，輕安後，進一步法喜充滿。⑹定覺支，再來是入「定」，心不散亂。⑺捨覺支，有定慧之後，便無欲、無憂，平等，捨離放下。如佛在《雜阿含經》說：「有七覺支，能作大明，能爲目，增長智慧，爲明、爲正覺，轉趣涅槃。何等爲七？謂念覺支、擇法覺支、精進覺支、猗（輕安）覺支、喜覺支、定覺支、捨覺支。爲明、爲目，增長智慧，爲明、爲正覺，轉趣涅槃。」

肉眼①清澈，靡不分了；天眼②通達，無量無限；法眼③觀察，究竟諸道；慧眼④見真，能度彼岸；佛眼⑤具足，覺了法性，以無礙智⑥為人演說。等觀三界，空無所有；志求佛法，具諸辯才，除滅眾生煩惱之患⑦。」

〔淺釋〕淨土菩薩的肉眼，清明透徹，無論遠近、粗細、晝夜，沒有什麼看不清楚的；淨土菩薩具足天眼，能看清楚六道眾生，及其死後去處；淨土菩薩具足法眼，徹見佛法正理，了知眾生差別，及對治之法，故能廣度眾生；淨土菩薩具足慧眼，照見眞實，了知眾生根器、諸法平等、性空，故能度眾生至彼岸；淨土菩薩具足佛眼，通達諸法本性，無所不知。以無礙智慧，為眾生說法。淨土菩薩平等觀照三界，了悟諸法畢竟是空，如夢如幻，但仍志求佛道，具備各種智慧辯才，為眾生去除煩惱苦厄。

〔註解〕①肉眼：肉眼，菩薩五眼（肉眼、天眼、慧眼、法眼、佛眼）之一。淨土菩薩之肉眼能見極遙遠、極微細的東西，無論晝夜都能看清楚。如佛在《華嚴經》說：「肉眼，見一切色故」在《眾許摩訶帝經》說：「菩薩兩目清淨，明朗遠視，見一由旬，微細塵色，過於天眼，晝夜無異。」在《大般若波羅蜜多經》說：「云何菩薩摩訶薩得淨肉眼？……菩薩摩訶薩得淨肉眼，明了能見大千世界。舍利子！是為菩薩摩訶薩得淨肉眼。」②天眼：菩薩天眼能看到地獄、餓鬼、動物、人類、天神等眾生，及其死後之去處。如佛在《華嚴經》說：「天眼，見一切眾生死此生彼故。」在《過去現在因果經》說：「菩薩以天眼力，觀察五道。」在《大般若波羅蜜多經》說：「云何菩薩摩訶薩得淨天眼？……菩薩摩訶薩得淨天眼，能見一切四大王眾天天眼所見，亦如實知；能見一切三十三天、夜摩天、覩史多天、樂變化天、他化自在天天眼所見，亦如實知……一切四大王眾天乃至色究竟天所得天眼皆不能見亦不能知。舍利子！諸菩薩摩訶薩得淨天眼，能見十方殑伽沙等諸世界中，諸有情類死此生彼，亦如實知。舍利子！是為菩薩摩訶薩得淨天眼。」③法眼：徹見一切佛法正理，了知眾生種種差別，及對治的佛法，故能度眾生修行證道。如佛在《華嚴經》說：「法眼，見一切法眞實相故。」在《大般若波羅蜜多經》說：「云何菩薩摩訶薩得淨法眼？……菩薩摩訶薩得淨法眼，能如實知補特伽羅種種差別。謂如實知：此是隨信行，此是隨法行，此是無相行，此住空，此住無相，此住無願。「又如實知：此由空解脫門起五根，由五根起無間定，由無間定起解脫智見，由解脫智見永斷三結，得預流果。薩迦耶見、戒禁取、疑，是謂三結。復由初得修道，薄欲貪、瞋，得一來果。復由上品修道，盡欲貪、瞋，得不還果。復由增上修道，盡五順上分結，得阿羅漢果。……諸菩薩摩訶薩得淨法眼能如實知……或生刹帝利大族，或生婆羅門大族，或生長者大族，或生居士大族，……住如是處成熟有情，隨諸有情心所愛樂，能施種種上妙樂具，亦能嚴淨種種佛土……是爲菩薩摩訶薩得淨法眼。」④慧眼：照見眞實，了知眾生根器、諸法平等、性空，故能度眾生至彼岸。如佛在《華嚴經》說：「慧眼，見一切眾生諸根故。」在《大般若波羅蜜多經》說：「云何菩薩摩訶薩得淨慧眼？……菩薩摩訶薩得淨慧眼，不見有法若有爲、若無爲，不見有法若有漏、若無漏……乃至一切法若自性、若差別都無所見。舍利子！是菩薩摩訶薩得淨慧眼，於一切法非見非不見、非聞非不聞、非覺非不覺、非識非不識。舍利子！是爲菩薩摩訶薩得淨慧眼。」⑤佛眼：佛眼無所不見、無所不聞、無所不覺。如佛在《華嚴經》說：「佛眼，見如來十力故」在《大般若波羅蜜經》說：「云何菩薩摩訶薩得淨佛眼？……菩薩摩訶薩菩提心無間，入金剛喻定，得一切相智，成就佛十力、四無所畏、四無礙解、大慈、大悲、大喜、大捨、十八佛不共法等無量無邊不可思議殊勝功德，爾時成就無障無礙解脫佛眼。諸菩薩摩訶薩由得如是清淨佛眼，超過一切聲聞、獨覺智慧境界，無所不見、無所不聞、無所不覺、無所不識，於一切法見一切相。舍利子！是爲菩薩摩訶薩得淨佛眼。舍利子！諸菩薩摩訶薩要得無上正等菩提乃得如是清淨佛眼。」⑥無礙智：自在無礙的智慧，即佛的智慧。如佛在《大集經》說：「無礙智慧無有邊，善解眾生三世事。」在《佛說無量壽經》說：「佛眼具足，覺了法性，以無礙智爲人演說。」⑦等觀三界，空無所有；志求佛法，具諸辯才，除滅眾生煩惱之患：這段是講菩薩的權實二智。「等觀三界，空無所有」爲實智，也就是菩薩觀三界一切法皆緣起性空，如夢幻泡影，空無所有，這是照見空性的實智。「志求佛法，具諸辯才，除滅眾生煩惱之患」是權智（善巧之智），也就是度生的智慧。雖然三界是幻象，但眾生因造業、迷惑的力量，仍然像做惡夢一樣，遭受各種苦厄。菩薩為了救度眾生，立志尋求一切佛法，具足了「法無礙辯、義無礙辯、辭無礙辯、樂說礙辯」四種無礙辯才，目的是為了除滅眾生心中的煩惱苦難。

……身色相好，功德辯才具足莊嚴，無與等者。恭敬供養無量諸佛，常為諸佛所共稱歎。究竟菩薩諸波羅蜜，修空、無相、無願三昧①，不生不滅諸三昧門，遠離聲聞緣覺之地。阿難！彼諸菩薩，成就如是無量功德，我但為汝略言之耳。若廣說者，百千萬劫不能窮盡。」

〔淺釋〕淨土菩薩具足以上種種智慧神通力量。他們的色身、相貌美好，懷有無量功德、辯才，具足一切莊嚴，沒有眾生能夠跟他們相提並論。他們恭敬供養無量諸佛，常被諸佛所稱歎。他們圓滿六波羅密行，修成空三昧、無相三昧、無願三昧，及安住在不生不滅的定慧等持之境界，成就遠超過阿羅漢、辟支佛之境界。阿難！那些菩薩成就如此無量功德，以上我只是對你略說而已，若要詳說即使有百千萬劫的時間，也說不盡。」

〔註解〕①空、無相、無願三昧：指空三昧、無相三昧、無願三昧。三昧是心住一境，定慧等持之境界。「空三昧」靜觀世間一切法皆因緣生，故無我、無我所，空掉我及我所，名空三昧。「無相三昧」又稱無想三昧。靜觀世間一切形相都是虛假，故於一切諸法皆無想念，亦不可見，名無相三昧。「無願三昧」靜觀一切法皆是幻有，故無所願求，名無願三昧。如佛在《雜阿含經》說：「云何空三昧？謂聖弟子世間空，世間空如實觀察，常住不變易，非我、非我所，是名空心三昧」在《增壹阿含經》說：「彼云何名為空三昧？所謂空者，觀一切諸法，皆悉空虛，是謂名爲空三昧。彼云何名爲無想三昧？所謂無想者，於一切諸法，都無想念，亦不可見，是謂名爲無想三昧。云何名爲無願三昧？所謂無願者，於一切諸法，亦不願求。是謂，名爲無願三昧。」

2.《阿彌陀三耶三佛薩樓佛檀過度人道經》

《佛說阿彌陀三耶三佛薩樓佛檀過度人道經》說：「選擇二百一十億佛國土中，諸天人民之善惡。國土之好醜……即選擇心中所願。……第三願。使某作佛時。令我國土。自然七寶。廣縱甚大曠蕩。無極自軟好。所居舍宅。被服飲食。都皆自然。皆如第六天王所居處。得是願乃作佛。不得是願終不作佛。

……第十三願。使某作佛時。令我國中諸菩薩。欲共供養八方上下。無央數諸佛。皆令飛行。即到欲得自然萬種之物。即皆在前。持用供養諸佛。悉皆遍已後。日未中時。即飛行還我國。得是願乃作佛。不得是願終不作佛。第十四願。使某作佛時。令我國中。諸菩薩阿羅漢欲飯時。即皆自然七寶鉢中。有自然百味飯食在前，食已自然去。得是願乃作佛。不得是願終不作佛。……其國地皆自然七寶。其一寶者白銀。二寶者黃金。三寶者水精。四寶者琉璃。五寶者珊瑚。六寶者琥珀。七寶者車渠。是為七寶。皆以自共為地。曠蕩甚大無極。皆自相參。轉相入中。各自焜煌參明。極自軟好。甚姝無比。……終無天雨時。亦無有春夏秋冬。亦無大寒。亦無大熱。常和調中適，甚快善無比。皆有自然萬種之物。百味飯食，意欲有所得，即自然在前，所不用者，即自然去。比如第六天上自然之物。恣若自然即皆隨意。……但有諸菩薩阿羅漢無央數。悉皆洞視徹聽。悉遙相見。遙相瞻望。遙相聞語聲。悉皆求道善者。同一種類。無有異人。其諸菩薩阿羅漢。面目皆端正。淨潔絕好。悉同一色。無有偏醜惡者也。諸菩薩阿羅漢。皆才猛黠慧，皆衣自然之衣。……諸菩薩阿羅漢所居舍宅。皆復以七寶金銀水精琉璃珊瑚虎珀車碟瑪瑙化生。轉共相成其舍宅。悉各有七寶樓觀欄楯。……阿彌陀佛講堂精舍。及諸菩薩阿羅漢。所居舍宅中。內外處處。皆復有自然流泉浴池。皆與自然七寶俱生。……。浴池中水皆清香潔。池中皆有香華。悉自然生百種華。種種異色。色異香華。枝皆千葉甚香無比也。香不可言。……諸菩薩阿羅漢。中有但欲聞經者。中有但欲聞音樂者。中有但欲聞華香者。有不欲聞經者。有不欲聞音樂聲者。有不欲聞華香者。其所欲聞者。輒即獨聞之。不欲聞者。則獨不聞。隨意所欲喜樂。不違其願也。浴訖各自去。行道中有在地講經者。誦經者。說經者。口受經者。聽經者。念經者。思道者。坐禪者。經行者。中有在虛空中講經者。誦經者。說經者。口受經者。聽經者。念經者。思道者。坐禪一心者。經行者。……意欲得萬種自然之物。在前即自然。百種雜色華。百種雜繒綵。百種劫波育衣。七寶燈火。萬種伎樂。悉皆在前。其華香萬種自然之物。亦非世間之物。亦非天上之物也。是萬種物。都八方上下。眾自然合會化生耳。意欲得者。即自然化生。意不用者。即化去。……

佛言。阿彌陀佛及諸菩薩阿羅漢欲食時。即自然七寶机。劫波育罽疊以為座。佛及菩薩皆坐前。悉有自然七寶。鉢中有百味飲食。飲食者亦不類世間。亦非天上。此百味飲食。八方上下。眾自然飲食中精味。甚香美無比。自然化生耳。欲得甜酢在所欲得。……食訖諸飯具鉢机座。皆自然化去。欲食時乃復化生耳。諸菩薩阿羅漢。皆心淨潔。所飲食但用作氣力爾。皆自然消散摩盡化去。

佛告阿難。阿彌陀佛。為諸菩薩阿羅漢說經時，都悉大會講堂上。諸菩薩阿羅漢。及諸天人民無央數。都不可復計。皆飛到阿彌陀佛所。為佛作禮卻坐聽經。其佛廣說道智大經。皆悉聞知。莫不歡喜踊躍心開解者。即四方自然亂風起。吹七寶樹。皆作五音聲。

七寶樹華。覆蓋其國。皆在虛空中下向。其華之香遍一國中。皆散阿彌陀佛。及諸菩薩阿羅漢上。華墮地皆厚四寸。小萎即亂風吹。萎華自然去。四方亂風。吹七寶樹華。如是四反。即第一四天王。第二忉利天上。至三十二天上。諸天人皆持天上萬種自然之物。百種雜色華。百種雜香。百種雜繒綵。百種劫波育疊衣。萬種伎樂轉倍好相勝。各持來下。為阿彌陀佛作禮。供養佛及諸菩薩阿羅漢。諸天人皆復大作伎樂。樂阿彌陀佛及諸菩薩阿羅漢。當是時。快樂不可言。……諸菩薩阿羅漢所居。七寶舍宅中。有在虛空中者。有在地者。中有欲令舍宅最高者。舍宅即高中。有欲令舍宅最大者。舍宅即大中。有欲令舍宅在虛空中者。舍宅即在虛空中。皆自然隨意在所作為。……其作菩薩者。皆欲令悉作佛。作佛已。轉復教授。八方上下。諸天人民。及蜎飛蠕動之類。皆復欲令作佛。作佛已。復教授諸無央數天人民。蜎飛蠕動之類。皆令得泥洹道去。諸可教授弟子者。展轉復相教授。轉相度脫。至令得須陀洹。斯陀含。阿那含。阿羅漢。辟支佛道。轉相度脫。皆得泥洹之道悉如是。」

3.《阿彌陀經》

《阿彌陀經》說：「極樂國土，七重欄楯，七重羅網，七重行樹，皆是四寶周匝圍繞，是故彼國名為極樂……極樂國土，有七寶池，八功德水，充滿其中，池底純以金沙布地，四邊階道，金、銀、琉璃、玻璃合成。上有樓閣，亦以金、銀、琉璃、玻璃、硨磲、赤珠、瑪瑙而嚴飾之。池中蓮花大如車輪，青色青光、黃色黃光、赤色赤光、白色白光，微妙香潔……彼佛國土，常作天樂。黃金為地。晝夜六時，雨天曼陀羅華。其土眾生，常以清旦，各以衣祴盛眾妙華，供養他方十萬億佛，即以食時，還到本國，飯食經行。……彼國常有種種奇妙雜色之鳥：白鶴、孔雀、鸚鵡、舍利、迦陵頻伽、共命之鳥，是諸眾鳥，晝夜六時，出和雅音。其音演暢五根、五力、七菩提分、八聖道分，如是等法，其土眾生，聞是音已，皆悉念佛、念法、念僧。……是諸眾鳥，皆是阿彌陀佛，欲令法音宣流，變化所作……彼佛國土，微風吹動諸寶行樹，及寶羅網，出微妙音，譬如百千種樂，同時俱作。聞是音者，自然皆生念佛、念法、念僧之心。……彼佛有無量無邊聲聞弟子，皆阿羅漢，非是算數之所能知。諸菩薩眾，亦復如是。……極樂國土，眾生生者，皆是阿鞞跋致，其中多有一生補處，其數甚多，非是算數所能知之……舍利弗。眾生聞者，應當發願，願生彼國，所以者何？得與如是諸上善人俱會一處①。」

〔註解〕①得與如是諸上善人俱會一處：慧律法師表示：「與諸上善人，俱會一處」這句話最吸引我。在這世界上，再好的朋友，甚至親人都會爲了錢、權而背叛你，甚至刀棍相向，畢竟未斷無明的凡夫就是這樣。

4.《稱讚淨土佛攝受經》

《稱讚淨土佛攝受經》說：「極樂世界淨佛土中，處處皆有七重行列妙寶欄楯、七重行列寶多羅樹，及有七重妙寶羅網，周匝圍繞，四寶莊嚴：金寶、銀寶、吠琉璃寶、頗胝迦寶，妙飾間綺……極樂世界淨佛土中，處處皆有七妙寶池，八功德水彌滿其中……是諸寶池底布金沙，四面周匝有四階道，四寶莊嚴甚可愛樂。諸池周匝有妙寶樹，間飾行列香氣芬馥，七寶莊嚴甚可愛樂……是諸池中常有種種雜色蓮華，量如車輪，青形青顯青光青影，黃形黃顯黃光黃影，赤形赤顯赤光赤影，白形白顯白光白影，四形四顯四光四影……極樂世界淨佛土中，自然常有無量無邊眾妙伎樂，音曲和雅甚可愛樂。諸有情類聞斯妙音，諸惡煩惱悉皆消滅，無量善法漸次增長，速證無上正等菩提……極樂世界淨佛土中，周遍大地真金合成，其觸柔軟，香潔光明，無量無邊妙寶間飾……極樂世界淨佛土中，晝夜六時常雨種種上妙天華，光澤香潔，細軟雜色，雖令見者身心適悅而不貪著，增長有情無量無數不可思議殊勝功德。……極樂世界淨佛土中，常有種種奇妙可愛雜色眾鳥，所謂：鵝鴈、鶖鷺、鴻鶴、孔雀、鸚鵡、羯羅頻迦、命命鳥等。如是眾鳥，晝夜六時恒共集會，出和雅聲，隨其類音宣揚妙法，所謂：甚深念住、正斷、神足、根、力、覺、道支等無量妙法。彼土眾生聞是聲已，各得念佛、念法、念僧無量功德熏修其身。……極樂世界淨佛土中，常有妙風吹諸寶樹及寶羅網出微妙音。譬如百千俱胝天樂同時俱作，出微妙聲甚可愛玩；如是彼土常有妙風吹眾寶樹及寶羅網，擊出種種微妙音聲說種種法。彼土眾生聞是聲已，起佛、法、僧念作意等無量功德……極樂世界淨佛土中，有如是等無量無邊不可思議甚希有事。假使經於百千俱胝那庾多劫，以其無量百千俱胝那庾多舌，一一舌上出無量聲讚其功德亦不能盡，是故名為極樂世界。」

第 10 章　應弘護，大小乘法，誹謗定墮地獄

佛教有大乘（北傳佛教）、小乘（南傳佛教、聲聞乘）、密宗（藏傳佛教），與眾多宗派、法門。一切佛法，都能解脫生死。也能專修、複修、交替修。因此諸法平等，彼此不能誹謗。可是目前卻有許多修行人在謗法。例如修禪定貶低淨土；修淨土貶低禪定；密教貶低顯教；顯教貶低密教。大乘說小乘壞話，小乘說「大乘經典不是佛說的，是後人編寫的」。誹謗佛法之人，就是在消滅佛法，若親近這種人，必定跟謗法者，一起墮無間地獄。

慧律法師表示：「各宗派、法門，要互相尊重，不能起高傲之心，只要是佛說的法，都是平等無有高下」。又表示：「打死也不可謗佛、謗法、謗僧。……誹謗三寶，讓眾生對佛法沒信心，這是斷眾生的法身慧命，這比殺生罪過重百千萬倍。」虛雲老和尚說：「何得把禪淨強分為二呢？……不能融會貫通，視禪淨之法，如水火冰炭。虛雲對此，不能無言……為挽救末法根劣的人，故究淨土……倘能法法皆通，則是最高尚的修行」。聖嚴法師說：「佛教雖有藏傳、南傳與漢傳等傳承的不同，在修行方式上有所差別，但佛法的基本精神與原則都是一致的。」以下我們看佛經怎麼說？

一、佛隨衆生根器，說三乘，最終目的是成佛

1.《大乘大集地藏十輪經》說：「普應弘護三乘法①，欲得三乘最上乘②，應善觀察三乘法。歡喜為他普開示，當得成佛定無疑。破戒慳嫉懷憍慢，自讚毀他號大乘。捨離此人依智者，定當成佛度三界。於三乘器隨所宜，慈悲為說三乘法。隨願令滿無慳嫉，當得成佛定無疑。知蘊界處皆空寂，無所依住譬虛空。說法等攝諸有情，當獲妙覺無邊智。破戒意樂懷惡心，聞說大乘勝功德。詐號大乘為名利，如弊驢披師子皮。我今普告一切眾，若欲疾得勝菩提。當善修持十善業，護持我法勿毀壞。我昔諸餘契經說，應求大覺③行大乘④，捨離聲聞⑤、獨覺乘⑥，為清淨者說斯法。曾供無量俱胝佛，斷惡勤勞修淨心。我為勸進彼眾生，故說一乘⑦無第二。今此眾具三乘器，有但堪住聲聞乘。心極憂怖多事業，彼非上妙菩提器。有癡樂靜住獨覺，彼非上妙菩提器。有堪安住上妙智，故隨所樂說三乘。」

〔大意〕佛弟子若要成佛，應當普遍弘揚、護持三乘：小乘（南傳佛教、自稱上座部佛教）、獨覺乘、大乘（北傳佛教、漢傳佛教），密宗爲大乘佛教的分支也要護持。若要很快的得到解脫成佛，應當修十善業，護持一切佛法，不要誹謗小乘、大乘、密乘（大乘分支）。我過去曾說，應該捨小乘，修大乘，這是針對修小乘內心清淨之人說的話。由於眾生有小乘、獨覺乘、大乘三種根器，所以我才隨他們的根器、興趣、志向說三乘法。解脫輪迴後，不是到此爲止，還要進一步修佛乘，也就是廣度眾生，福慧雙修，直到圓滿成佛，這才是佛教的目的。

〔註解〕①三乘法：乘，乘載眾生至彼岸之意。佛教修行方法，分三種：聲聞乘（小乘、南傳佛教、上座部佛教、自稱原始佛教）、獨覺乘、菩薩乘（大乘佛教、北傳佛教）。修三乘法能證阿羅

漢、辟支佛、菩薩而解脫輪迴。但這只是階段性目標，還要繼續修一佛乘，自利利他圓滿成佛。之後繼續廣度眾生。②最上乘：佛乘。又稱佛乘、一乘。即成佛之道。③大覺：佛。佛具無上智慧。④大乘：菩薩乘，是指修六度而悟道者，它的果位是十地菩薩。⑤聲聞：聲聞乘，指聞四聖諦悟道者，它的果位是須陀洹、斯陀含、阿那含、阿羅漢。⑥獨覺乘：獨覺乘有二，一是聞佛說十二因緣而悟道者，稱緣覺。二是宿世聞法，於無佛時代，自我領悟十二因緣而悟道者，稱獨覺。它的果位是辟支佛。⑦一乘：又稱佛乘、一佛乘。

2.《華嚴經》：「若諸眾生應以大乘而調伏①者，為說種種菩薩乘道②，不為演說聲聞乘道。二、若諸眾生應聲聞乘③而調伏者，為說種種聲聞乘道，不為演說菩薩乘道。三、若諸眾生應以佛乘④而調伏者，為說如來一切智⑤道，不為演說獨覺乘道。四、若諸眾生應獨覺乘而調伏者，為說種種獨覺乘道⑥，不為演說一切智道。五、若諸眾生執著我法，為說無我及諸法空，不說我、人、眾生、壽命、士夫養育補特伽羅⑦、假、我、法道。六、若諸眾生執著有無，為說處中離邊際法⑧，不說有無墮邊際法。七、若諸眾生其心散亂，為說寂靜諸奢摩他、毘鉢舍那，不說種種散亂道法。八、若諸眾生愛樂世法，為說出世如如智道，不說愚癡嬰兒之道⑨。九、若諸眾生樂處生死，為說涅槃出生死道，不說住世化眾生道。十、若諸眾生執法空等，不行正道，為說正直無棘刺法，不說棘刺諸邪險道。善男子！若諸菩薩具此十法，得入正道，善能了知無邪謬說，所言誠實。」

〔大意〕佛說法，是因材施教，針對不同根機，講不同道理。這個人喜好什麼，佛就跟他講什麼法門。所以無論修大乘、小乘、禪定、淨土，都能解脫生死。

〔註解〕①調伏：調教、馴服，身口意三業制伏惡行，出離生死。②菩薩乘道：修六波羅蜜（六度萬行），解脫到達十地菩薩之道法。③聲聞乘道：修四聖諦、四念處、五根、七覺支、八正道的教法。④佛乘：成佛的道法。⑤一切智道：成佛之道。一切智，即佛智。⑥獨覺乘道：十二因緣的道法。⑦補特伽羅：六道輪迴之眾生。⑧處中離邊際法：不執著有，也不執著空的中道法。⑨愚癡嬰兒之道：追求五欲之樂，被比喻為愚癡嬰兒遊戲。

3《法華經》說：「聲聞若菩薩，聞我所說法，乃至於一偈，皆成佛無疑。十方佛土中，唯有一乘法，無二亦無三，除佛方便說。但以假名字，引導於眾生。無數諸法門，其實為一乘①。」

〔大意〕佛說，一切的聲聞，或菩薩，只要肯聽佛說法，佛法的力量就會引導你，不斷的進步，總有一天就會成佛。為什麼呢？因為十方世界中，只有成佛的法，沒有只停留在聲聞，或菩薩的法。

換句話說，佛說無量法門的目的，不是為求個人解脫、安樂而已。佛教的目的其實是要一切眾生皆能成佛、度眾生。即使證阿羅漢或往生淨土。也需繼續利益眾生，福慧雙修，圓滿成佛，這才是佛陀說法度眾生的目的。

〔註解〕①一乘：又名一佛乘。令人成佛的教法。

二、大乘、小乘，都只是佛法的一部分

1.《大方便佛報恩經》說：「八萬法者……如樹，根、莖、枝、葉名為一樹。」

〔大意〕佛教的八萬四千法門，就像一棵樹的根、莖、枝、葉。大乘、小乘、密乘，與眾多法門，就是這棵大樹的一部分。

2.《楞嚴經》說：「歸元①性②無二，方便有多門。」

〔大意〕成佛回歸涅槃境界，有多種方便法門。但入門之後，仍然沿著戒定慧，福慧雙修這條路而成佛。如佛在《大集經》說：「智者常精進，修行為福慧。」

〔註解〕①歸元：修道成佛，回歸清淨覺性。覺悟的心就是「佛」。②性：指佛性、眞心。

三、一不小心，就會誹謗佛法

《遍攝一切研磨經》說：「曼殊師利①，毀謗正法，業障細微②。曼殊師利，若於如來所說聖語③，與其一類，起善妙④想；與其一類，起惡劣⑤想，是為謗法。」在《佛說四十二章經》說：「學佛道者，佛所言說，皆應信順⑥。譬如食蜜，中邊皆甜，吾經亦爾。」

〔大意〕誹謗佛法的行爲，非常微細，一不小心就會誹謗佛法。譬如你認爲哪一些佛經、法門，很「善妙」，哪一些佛經、法門，很「粗劣」，起這種心想就是誹謗佛法。凡是佛說的經法，都應該恭敬、信受，只要依著經典指示去修行，就能解脫生死。就好像吃蜜一樣，中間甜、旁邊也甜，無論哪個部位都甜。夢參法師說：我是念佛的，說誦經的不對，這是謗法。我講這部經，說那部經不對，這也是謗法。

〔註解〕①曼殊師利：文殊菩薩。②業障細微：謗法行爲，細微不易覺察；謗法業障，嚴重者永不成佛，故曰謗法闡提（闡提爲不成佛之義），例如誹謗大乘非佛說，此業乃毀滅佛法，之最重罪。③如來所說聖語：佛說的法，包括小乘（南傳）、大乘（北傳）、密乘之佛經。④善妙：善，良好、讚許。妙，美好、神奇。⑤惡劣：惡，不好、不善。劣，壞的、低下的。⑥皆應信順：凡是佛經都應該相信、順從，不可違背。

四、誹謗大、小乘佛教，師徒皆定墮地獄

1.《大乘大集地藏十輪經》說：「毀謗佛正法者，亦為違逆三世諸佛。破三世佛一切法藏①，焚燒斷滅皆為灰燼。斷壞一切八支聖道②，挑壞無量眾生法眼。

〔淺釋〕誹謗佛法，就是忤逆三世諸佛。就是破壞三世諸佛的經典，以及消滅佛法。就是阻斷眾生成佛的道路。就是挑撥、破壞，無量眾生看見眞理的眼睛。

〔註解〕①法藏：佛所說的教法、經典。②八支聖道：八正道（正見、正思維、正語、正業、正命、正精進、正念、正定）。

……聲聞乘法、獨覺乘法及大乘法，不應輕毀①，於三乘中隨意所樂發願精進隨學一乘。於所餘乘不應輕毀。若於三乘隨輕毀一下至一頌。不應親近，或與交遊，或共住止，或同事業。若有親近或與交遊或共住止或同事業，俱定當墮無間地獄。善男子，是故若欲於三乘中隨依一乘，求出生死欣樂安樂厭危苦者。應於如來所說正法，或依聲聞乘所說正法，或依獨覺乘所說正法，或依大乘所說正法，普深信敬，勿生謗毀，障蔽隱沒②，下至一頌。常應恭敬讀

誦聽聞，應發堅牢正願求證。

〔淺釋〕小乘、獨覺乘與大乘經典都是佛說的法，人們不應該貶低、誹謗它。人們應該依自己興趣，選擇其中一類佛經，精進修行。對其餘的佛經，不應貶低、誹謗。如果有人略微貶低、誹謗三乘經典一下子，或貶低、誹謗其中一段經文。這種人就不應該親近、往來、共住、同事，如果跟這種人親近、往來、共住、同事，就必定會跟他一起墮入無間地獄。善男子，由於這緣故，所以欲求解脫之人，應該對三乘經典，全面的深信、尊敬，不可貶低、批評、說它壞話。也不能刻意的去遮蔽、隱藏經文片段，使人產生誤解。我們應該以恭敬心，讀誦佛經，聽法師說法，及發起堅定的心願，親證佛說的經法。

〔註解〕①輕毀：輕，微小、稍微。毀，批評、說人壞話。②障蔽隱沒：爲使本書容易閱讀，作者僅摘錄佛經片段，若讀者發現，有障蔽隱沒佛經「眞意」之處，敬請通知以便修正。

謗毀三乘隨一法者，不應共住下至一宿，不應親近諮稟聽法，若諸有情隨於三乘毀謗一乘，或復親近謗三乘人諮稟聽受。由此因緣，皆定當墮無間地獄，受大苦惱難有出期。何以故？善男子，我於過去修菩薩行精勤求證無上智時，或為求請依聲聞乘所說正法下至一頌，乃至棄捨自身手足血肉皮骨頭目髓腦。或為求請依獨覺乘所說正法下至一頌，乃至棄捨自身手足血肉皮骨頭目髓腦。或為求請依於大乘所說正法下至一頌，乃至棄捨自身手足血肉皮骨頭目髓腦。如是勤苦，於三乘中下至求得一頌法已，深生歡喜恭敬受持。如說修行時無暫廢。經無量劫修行一切難行苦行。乃證究竟無上智果①。復為利益安樂有情。宣說開示三乘正法。以是義故。不應謗毀，障蔽、隱沒下至一頌。常應恭敬讀誦聽聞。應發堅牢正願求證善男子。如是三乘出要正法。一切過去未來現在。過殑伽沙諸佛同

說。大威神力共所護持。為欲拔濟一切有情生死大苦。為欲紹隆三寶種姓令不斷絕。是故於此三乘正法。應普信敬，勿生謗毀、障蔽，隱沒，若有謗毀障蔽隱沒三乘正法下至一頌。決定當墮無間地獄。」

〔大意〕毀謗三乘佛教中的任一法門，我們就不該與他共處，親近、向他請法、聽他說法，若有眾生親近這種人、向他請法、聽他說法，由此因緣，都一定會墮入無間地獄，受極大苦。爲什麼？因爲我過去修菩薩道時，爲了求學三乘正法，歷盡艱辛，甚至拋棄生命。得到三乘正法時，我又非常歡喜恭敬受持，依法修持，經過很長的時間，才成就無上智慧（成佛）。接著又爲了利益眾生，宣說三乘正法。因爲這些緣故，所以不應誹謗佛經，障蔽隱沒佛經。三乘解脫正法是過去、現在、未來三世諸佛共同說的法。是諸佛大威神力共同護持的法，這是爲了拯救沉淪生死輪迴眾生。所以說小乘、獨覺乘、大乘的佛經與任一法門，應當全面的相信、尊敬。不要去貶低、毀謗、說它壞話，否則一定會墮入無間地獄。

〔註解〕①究竟無上智果：即無上智慧，也就是成佛。

2.《月燈三昧經》：「所有一切閻浮處①，毀壞一切佛塔廟，若有譭謗佛菩提②，其罪廣大多於彼。

若有殺害阿羅漢，其罪無量無邊際，若有誹謗修多羅③，其罪獲報多於彼。」

〔大意〕破壞佛法的罪，比破壞一切佛寺的罪還重。誹謗佛經的罪，比殺死阿羅漢的罪還要重。

〔註解〕①閻浮處：我們住的世界。②佛菩提：解脫成佛的法門。③修多羅：佛經。

❖ 佛教醫學聯盟的宗旨、願景

〔宗旨〕

◎引導人們，達成佛醫四大目的：一治癒身病。二所求如願。三解脫生死。四根除心病圓滿成佛。

◎宣揚修集「福德」的重要性。因爲多病、貧困、災禍、戰爭……都是因爲缺少「福德」的緣故。有「福德」的人，少病、富足，做任何事情都能得到護持而成功。所以我們要：孝養父母、奉事師長、修十善業、護持佛法、供養三寶、選賢與能，守護自己國家、保護地球生態……等，以修集廣大「福德」。

◎宣揚修集「智慧」的重要性。因爲生老病死苦的根本原因，就是缺少「智慧」的緣故。有「智慧」就能，根除生死輪迴，乃至成佛。所以我們要「聞思修」佛法，獲得「聞慧、思慧、修慧」。「福德」與「智慧」修集圓滿，就能根除心病圓滿成佛。

〔願景〕

◎持續改版本書，成爲「高品質的佛教醫書」。翻譯成多國語言，把佛醫理念推廣到世界各地。

◎建立持戒、永續的弘揚佛醫團隊。協助病人找到四大領域「精華」，解除身病、解脫輪迴。

◎成立佛教醫學基金會，培養弘法人才。提供佛醫教育，讓佛法光明，照亮世界。

❖ 佛醫簡表：四大醫學領域「精華」聯手治癌

科學

西醫 爲代表

西醫必要？根據 2012 年癌症登記資料統計，癌患若未在確診後3個月內接受常規治療（治癌5大方式：手術、化療、放療、標靶、免疫療法）1年之內的死亡率比及時就醫者高出3倍，因此罹癌後應盡速就醫。

西醫的優勢與缺失：
西醫治癌以殺滅癌細胞爲主，不管是手術、放療還是化療，大都能迅速而有效地大量殺滅癌細胞。但，①不管採用哪一種方法，都會對人體造成創傷，並爲癌症復發、轉移創造有利的條件。②最高只能殺死 99.99%的癌細胞，殘存的癌細胞須仰賴其他方法來根除。③手術及化放療副作用大，患者必須承受很大痛苦，許多病人最後逃避治療。④化療、標靶實施一段時間後癌細胞容易產生抗藥性，所有藥物難以發揮療效。⑤免疫機能被破壞，殘存的癌細胞伺機坐大，復發機率很高。

醫師意見：
①美國癌症醫生大衛・阿格斯說：癌症跟身體系統出問題有關，在全身的功能異常狀況下，不太能光靠手術或毒物就能解決。②放射腫瘤科楊友華醫師說：西醫其實只有扮演「緊急煞車」的動作，如何能根治癌症及避免復發轉移，我一直寄望中草藥及個人調理能有所突破。③罹癌的陳衛華醫師說：有些癌症患者不幸治療失敗，多半是因爲在進行治療的過程中，會帶來身體的不適、免疫力降低等副作用，以致體力不支，無法完成治療。有一些人則是因爲在治療過程中免疫力下降，遭到細菌感染而死亡，眞正死於癌症的並不多。④陳榮洲醫師表示：癌患五年生存率低，主因是化、放療毒副作用，引起病人無法對抗殘餘癌細胞的自衛能力，及化療引起癌細胞的抗藥性。

自然

自我健康管理 爲代表

「自我健康管理」就是靠自己與家人，運用自然的物質、方法來恢復健康。因身體本身即具自我修護、康復能力；回歸自然的生活方式，就能找回身體的自癒力。西醫之父希波克拉底曾說：疾病的療癒，是透過自身的自癒力，醫師只是從旁協助而已。北京中醫藥大學郝萬山教授說：眞正高明的醫生不在醫院，在你身體中。心要靜、身要動、營養均衡不過剩，這是歷代各門派的養生三大法寶。

自我健康管理（自然療法）的內含就是做好「健康的五大因素」：
❶飲食，多吃蔬菜和穀類，少外食，避免油炸、燒烤、甜食、醃漬品、菸酒。❷生活作息，病人須充分休息和睡眠。晚上十點之前就寢，才能讓荷爾蒙分泌正常、免疫系統充分充電。❸運動，運動使人心情開朗，免疫增加，代謝循環食慾都變好。每天至少運動半小時，走路、爬山、慢跑、單車、游泳、泡澡任何形式的運動都好，運動到出汗程度。❹環境，親近無染的生命四要素：①「地」腳踩大地，接收大地能量，但小心赤腳易受傷。 ②「水」喝乾淨的水，過濾、煮沸再飲用。③「火」每天曬太陽 15 分鐘補充陽氣及維他命 D。④「風」室內保持通風，到鄉野呼吸新鮮空氣。❺心理健康：好的信仰，好的心情，親人的關懷支持都是最好的心藥。另外，閱讀、旅行、交新朋友，換個新環境，到鄉下或山上從事農作、園藝也是走出人生低谷的良方。
岡本裕醫師《90%的醫生都誤解癌症》說：「罹癌之後首要克服的就是恐懼……醫生只是協助病人治療癌症的專家，癌症是全身性的疾病，唯有病人大徹大悟改變自己的生活習慣、思考方式，改善身體內在環境，讓癌細胞無法生存，才有辦法治癒癌症」如何才能克服恐懼、大徹大悟？歷史證明「聞思修」佛法乃最佳選擇。

中醫藥 爲代表

優良中藥，能彌補西醫缺失：
優良的癌症中藥複方具有廣泛功能，能彌補西醫的缺點和不足，包括：①降低化療、放療副作用，減輕治療痛苦。②降低癌細胞抗藥性，提升化療、標靶的療效。③抑制癌細胞的成長與血管增生，降低轉移復發機率。④促進新陳代謝，排除毒素，疏通經絡，暢通氣血，袪除癌體質。⑤改善虛弱體質，幫助病人活得更久，活得更好。⑥恢復免疫機能，讓免疫力清除癌細胞，防止癌症復發。

治療全程適用：
①治療前：中醫理論認爲，接受西醫強力治療前，應先補足正氣，讓氣血充沛，經絡通暢，再接受治療效果最佳。②正在做西醫治療：減少副作用， 降低感染與併發症、降低癌細胞抗藥性，增加西醫療效。③已做完治療：修護受傷的組織器官，恢復免疫系統與生理機能，防止癌症復發。④ 癌末及被放棄者：幫助癌友活得更久，活得更好，甚至創造奇蹟。

中藥「精華」兩種：
一中醫師中藥。二癌症生技中藥（保健食品）。10多年來我們進行癌症市場調查，比較各種癌症保健食品的功效，目前已知「新一代稀有人蔘皂複方」口碑最佳，因此它可作爲中西醫整合治療的優先考慮。

非藥物「精華」：
斷食、刮痧、推拿、拔罐、針灸、氣功、瑜珈、太極拳、靜坐、音樂療法、芳香療法……均可暢通經絡，幫助氣血運行，放鬆身心，維持人體小宇宙的陰陽平衡，身體自然會趨向健康。

傳統

宗教 爲代表

對長壽者的研究發現，心靈主導生理健康，信仰是心靈安定的力量，並帶來源源不絕動力。宗教能保障我們來生繼續存在，並且過著無限的快樂。探索宇宙人生眞理，找到生命的出路與歸宿，將是每個人一生中最重要的功課。

世界著名學者對佛教之評論：
①愛因斯坦說：「如果有一個能夠應付現代科學需求，又能與科學相依共存的宗教，那必定是佛教……人生最後的領域，最後只能在佛教中找到答案！」
②諾貝爾文學獎得主，英國羅素博士說（Dr.Bertrand Russell）：「各宗教中，我所贊成的是佛教……」③英國鮑樂登博士（Dr.Bernard L.Broughton）說：「……佛教爲今日人類之救星！」④美國薩拉乃扶夫人（Mts.Miriam M. Salanave）說：「……佛教在今日，正與科學同樣的嶄新而適用。何以故？因爲佛法是以顚撲不破的眞理爲基礎故」⑤英國韋爾斯（Herbert George Wells）博士說：「佛陀的根本教義：是從古至今最銳利圓滿的眞理……」⑥英國瑙曼乃斯教授（Prof.Norman Baynes）說：「佛教是文明病的聖藥……它開拓我們的眼光，給人智慧……」⑦法國龍思蓓蕾女士說：「佛教高尚、純正的教義……正可以解決人類所面臨的種種問題……」⑧德國哲學家尼采說：「佛教是歷史上唯一眞正實證的宗教。」

修持佛法之利益：
①心靈得到滿足，降低暴飲暴食、縱慾等肉體上需求。②心中有愛，增進人際互動，促進身心健康。③心開意解，化危機爲轉機。④心中有依靠，抵抗壓力能力自然提升。安詳、平和的心靈，更有助於身心健康。⑤確立自我，求生意志更爲堅強。⑥回歸自然的生活方式，淨化身心靈，找回身體的自癒力。提升免疫機能、防止癌症復發及延長存活期。⑦了解宇宙人生眞理，做自己生命的主人。⑧佛力加持，疾病痊癒，眾苦解脫，身心安樂。⑨佛力加持，生活富足，無有匱乏，諸根聰利，智慧增長。⑩臨命終時，佛菩薩現前，迎接往生佛國淨土，獲得無上的智慧、神通、永恆的幸福快樂。

科學

國家圖書館出版品預行編目資料

根除身病、心苦與死亡的無上醫學：癌症的最終解答／張金鐘著. --初版.--臺中市：張金鐘，2022.9
面； 公分
ISBN 978-957-43-7317-8（平裝）
1.CST: 癌症 2.CST: 佛教修持
417.8 108021695

根除身病、心苦與死亡的無上醫學：癌症的最終解答

作　　者　張金鐘
校　　對　張金鐘
出版發行　張金鐘
電話：0919-880177
地址：台中市潭子區勝利8街53巷69弄43號
聯絡作者：Line ID：m9.a789（請多利用Line簡訊）
設計編印　白象文化事業有限公司
專案主編：黃麗穎　　經紀人：徐錦淳
經銷代理　白象文化事業有限公司
412台中市大里區科技路1號8樓之2（台中軟體園區）
出版專線：（04）2496-5995　傳真：（04）2496-9901
401台中市東區和平街228巷44號（經銷部）
購書專線：（04）2220-8589　傳真：（04）2220-8505
印　　刷　基盛印刷工場
初版一刷　2022年9月
定　　價　1200元